河北省社会科学基金项目"近代医学社团与中国社会变迁"（HB18LS005）

河北大学历史学院中国史学科经费资助

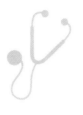

中国近代医学
社团研究

Research on Modern
Medical Societies of China

范铁权　陈　星　等◎著

人民出版社

目　　录

绪　　论

一、研究缘起及意义

医疗卫生事业直接关乎民众的生命安全、身体健康，也是衡量一个国家综合实力的重要指标。在漫长的历史长河中，中西方医学走过了不同的发展道路，经历了不同的发展阶段。在这个过程中，诸医学社团应运而生，在推动医学发展中担当了重要角色。

中国最早的医学社团，可以追溯到明穆宗隆庆二年（1568）由徐春甫在顺天府（今北京）发起的医学组织"一体堂宅仁医会"。"宅"是保存的意思，"仁"是爱人无私之意。该会由客居顺天府的46位医家组成，制定行为规范22条，其创办宗旨可归纳为：（1）探讨医药学术，如研究《内经》、张仲景及其他医家学说等；（2）交流医疗技能，提高医疗技术；（3）注重医德修养，要求会员"深戒徇私谋利之弊"，"要克己行仁"；（4）促进成员之间"善相劝，过相规，患难相济"①。中医名家云集的一体堂宅仁医会，不仅注重中医之间的合群与合作，更重要的是强调中医学术与中医技术相结合、医德医范与个人修养相结合，这为当时中医发展和中医人才培养起到了重要作用。

---

① 张大有、王尚柏：《安徽人最早创建中国的医学会——"一体堂宅仁医会"》（二），《安徽医学》2010年第8期。

遗憾的是，随着明清时期专制主义的不断加强，医学技术与学术的深入探索被压制，医学卫生事业发展缓慢。同时期的西方，随着人体解剖学、血液循环理论、显微镜的使用等医学技术的快速发展，逐渐拉开了与中国的差距。进入19世纪，大批西方传教士来华，他们秉承"医务传道"的思想，在传教的同时兼行医术，创办教会医院和医校，组织医学社团，如中国医务传道会（1838）、中国博医会（1886）等。这些早期的医学社团，虽以传教为根本目的，但其通过发行刊物、译著书籍、举办年会、发展医学教育、举行医学演讲、进行学术交流等途径，客观上推动了中国医学的发展，也为近代中国医学社团的诞生起到了一定的促进作用。

由国人自发创建的医学社团发端于清末，繁荣于民国。戊戌维新时期，出现了医学善会、医学会等医学社团，但其开展活动不多，可谓旋起旋灭。进入20世纪后，医学社团不断增多，影响较大者如1902年由俞伯陶、陈莲舫等成立的上海医会，1907年由留日学生王焕文等在日本东京成立的中国药学会，1910年丁福保发起成立的中西医学研究会等。进入民国后，各类医学社团的诞生如雨后春笋，遍布全国各地。在众多的医学社团中，既有中国医界人士建立的社团，也有来华传教士建立的社团；既有中医社团、西医社团，也有中西医结合社团。抗日战争、解放战争期间，医学社团的发展皆受到影响，直到中华人民共和国成立前夕这种情况才有所改变。中华人民共和国成立后，医学社团的发展进入了新阶段。

诞生于西医东渐大背景下的近代医学社团，开展的活动主要有：其一，知识传播。医学社团借助刊物、书籍、展览、广播等平台向国人传输医疗卫生知识。通过广泛的知识传播，潜移默化地促进了国人医疗卫生观念的转变。其二，医学体制化探索。医学社团借鉴西方，通过发行专业刊物、召开年会、创立研究机构、审定医学名词、设立医学奖金、参与国际学术交流等途径，致力于医学体制化的探索。其三，开展医学教育。医学社团重视医学教育，在多途径宣传卫生教育重要性的同时，积极开展教育实践，如开办医学校、组织培训机构等，在改良医学教育、医学人才培养等方面起到了积极作用。其四，疫病的预防与治疗。医学社团开办医院或诊所，积极开展各类疾病、传染病的预防与治疗。其五，介入中西医论争。在近代中西医纷争的氛围下，医学社团参与其间，阐发自己的观点，为国人形成较为客观的中西医认知起到了积极作用。可以说，医学社团为中国医疗卫生事业的发展作出了突出贡献。

对于医学社团，前人关注远远不足，大量的历史资料依然被尘封于档案馆、图书馆中，致其历史事迹几湮没无闻。有鉴于此，课题组在前人研究的基础上，努力发掘各类原始资料，力求纵横交叉、宏观考察和个案解析相结合，爬梳近代医学社团的发展历程，缕析其在知识宣传、医学体制化、医学教育、疫病防治等方面的主要贡献，兼及围绕多个医学社团的个案解析，试图还原当时医疗卫生事业发展变迁的多维历史图景，揭示社团与社团之间、社团与政府之间的多重关系，并客观定位医学社团在医学史、社团史乃至中国社会转型中的地位和作用。

医疗卫生一直以来也是党和国家关注的一个重大课题。在2016年的全国卫生与健康大会上，习近平总书记强调，要把人民健康放在优先发展的战略地位，加快推进健康中国建设。之后出台的《"健康中国2030"规划纲要》《"十三五"卫生与健康规划》以及2022年5月颁布的《"十四五"国民健康规划》等文件中也将加强重大疾病防治、推动爱国卫生运动、全周期保障人群健康、加强妇幼卫生保健和生育服务、提升医疗服务水平、推动中医药传承创新发展、强化综合监督执法与食品药品安全监管等作为医疗卫生事业的主要任务。2020年伊始暴发的新冠肺炎疫情在全球各地肆虐，至今未被彻底控制，一些新发、突发传染病风险持续存在，已经控制或消除的传染病也面临再流行的风险。新时期，如何加快医疗卫生事业发展，深入推进健康中国建设，努力全方位、全周期保障人民健康，以史鉴今，通过本课题的研究，梳理、总结医学社团在近代中国发展过程中积累的一些经验教训，或可为当代中国医疗卫生事业的健康发展提供一些启迪与借鉴。

二、学术史回顾

随着医学史研究的不断深入，医疗社会史成为学界研究的一个焦点，取得了极为丰硕的研究成果。相对而言，学界有关医学社团史的研究还相对薄弱，仍有进一步丰富、拓展的研究空间。

（一）医学史研究

国内对医学史的研究起步较早。早在民国时期，就有《中国医学史》《医学史纲》《中国历代医学史略》等论著出版，其中陈邦贤《中国医学史》共计12章，介绍了从上古到民国之医学状况，包括医政、医学家、疾病史与学派之变迁、医学家之著作等，后附中国医事年表、历代太医院职官表。伍连德在为该书所作序中，称其"引征繁博，考核精详，洵为空前之杰作矣"①。李涛《医学史纲》从史前医学、古代医学、中古医学、近代医学不同分期剖析了中西医学发展进程。② 张赞臣《中国历代医学史略》从纵、横两个角度对中国医学发展史及分科医学的情况予以介绍。③

中华人民共和国成立后，范行准、贾得道、李经纬、赵洪钧、马伯英、邓铁涛等的医史著作陆续问世，其中范行准先后出版了《中国预防医学思想史》（人民卫生出版社1954年版）、《中国医学史略》（中医古籍出版社1986年版）、《中国病史新义》（中医古籍出版社1989年版）等多部著作。贾得道《中国医学史略》概述了春秋至中华人民共和国成立时期中医发展的脉络与特点。④ 李经纬与程之范主编《中国医学百科全书·医学史》（上海科学技术出

---

① 伍连德：《中国医学史序》，载陈邦贤《中国医学史》，上海医学书局1920年版，第1页。
② 李涛：《医学史纲》，中华医学会出版委员会1940年版。
③ 张赞臣编著：《中国历代医学史略》，中国医药书局1933年版。
④ 贾得道：《中国医学史略》，山西人民出版社1979年版。

版社 1987 年版）、李经纬等《中国古代医学史略》（河北科学技术出版社 1990 年版）、甄志亚主编《中国医学史》（人民卫生出版社 1991 年版）、李经纬主编《中国古代医史图录》（人民卫生出版社 1992 年版）、邓铁涛等主编的四卷本《中国医学通史》（人民卫生出版社 2000 年版）等多部著作的先后出版，极大地丰富了中国的医学史研究。赵洪钧编著《近代中西医论争史》（安徽科学技术出版社 1989 年版）从历史背景、清末医学界的变迁、辛亥后中西医论争大事本末、论争中的中医教育、论争中的名家和学术问题、废止中医思想研究等方面梳理了近代的中西医论争。邓铁涛主编《中国防疫史》（广西科学技术出版社 2006 年版）详细记录了自先秦、秦汉至清代中晚期，由中华民国至中华人民共和国的防疫发展史。马伯英将独著《中国医学文化史》（上海人民出版社 1994 年版）与高晞、洪中立合著的《中外医学文化交流史——中外医学跨文化传通》（文汇出版社 1993 年版）整合后改版重梓，定名为《中国医学文化史》（上海人民出版社 2010 年版），将中国传统文化和医学相结合，并提出了自成一家的医学人文观。

随着医学史研究的纵深开展，医疗社会史一度成为社会史研究中的一个热门领域，相关研究成果不断涌现，代表性著作有余新忠《清代江南的瘟疫与社会：一项医疗社会史的研究》（中国人民大学出版社 2003 年版）和《清代卫生防疫机制及其近代演变》（北京师范大学出版社 2016 年版）、曹树基与李玉尚《鼠疫：战争与和平——中国的环境与社会变迁（1230—1960 年）》（山东画报出版社 2006 年版）、杨念群《再造"病人"——中西医冲突下的空间政治（1832—1985）》（中国人民大学出版社 2006 年版）、张大庆《中国近代疾病社会史（1912—1937）》（山东教育出版社 2006 年版）、何小莲《西医东渐与文化调适》（上海古籍出版社 2006 年版）、张泰山《民国时期的传染病与社会——以传染病防治与公共卫生建设为中心》（社会科学文献出版社 2008 年版）、程国斌《明清江南地区的医疗生活》（东南大学出版社 2022 年版）等，其中余新忠《清代江南的瘟疫与社会》一书考察了清朝江南地区瘟疫流行状况及成因、社会与政府的应对，揭示了疾病与社会之互动关系。曹树基、李玉尚《鼠疫：战争与和平——中国的环境与社会变迁（1230—1960 年）》一书从鼠疫史的方法论、鼠疫流行模式、环境变迁与国家医学等角度，探讨了鼠疫流行与中国环境变迁之关系。杨念群《再造"病人"——中西医冲突下的空间政治（1832—1985）》一书力求在"情境化写作"的状态下探讨晚清以来政治演变与传统医疗因素之间的互动关系。张大庆《中国近代疾病社会史（1912—1937）》一书从疾病的构成、疾病观念的转变、医学建制化、医疗卫生体系的建构、卫生知识的大众化等角度，考察了疾病的社会文化意义。张仲民《出版与文化政治：晚清的"卫生"书籍研究》（上海书店出版社 2009 年版）从书籍史和阅读史的角度切入，考察晚清生理卫生特别是生殖医学书籍的出版与传播，探讨时人卫生观念的变化。路彩霞《清末京津公共卫生机制演进研究（1900—1911）》（湖北人民出版社 2010 年版）利用大量的报刊资料，分医药、卫生行政、防疫三编，将制度、社会与文化分析相结合，力求呈现出清末京津医疗卫生机制的演进状貌。李洪河《新中国的疫病流行与社会应对（1949—1959）》（中共党史出版社 2007 年版），揭示了新中国在疫病防治方面的具体举措及其效果。以上这些著作或探讨医疗卫生体制的构建，或集中于传染病的防治，或揭示疾病与卫生环境、政府与社会之互动关系。

一些学人从区域角度出发考察医疗卫生，如胡成《检疫、种族与租界政治——1910 年上海鼠疫病例发现后的华洋冲突》（《近代史研究》2007 年第 4 期）、彭善民《近代上海民间时疫救治》（《广西社会科学》2006 年第 9 期）、何小莲《近代上海医生生活》（上海辞书出版社 2017 年版）等论著探讨了近代上海的医疗卫生建设。杜丽红、何江丽、丁芮等撰文探讨了北京的医疗卫生，其中杜丽红发表了《论近代北京疫病防治机制的演变》（《史学月刊》2014 年第 3 期）、《选择性治理：民初北京妓女检治制度之剖析》（《史林》2014 年第 1 期）、《从花柳病防治看近代北京的妓女检治》（中国社科院近代史研究所青年学术论坛2008年卷）等多篇论文，涉及北京的疫病防治。另有论文考察山西、陕西、江西、四川、武汉、厦门等地的医疗卫生事业，不再一一列举。还有多篇论著，考察革命根据地的医疗卫生事业，如刘轶强《革命与医疗——太行根据地医疗卫生体系的初步建立》（《史林》2006年第3期），王元周《抗战时期革命根据地的疫病流行与群众医疗卫生工作的展开》（《抗日战争研究》2009年第1期），李洪河、程舒伟《抗战时期华北根据地的卫生防疫工作述论》（《史学集刊》2012年第3期），郝平《太行太岳革命根据地的医疗卫生建设与改造》[《福建论坛》（人文社会科学版）2016年第9期] 等。

　　围绕医学史研究，港台及海外学者亦有研究成果产生，代表性成果如李贞德主编《性别、身体与医疗》（台北联经出版公司2008年版）、李建民《生命史学——从医疗看中国历史》（复旦大学出版社2008年版）与《近世中医外科"反常"手术之谜》（三民书局2018年版）、林富士《疾病终结者——中国早期的道教医学》（三民书局2003年版）与《中国中古时期的宗教与医疗》（中华书局2012年版）、李尚仁主编《帝国与现代医学》（中华书局2012年版）、梁其姿《面对疾病：传统中国社会的医疗观念与组织》（中国人民大学出版社2012年版）与《麻风：一种疾病的医疗社会史》（商务印书馆2013年版）、皮国立《近代中医的博弈：中医抗菌史》（中华书局2019年版）和《"气"与"细菌"的近代中国医疗史：外感热病的知识转型与日常生活》（台北中国医药研究所，2012年）、[美] 罗芙芸《卫生的现代性——中国通商口岸卫生与疾病的含义》（江苏人民出版社2007年版）、[日] 饭岛涉《鼠疫与近代中国——卫生的制度化与社会变迁》（社会科学文献出版社2019年版）等。这些研究成果，对大陆学者开展医学史研究亦有很好的借鉴价值。

（二）近代医学社团研究

　　以往有关民间社团的研究，涉及政治、经济、教育、军事等方面，对医学社团的研究则主要集中在以下三方面。

其一，对中医社团的研究。宏观方面，如何任《解放前的中医学术团体》（《浙江中医学院学报》1999 年第 2 期），郝先中《30 年代上海中医界团体精神之建立》（《中医文献杂志》2007 年第 3 期），谭春雨、李洁《近代上海中医社团的产生根源及其特点》（《中医教育》2009 年第 4 期），徐扬、杨东方《民国时期中医社团与医籍出版》（《中医文献杂志》2017 年第 5 期），徐洋《民国时期中医社团医籍出版研究》（北京中医药大学 2017 年硕士学位论文），林如意《民国时期永嘉中医团体的形成与变迁（1912—1937）》（华东师范大学 2017 年硕士学位论文），李想《伪满时期中医师群体与中医药社团研究》（长春中医药大学 2017 年硕士学位论文）等。在《解放前的中医学术团体》一文中，作者对中华人民共和国成立前的上海医务总会、吴兴中医协会、神州医学总会等中医社团予以介绍。[①]《民国时期中医社团与医籍出版》一文以出版中医书籍为视角，探讨了苏州中国医学研究社、绍兴医药学研究社、三三医社等中医社团在中医书籍出版方面的主要贡献。[②]

相比而言，学界对中医社团的个案研究成果较为丰硕。有关中医改进研究会的论著较多，如贾治中、杨燕飞《中医改进研究会 1924 年防治临县疫症记始末》（《山西中医学院学报》2003 年第 4 期），王志彬《中医改进研究会研究》（河北大学 2011 年硕士学位论文），纪征瀚、祖娜《山西省中医改进研究会办学始末》（《中华医史杂志》2013 年第 4 期），郭文平《中医改进研究会与〈医学杂志〉》（《中国档案》2020 年第 3 期），刘洋、张培富《近代中医科学建制化之嚆矢——以中医改进研究会为例》（《科学技术哲学研究》2016 年第 3 期）与《近代中国第一个官办中医社团——中医改进研究会》（《中华医史杂志》2016 年第 4 期）等。对其他中医社团的研究，如张文光《上海医界春秋社研究（1926—1937）》（河北大学 2011 年硕士学位论文），齐丹《神州医药总会研究（1912—1951）》（河北大学 2013 年硕士学位论

---

① 何任：《解放前的中医学术团体》，《浙江中医学院学报》1999 年第 2 期。
② 徐扬、杨东方：《民国时期中医社团与医籍出版》，《中医文献杂志》2017 年第 5 期。

文），章林、梁尚华《民国时期中华医药联合会探析（1912—1931）》（《中医药文化》2019 年第 5 期）等。

其二，对西医社团的研究。对传教士创办的医学社团，以中国医务传道会和博医会的研究最为丰富，其中对中国医务传道会的研究，如吴义雄《医务传道方法与"中国医务传道会"的早期活动》（《中山大学学报论丛》2000 年第 3 期）、崔文琦《中国医务传道会研究（1838—1886）》（山东大学 2019 年硕士学位论文）等。吴文对中国医务传道会的早期活动进行了深入探讨，崔文则长时段、较系统地论述了中国医务传道会的产生、发展历程及其对近代医学事业兴起的影响。对中国博医会的研究较为丰富，如张大庆《早期医学名词统一工作：博医会的努力和影响》（《中华医史杂志》1994 年第 1 期），李传斌《中华博医会初期的教会医疗事业》（《南都学坛》2003 年第 1 期），崔军锋《中国博医会与中国地方疾病研究（1886—1911）——以〈中国疾病〉一书为中心的考察》（《自然辩证法通讯》2010 年第 5 期）与《中国博医会与近代东亚西医学的一体化发展（1886—1932）——基于〈博医会报〉相关报道的分析》[《华中师范大学学报》（人文社会科学版）2017 年第 3 期]，刘远明《从博医会到中华医学会：西医社团本土化探微》（《中国科技史杂志》2013 年第 3 期），陶飞亚、王皓《近代医学共同体的嬗变：从博医会到中华医学会》（《历史研究》2014 年第 5 期），王皓《歧异与博弈：博医会与中华医学会合并之再思》（《基督教学术》2015 年第 1 期）等。

学界对民国时期影响较大的西医社团之中华医学会的研究相对较多，相关论著有严良瑜等《中华医学会简史》（《中国科技史料》1984 年第 1 期）、李晓云等《20 世纪中华医学会对外交往概况》（《中华医史杂志》2007 年第 2 期）、刘远明《中华医学会与民国时期的医疗卫生体制化》（《贵州社会科学》2007 年第 6 期）及在此基础上撰写的博士学位论文《西医东渐与中国近代医疗体制化》（华南师范大学 2007 年博士学位论文），艾明江《中华医学会与近代西医群体研究（1915—1945）——以〈中华医学杂志〉为中心的考察》

（上海大学 2007 年硕士学位论文）、秦国攀《中华医学会研究（1915—1937）》（河北大学 2010 年硕士学位论文）、魏焕《中华医学会与民国时期的西医职业化》（温州大学 2015 年硕士学位论文）等。此外，对于中华护理学会、中华卫生教育会、中国防痨协会、中华麻疯救济会等西医社团亦有一定的研究，如陈星《体制建构与理念传播：中华护理学会研究（1909—1949）》（河北大学 2014 年硕士学位论文）、杨祥银和王少阳《时代转型中的民间自觉——中华卫生教育会与近代中国的卫生教育》（《学习与探索》2015 年第 4 期）、徐建伟《防痨救国：中国防痨学会研究》（温州大学 2012 年硕士学位论文）、于玲玲《作为社会行动者的中华麻疯救济会》［《历史教学》（下半月刊）2010 年第 2 期］等。

其三，对中西医兼顾社团的研究。叶晓青、许立言《清末中西医学研究会》一文梳理了中西医学研究会的创建背景、创始人情况、学会宗旨与章程等，作者认为该会的创立在当时的社会环境中，"开创了中西医结合的研究风气"，而且"不失为近代科学体制引进中国的一个值得重视的标志"。[①]王学堂利用中西医学研究会出版的《中西医学报》等相关资料，撰写了题为《中西医学研究会研究》的硕士学位论文，大致勾勒了该学会创立与发展历程、主要活动及其历史功绩。有关中西医药研究社的研究，如孙凤英《中西医药研究社研究》（河北大学 2017 年硕士学位论文），张大庆、靳亚男《用科学重建中医——以"中西医药研究社"为例》（《中医典籍与文化》2021 年第 2 期）等。

此外，一些社团史的研究中也涉及医学社团，如范铁权《近代中国科学社团研究》（人民出版社 2011 年版）和《近代科学社团与中国的公共卫生事业》（人民出版社 2013 年版）、中国科协发展研究中心课题组编《近代中国科技社团》（中国科学技术出版社 2014 年版）等。以上这些论著对中国近代医

---

① 叶晓青、许立言：《清末中西医学研究会》，《中国科技史料》1981 年第 2 期。

学社团有一定的论述，但大多或为简单的介绍，或侧重于考察某一社团，缺乏系统而深入的研究。

　　总之，目前的医疗卫生史研究多集中于政府疫病防治、卫生体系的创建，缺少对医学社团担当角色的细致考察。以往对近代医学社团的研究多侧重于个案解析，如中医改进研究会、中华医学会以及一些影响较大的医学社团等。相对而言，整体上的宏观研究相对较少。至于从社团史角度入手，对各医学社团之间、医学社团与政府之关系等问题的考察并不多见。可以说，无论是从医疗卫生史的角度，还是从医学社团史的角度，近代中国医学社团仍有进一步挖掘的领域与提升的空间。

三、研究思路与主要内容

　　本书具体的研究思路是，在广泛搜求资料的基础上，以历史学、医学的相关理论为指导，就近代中国医学社团的发展脉络予以纵向梳理和横向个案解析，细致阐释其为推进中国医疗卫生事业所开展的多方探索及其成效，从而揭示医学社团在中国社会变迁中的地位和作用。在研究方法上，除传统的史学方法外，尝试借鉴其他理论方法，如运用新文化史，探讨诸医学社团如何建构卫生常识，借此对其在医疗卫生事业和民众卫生观念转变中的成效进行考量；注重统计、量化分析，探讨社团的结构性特征。此外，本书还力求借鉴医学、社会学、文化传播学等相关学科的理论与方法。在史料的运用上，以原始档案、报刊资料为重点，辅以日记、文集、回忆录等相关资料。

　　全书分上、下两编。上编主要考察近代中国医学社团的发展脉络、主要贡献及其影响。晚清社团数量较少，其中以博医会等西人所办社团影响较大；20 世纪初，国人自办社团陆续诞生，但数量不多，影响不广；民国初期至抗战前为发展繁荣期，出现了一大批综合性、专门性医学社团。抗战后，部分医学社团陷入停顿或半停顿状态。中华人民共和国成立后，全国性社团大多得以延续，区域性社团则大多成为全国性社团的分支机构。

下编分专题逐一考察中西医学研究会、神州医药总会、医界春秋社、中华医学会、中华护理学会、中国防痨协会、中华麻疯救济会的主要活动及功绩。这些社团各具特色，其创立与发展过程有共性，亦有其个性。诸医学社团在发展过程中有经验，亦有教训。

在充分吸收、借鉴学术界已有研究成果的基础上，本书以近代医学社团与民国社会变迁为研究对象，力求实现以下几个方面的创新：（一）全面阐释医学社团发展变迁轨迹，缕析其在知识传播、医学体制化、医学教育、疾病防治等方面的历史贡献。（二）医学社团通过多途径的卫生宣传和卫生实践活动，传播医学知识与医学原理，促进了近代中国医疗卫生体系的建构、国人医疗卫生观念之转变。中医社团、西医社团及兼顾两者的中西医结合社团因其各自性质、类别不同，其活动和主张也有明显差异，但他们的最终目的大多是发展中国的医学事业，可谓"殊途同归"。（三）揭示医学社团与医学社团、医学社团与政府之间的关系，剖析制约近代中国医学社团发展的主客观原因，为当今中国医疗卫生事业的良性发展及国家卫生政策的制定提供启示和借鉴。

上　编

第一章　萌芽时期：晚清医学社团

近代中国，伴随着西方列强侵华不断加深的同时，包括西医在内的各种西方文化也悄然传入中国，并与中国传统文化发生了剧烈的碰撞与冲突。在西医传入的过程中，来华传教士创办了一些西式诊所、医院等医疗机构，也组建了少数的医学社团。受其影响，国人也组建了自己的医学社团。近代中国的医学社团是医学发展的产物，更是中西医交锋的必然结果。

一、西医东渐与晚清医学社团的滥觞

在中国历史上，包括西方医学知识在内的西方文化曾多次来华，中西方的文化交流一直未彻底中断过。文化的交流促进文明的互鉴，医学层面的交流更具有明显特征。"自明季以后，东西两医学界，又渐呈沟通之势，而其间又赖宗教以为媒介。"① 尤其是明末清初来华传教士带来了西方的医学、药物，也向中国人介绍了医药学、解剖学和生理学方面的相关知识，丰富了中国人的医疗认识和实践。

鸦片战争前后，马礼逊、郭雷枢、伯驾等外国传教士来华。基于传教这

---

① 《发刊辞》，《医药学报》1907 年第 1 期。

一目的，他们开展了大量的工作，但起初成效甚微。为了减少传教的困难和阻力，传教士尝试各种途径和手段。他们通过创办医院和诊所救治病人，还免费为无力承担药费者治病，逐渐赢得了一些中国人的认可。"借医传教"成为推动其传教事业的有效途径。在华期间，传教士组建了中国医务传道会、中国博医会等医学社团，这些社团在借助刊物、书籍等方式传播西方医学知识的同时，还积极开展医疗救助活动，客观上为国人创办医学社团起到了一定的示范作用。

戊戌维新时期，集会结社的合群思想在知识界不断孕育与成长。康有为在《强学报》中指出，"夫物单则弱兼则强，至累重什百千万亿兆京陔之则益强。荀子言物不能群，惟人能群，象马牛驼不能群，故人得制焉。如使能群，则至微之蝗，群飞蔽天，天下畏焉，况莫大之象马而能群乎？故一人独学，不如群人共学；群人共学，不如合什百亿兆人共学。学则强，群则强"①。谭嗣同对学会非常认可，"凡会悉以其地之绅士领之，各学会各举其绅士人总学会，总学会校其贤智才辨之品第以为之差。官欲举起事，兴某学，先与学会议之，议定而后行。议不合，择其说多者从之。民欲举某事，兴某学，先上于分学会，分学会上总学会，总学会可则行之。官询察疾苦，虽远弗阂也；民陈诉利病，虽微弗遏也；一以关捩于学会焉"②。蔡希邠也强调，"有所会而后有所成，不会则散，散则毁矣。其会大者，其成大。其会寡者，毁而不成"③。这一时期，以"保种强身"为目的的"医学救国"思潮开始萌芽，医学社团随之诞生。维新派创办了许多社团组织，其中也包括少数的医学社团，如上海的医学善会和医学会、苏州的医学会等，只是这些社团开展活动不多，影响较小。

20世纪初，清政府为了扭转时局，采取了一系列的变革图强措施，对于

---

① （清）康有为：《上海强学会后序》，《强学报》1895年第1期。

② （清）谭嗣同：《揭乡愿与大盗：仁学》，崇文书局2019年版，第154页。

③ （清）蔡希邠：《圣学会序》，《时务报》1897年第31期。

集会结社的管控相对有所放松。1907 年 11 月 20 日，宪政编查馆会同民政部奏定《结社集会律折》，内中指出："欧西立宪各国，国愈进步，人民群治之力愈强，而结社集会之风亦因之日盛。良以宇宙之事理无穷，一人之才智有限，独营者常绌，而众谋者易工。故自学术、艺事、宗教、实业、公益善举，推而至于政治，无不可以稽合众长，研求至理，经久设立则为结社，临时讲演则为集会。论其功用，实足以增进文化，裨益治理。"因此，"凡与政治及公事无关者，皆可照常设立，毋庸呈报"①。1908 年 8 月，清政府颁布《钦定宪法大纲》，规定臣民在法律允许的范围内有结社的自由。上述政策法规的纷纷出台，促发了各类社团的陆续诞生。

二、晚清医学社团发展概况

晚清医学社团的发展，以甲午战争为界，大体上可分为两个阶段。前一个阶段以传教士所办医学社团为主，数量不多；第二阶段以国人自办医学社团为主，数量不断增加。总体而言，晚清时期的医学社团仍处于萌芽阶段，还处于探索时期（具体情况，详见本书附录）。

晚清医学社团具有以下几个特点：首先，从成立地点看，除了留日学生在日本成立的一些医学社团之外，多数医学社团成立于国内的上海、北京、广州等大城市。究其原因，作为鸦片战争后开放较早的通商口岸，这些城市经济、文化、教育事业相对发达，西方医学知识得以广泛传播。其次，从创始人员看，既有西方传教士建立的社团，如中国医务传道会、中国博医会等；又有留日学生建立的社团，如中国医药学会、中国国民卫生会等；亦有中国本土医生建立的社团，如中西医学研究会等。再次，从社团分类看，既有综合性社团，如中国医学会、医学研究会等；又有专门性社团，如中国药学会、

---

① 《宪政编查馆奏定结社集会律折》，《新闻报》1908 年 3 月 23 日。

中华护理学会等。最后，从存续时间看，既有超过百年依然欣欣向荣的中国药学会、中华护理学会，亦有如昙花一现的医学善会、中国医学会等。

三、主要活动及影响

晚清医学社团成立后开展了一系列活动，或是通过创办刊物、译著书籍等途径进行医学知识传播；或是审定医学名词、参与医学教育，并努力推进国内外学术交流。

（一）创办刊物

晚清医学社团创办的刊物不多，笔者粗略统计如下（表1-1）。

表1-1 晚清主要医学刊物情况

刊物名称	主办者	创刊时间	地点
《博医会报》	中国博医会	1887 年	上海
《医学报》《医学公报》	中国医学会 （后改为中国医学公会）	1907 年	上海
《医药学报》	中国医药学会	1907 年	日本千叶
《卫生世界》	中国国民卫生会	1907 年	日本金泽
《绍兴医药学报》 （后改组为《三三医报》）	绍兴医药学研究社 （1909 年后改为绍兴医学会）	1908 年	浙江绍兴
《中西医学报》	中西医学研究会	1910 年	上海
《中华药学杂志》	中华民国药学会	1909 年	日本东京

资料来源：根据各医学社团创办的医学刊物制成。

在上述刊物中，《博医会报》《中西医学报》《绍兴医药学报》存续时间相对较长，其中《博医会报》长达45年，不能不说是医学社团创刊史上的奇迹。中国博医会诞生的次年即1887年出版发行《博医会报》（英文版），起初为季刊，1905—1923年为双月刊，1924—1931年改为月刊，1932年1月与中华医学会《中华医学杂志》英文版合并，仍为月刊。作为近代中国创刊最早的专业医学期刊，《博医会报》对中国博医会历届大会情况、各地学会活动以及同期世界医学发展的动态等进行了大量报道，成为在华医学传教士、外籍医生临床经验与学术研究交流的平台。也有一些刊物存续时间较短，如《卫生世界》《中华药学杂志》。《卫生世界》创刊于1907年5月，出版地为日本金泽市，由留日学生为主的中国国民卫生会主办，杂志"论述务取明近丰益，月刊一册，朔日发行，分论述门、调查记事门、通信杂录门"①，内容涉及个人卫生、公众卫生、学校卫生、监狱卫生、军队卫生、海上卫生、警察卫生、工业卫生、家庭卫生、灾害卫生、卫生行政、卫生统计等方面，可惜出版5期后停刊。1909年，中华药学会的《中华药学杂志》也仅出版1期便销声匿迹。

从创刊地点来看，上海和日本是医学社团创刊的重要集聚地。上海作为最早的通商口岸，经济、文化发达，医学社团创办的医学刊物较早在这里问世。清末留日医学生大增，且主要集中于千叶医科大学、金泽医科大学、仙台医学专门学校等，这直接促成了一批医学团体、医学刊物在日本诞生。1906年，留学日本千叶医专学生在日本成立中国医药学会，以"输入新理，研究实学，以谋我国医界之改革，药学之进步"为宗旨。②学会下设学术部和调查部，其中学术部负责《医药学报》的发行，设编辑1人、会计1人、收支发行2人。次年，《医药学报》正式发行，"发刊词"阐释了刊物发行的意义与职责："第二十世纪之曙光，今方丽乎震东，而本报即利用此时机以为我医界勃兴之先导。医药之事，非徒以浮论致胜，必赖有积久之经验，而本报之目

---

① 《中国国民卫生会章程》，《卫生世界》1907年第5期。
② 《中国医药学会章程》，《医药学报》1908年第9期。

的则在攻究医药之事，非徒以盲从塞责，必恃有最新之学说；而本报之目的
则在输入医药之事，非徒以同化见贵，必保有固有之习惯及有征之国学；而
本报之目的则在表章，且其性质则纯为科学的，而非宗教的。"① 《医药学报》
设论文、学说、杂录、通俗讲话、通信、卫生顾问等栏目，其中关于论文，
"凡关于医药学一般之理论及医药界时事之批评均属之"；关于学说，对于外
国者"如各种书报中之最新发明及各专门大家之临时讲演"，对于国内者"如
理论上之攻究已成为专说者及应用上之实验足以供参考者"；关于杂录，"凡
关于医药学上事实之记载及成绩之报告均属之"；关于通俗讲话，"凡切要之
家庭卫生谈及简易之救急治疗法均属之"；关于通信，"凡内外大家之惠函及
本会会员之调查均属之"；关于卫生顾问，"凡关于卫生上浅近之事实，无论
其为医药学界同志与否，均可投函质问本会，无不恳详作答，刊入此门，以
公同好"。② 《医药学报》发行后，"以警醒之、唤起之、救护之，为我国医界
上放一线光明"，"海内外诸君子争相购阅"。③ 1909 年《医药学报》改为月
刊，1911 年停刊。

（二）译著书籍

在中国医务传道会的支持下，传教士合信（Benjamin Hobson）、嘉约翰
（John Glasgow Kerr）等编译出版了大量西方医学书籍，如合信的《全体新论》
《西医略伦》《妇婴新说》《内科新说》《医学新语》等，嘉约翰的《种痘手册》
《割症全书》《卫生新篇》《内科阐微》《皮肤新编》等。博医会注重编译书籍，
1905 年成立出版委员会，聂会东（J. B. Neal）任主席，布卡特（J. Butchart）任
秘书，成员有高似兰、纪立生等人。出版委员会 1905 年出版《护病要术》，
1907 年出版《妇科学》《皮肤证治》，1908 年出版《医学辞汇》，1909 年出版

---

① 《发刊辞》，《医药学报》1907 年第 1 期。
② 《编辑略例》，《医药学报》1907 年第 1 期。
③ 《本会谨告》，《医药学报》1909 年第 3 卷第 2—3 期。

《嘉氏内科学》、《剖腹理法》、《护病要术》（第二版），1910 年出版《体学全旨》《体学新编》《禾雀学新编》《眼科证治》《欧式内科学》《护理新编》，1911 年出版《体学图谱》、《解剖学讲义》、《傅氏眼科》、《哈氏体功学》（1919 年更名为《哈氏生理学》）、《贺氏疗学》等，其中《欧式内科学》由著名医学家、约翰霍普金斯大学医学院内科学教授奥斯勒所著，是当时西方最好的内科学教科书；高似兰选择的《哈氏生理学》由英国著名生理学家、伦敦国王大学生理学教授哈利伯顿所著，是当时英美两国医学校通用的教科书。① 这些教科书为国人了解西方医学提供了便利，在近代中国早期医学教育中发挥了积极作用。

中国博医会对于护理书籍的出版亦不遗余力。《护病要术》一书于 1905 年出版，1909 年出版第二版。全书共 8 章，内容包括看护病人总论、身体须知、看护外科之法、看护病人要法、看护内病之法、看护产妇之法、看护婴孩之法，书末附有中英名目表。② 该书介绍了西方护理的基本要求，对于当时推动护理教育和让国人了解护理这一新的西医学分支起到了积极作用。《护病新编》由美国的潘剑生（I. H. Robb）著，车以轮（E. Chesnut）、白喜氏（R. Boggs）译，全书共计 28 章，内容涉及护理考试、护理场所、护理领域、护理方法等方面③，1909 年出版后多次再版。该书成为一些护士学校和护理培训用书，南京协和护校校长盖纳（L. A. Gaynor）以之为蓝本编制教学计划。④

周雪樵创办的医学研究会先后译述了日本西医书籍《实用解剖学》⑤ 和《诊断学》⑥，并在《医学报》上连载。1910 年，中西医学研究会的创始人丁福保翻译日本桥本节斋的《诊断学大成》一书，由上海医学书局发行。该书

---

① 陈醒哲：《盛京医事——东北现代医学奠基人司督阁与盛京医院的历史绘卷》，辽宁大学出版社 2012 年版，第 235—236 页。

② 中国博医会：《护病要术》，上海美华书馆 1909 年版。

③ 中国博医会：《护病新编》，汉口圣教印书局 1922 年版。

④ 卢萍：《中国近代出版的西医护理书籍》，《中华医史杂志》2002 年第 1 期。

⑤ 《实用解剖学》，《医学报》1905 年第 35 期。

⑥ 孙吉熊：《诊断学》，《医学报》1905 年第 36 期。

共分三编，内容包括视诊、触诊、打诊、听诊、检温、检痰、检粪、检尿、检细菌等，"又详论诊查全身皮肤、呼吸器、血行器、消化器、泌尿器、生殖器、神经系等法"。全书"博大浩瀚，章节分析明瞭，图画精致入微，诚吾国医学界从来未有之大诊断书也"①。

（三）举行年会

举行年会是医学社团的一项既定社务。1890 年 3 月 19 日至 22 日，博医会在上海召开第一次年会，会议由主席文恒理主持。1905 年 2 月 6 日至 8 日，博医会在上海召开第二次年会，共有 22 个在华差会的 40 名代表参加了会议。1907 年，博医会在华的八十余名医学传教士在上海召开了第三次年会。1910 年 2 月 19 日至 24 日，博医会在汉口召开第四次年会，400 名会员中的 68 名代表参加了会议。

中国医药学会、绍兴医药学研究社等医学社团成立之初即有召开例会、年会的计划，如《中国医药学会章程》中规定"每年开例会二次，报告会事、更选职员，倘逢要事，由职员临时集议"②。成立于 1908 年的绍兴医药学研究社，在其简章中亦有相关规定："本会每月开常会两次，于朔望下午三点钟开会，会员必须按时到会，各将所有心得付书记录存，以便编入本报。每年开大会两次，以三月二十日、九月二十日为大会期，会中如须更张办法于大会时决议实行。"③ 至于中国医药学会、绍兴医药学研究社召开年会的情况，限于史料，不得而知。中国药学会也将召开年会作为其既定社务，1909 年在东京明乐园召开第一届年会，王焕文当选为会长。此后多次召开年会，至 1949 年中华人民共和国成立共召开了 12 次。年会上，进行职员选举、向政府提案、举行演讲等。年会的召开，促进了会员间的联系与交流。

---

① 《诊断学大成》，《函授新医学讲义》1911 年第 9 期。
② 《中国医药学会章程（最近改正）》，《医药学报》1908 年第 9 期。
③ 《绍兴医学会简章（续前期）》，《绍兴医药学报》1910 年第 19 期。

（四）审定医学名词

鸦片战争后，随着中西文化交往的日渐深入，西方医学书籍的翻译与编写、医学名词的翻译与创制成为医学传教士的一项重要工作。1847 年，医学传教士地凡用广东方言撰著《初学者第一书》（*Beginner's First Book*），书中包括解剖学术语、病名药名表和中英医学词汇，是医学传教士关于中西医学名词翻译的第一部著作。继此之后，合信在他的医学著作《西医略论》《医学英华字释》中也确定了一些医学名词，并提出了命名原则，其创制的脑筋、回血管、发血管、微丝血管等医学名词被许多医学传教士所采用。合信所确定的医学名词之所以被广泛采用，得益于协助合信进行翻译的管嗣复，"盖管氏善古文辞，故其所译之名，均甚雅驯"[1]。之后，嘉约翰、德贞、柯为良等医学传教士在吸收合信命名的同时，纠正了一些不准确的命名，还确定了一些新名词。早期医学传教士对早期翻译中的名词确定起到了积极作用，这不仅奠定了医学翻译的基础，而且对于发展教会西医教育和以后统一医学名词具有积极意义。[2]

1890 年，博医会成立名词委员会，着手医学名词和术语的统一和规范工作。委员会由嘉约翰任主席，成员有威尔逊、亨特、多斯怀特、波特、高似兰等。1894 年出版了《疾病名词词汇》，1898 年出版了《眼科名词》、温天谋《疾病词汇》、惠特尼《解剖学词汇》、波特《生理学名词》等。为了进一步推动名词的统一工作，博医会对名词委员会进行了改组，惠特尼任委员会主席，高似兰为秘书，增补聂会东、师图尔和纪立生为委员。委员会在 1901 年举行了首次会议，经过六周的讨论、商议，颁布了经名词委员会审定通过的解剖学、组织学、生理学、药理学和药物名词。1904 年举行第二次会议，讨

---

[1]　袁桂生：《医学正名议》，《东方杂志》1913 年第 9 卷第 8 期。
[2]　李传斌：《条约特权制度下的医疗事业：基督教在华医疗事业研究（1835—1937）》，湖南人民出版社 2010 年版，第 221—222 页。

论、审定了病理学、内科、外科和妇产科的名词。同年 12 月，举行第三次会议，讨论了药物学和细菌学名词。名词委员会在推进医学名词统一的同时，也注意到医学名词与其他相关学科名词之间的联系，不仅参与了科技术语委员会审定元素和化学名词的工作，而且还和教育会、广学会等组织开展名词统一工作。1908 年 5 月，名词委员会在统一了医学各科名词的基础上，编辑出版了《英汉医学词典》和中文的《医学词典》，并呈送清政府学部，希望能够得到中国官方的认可，但学部未予采纳。① 即便如此，博医会并未终止这项工作。

（五）开展医学教育

医学社团积极参与晚清医学教育事业。1901 年，中国医学传道会年会决定设立广州博济医学堂。1904 年 9 月 1 日，该学堂正式开学。博济医学堂是仿照当时美国大学制度建立的一所现代医科学校，由博济医院管理委员会负责。学校师资力量雄厚，硬件设施完善，在招生、教学、生活管理等方面都有严格的规定。该校培养了大批西医人才，于 1911 年停办。

中国医学会也重视医学教育。1909 年 11 月 17 日，该会会长蔡钟骏召开会议，就医学教育提出五点主张：第一，开学堂，先办讲习所；第二，开医院；第三，咨部立案并请通饬各省设立医学会，研究医理，筹办学堂，提创医院；第四，编辑医书，教科书在内；第五，筹置模型、仪器以备参考。② 会上，通过了《中国医学会附设医学讲习所简章》，内容如下：

中国医学会附设医学讲习所简章③

第一条　本所为中国医学会所设，讲习中西医学之学理及技术，以中学为体，西学为用，补助旧学之不足为宗旨。

---

① 张大庆：《早期医学名词统一工作：博医会的努力和影响》，《中华医史杂志》1994 年第 1 期。
② 《己酉十一月十七日中国医学会开会记事》，《医学报》1910 年第 3 期。
③ 《中国医学会附设医学讲习所简章》，《医学报》1910 年第 3 期。

第二条　暂以上海老闸北京路第四百十一号门牌中国医学会为讲习所。

第三条　本所所讲科目为解剖学、生理学、医化学、病理学、药物学（中国本草在内）、内科学、外科学、妇科学、儿科学、处方学（中国方在内）、诊断学、医学史。

第四条　每日修业五小时，定一年毕业。

第五条　定额六十名，先尽本会会员介绍，不足则另招。

第六条　本所按照各项科目，另设旁听签名簿若干册，凡本会会员，有愿旁听者，可任择一科目，或数科目，签名簿上，每科目以二十人为限。

第七条　凡愿入听讲者，除会员外，须有会员相当之资格，并须得会员一人之介绍。

第八条　每半年学费二十元，开课时一并缴清，给入座券。

第九条　本所兼备听讲员寄宿舍，每半年膳费二十元，宿费十元，入舍时一并缴清，给入舍券。

第十条　报名后如有临时不到，或半途中止，所有已缴之费，概不交还。

第十一条　试验分二次，一为学期试验，一为毕业试验。

第十二条　修业期满，试验合格者，方准给予毕业证书。

1910 年 2 月 20 日，中国医学会附设讲习所正式开学，《中国医学报》总编辑顾鸣盛和中国医学会副会长丁福保先后进行演讲。[①] 后因经费支绌和骨干人员渐生嫌隙，学校于 4 月 20 日便宣告停办。就中国医学会附设讲习所的办理经过，马良伯作为负责人和见证者在 1910 年《安亭旅沪同乡报》第 1—6 期上撰写《办理中国医学会讲习所事之颠末》，予以连载。

---

① 蔡小香：《来函》，《新闻报》1910 年 4 月 8 日。

四、小结

晚清时期诞生的医学社团起初主要是传教士所办医学社团，到戊戌维新后才出现了国人自办的医学社团，到清末十年甚至出现了一个小高潮。这些医学社团自创建以来，开展了一系列活动，如创办刊物、译著书籍、举行年会、发展教育等，在一定程度上推进了中国医学的近代化，但不可否认，除了中西医学研究会之外，大多数国人自办社团规模不大，持续时间不长。受各种因素制约，晚清医学社团存在这样或那样的不足。之所以如此，至少有两个因素：一是晚清时期的内外形势，不可能为医学社团的诞生和发展提供良好的土壤；二是晚清新式人才还未形成规模，新式人才的大量会聚随着留学生的大批学成归来才真正出现。

第二章　生长与发展时期：民国时期的医学社团（1912—1937）

如果说晚清医学社团尚处于萌芽阶段，进入民国后，医学社团迎来了其创建与发展的高潮，大量医学社团陆续诞生，并在 20 世纪二三十年代迎来了其发展的黄金时期。只可惜，此局面在抗战全面爆发后被打破。

一、兴起的背景与条件

医学社团在民国时期的兴起和大发展并非偶然，而是多方因素合力作用的结果，具体来说：

首先，中华民国成立后制定的有关社团的政策法规，为医学社团的创建提供了政策依据和法律保障。1912 年南京临时政府成立后颁布《中华民国临时约法》，第二章第四条规定"人民有言论、著作、刊行及集会、结社之自由"。1914 年 5 月，北洋政府颁布的《中华民国约法》第二章第四条规定，人民有言论、著作、刊行及集会、结社之自由。南京国民政府成立后，又陆续颁布了一系列社团管理政策，如《中华民国民法总则》《修正人民团体组织方案》《修正民众团体组织方案》《社会团体组织程序》等，其中 1929 年 5 月颁行的《中华民国民法总则》对社团的种类、性质、章程、组织机构、主要活动及社员权利、义务等都作了比较详细的规定。① 可见，不管是民初的南京临时政府、北洋政府，还是其后的南京国民政府，都在法律形式上承认人民所享有的自由结社权利。

其次，医学队伍的壮大，为医学社团的建立提供了人才基础。清末民初，大量留学生出国求学，其中不乏习医者。这些医学留学生在国外耳闻目睹了西方医学技术及医学社团对社会的促进作用，遂倡导组织医学社团，试图把西医体制移到中国，从而引发了西医与中医持续的斗争。南京国民政府成立后，"漏列中医案"等排斥中医政策的陆续出台，激起本土中医们的强烈反对。为抵制西医，中医界团结在一起。时人指出："我国医药，发明最早，神农肇始，仲景集成，博大精微，足称绝学。……洎乎晚近，医风不竞，既乏宣传之方法，又鲜合作之精神，岐黄大道，一似衰颓，而趋时之辈，又复不知提倡中医，保存国粹，而反目为小道，视若赘疣，阳称管理，阴实摧残，各地医士，受此刺激，组织医会，风起云涌，集思广益，所以谋中医之改进，而挽将倒之狂澜。"② 中西医之争，促进了一大批中医、西医和兼顾中西医社团的诞生和发展。

最后，民国时期思想文化界的百花齐放，为医学社团的建立和发展创造了文化氛围。清末民初，包括西医在内的西方文化大举进入，其与中国传统文化的冲突日益剧烈。随着五四新文化运动的发展，高擎民主和科学的大旗，人们的思想大大解放，传统文化到处被否定、批判。在医学领域，新文化运动也起到了振聋发聩、凝聚人心的重要作用，这进一步促发了广大医学工作者聚合在一起，医学社团随之如雨后春笋般涌现。

---

① 《民法总则》，《东方杂志》1929 年第 26 卷第 12 期。
② 《嘉善医药学会征求会员启》，《江苏全省中医联合会月刊》1923 年 11 月 27 日。

二、发展概况

民国时期是近代医学社团发展繁荣的重要阶段，医学社团之诞生如雨后春笋（大体情况见附录）。

这一时期医学社团具有以下几个特点：其一，分布地区广。民国时期的医学社团分布于四川、福建、江西、安徽、山东、江苏、浙江、湖南、云南、广东、贵州、绥远、河南、湖北、广西、河北、甘肃 17 个省份，北到绥远边疆，南达云南、广西，东至沿海开放程度较高的江苏、浙江、广东，西至内陆的贵州。其二，中医社团激增。民国时期，随着西医东渐的日益深入，中医中药遭遇前所未有的冲击和挑战，中医受到的质疑与责难更是空前严峻。在非常时局，有组织、有目标地团结中医界，组建中医社团成为历史的必然，大量的中医社团诞生，遍及全国各地，包括广大乡村地区。其三，西医社团精细化。伴随着自然科学、病源生物学、医疗技术等相关学科的发展，西方医学分科进一步走向精细化，如中国心理卫生协会、中华牙科医学会、中国病理学微生物学会等。其四，传染病社团逐渐增多。瘟疫频发，这一时期以普及疫病防治知识、开展疫病救治、推进公共卫生建设为宗旨的医学社团纷纷成立，影响较大者如中华麻疯救济会、中国防痨协会、中国预防花柳病协会等。

民国时期的医学社团大都制定了自己的章程和办事细则，章程包括总则、会员、组织及职权、会议、经费及会计、附则等内容。办事细则是对章程的进一步细化，包括组织机构、会员权利与义务、会议时间及内容、推选与选举制度、分会、译印书籍、会费与经费等。各个医学社团都有较为健全的组织，有的内设机构不仅包括会员代表大会、董事会、理事会、监事会、评议会等，而且还根据细化的学科分类成立了各类专门委员会。大多数医学社团除了总会外还下设分会，遍布海内外。医学社团吸引了众多的医学家、医学爱好者加入，有的社团还聘用众多的政府官员、工商巨擘、社会名流担任荣誉会长或会员等职务。民国医学社团数量之多、影响之大，远远超过晚清时期。

三、主要活动及影响

较晚清医学社团而言，民国时期的医学社团越发规范化，其积极效法西方，围绕医学知识构建、医学理念传播、疾病救治等开展了一系列的活动，促进了近代中国医学的进步与发展。

（一）创办刊物

民国时期诞生的医学社团大都有自己的刊物，作为其知识宣传和学术交流的平台。1915 年 5 月，侯希民、汤尔和、周颂声等留日学生在北京倡导成立中华民国医药学会。是年 8 月，借江苏教育会开会之际召开成立大会，以"研究日新之医药学术力图进步以期学术之独立，联合海内外同志交换智识意见以期同轨之进行，调查我国医学药学教育之现状以求进步，建议卫生行政法案请愿政府以促卫生行政之进行"① 为宗旨。中华民国医药学会先后发行了《中华民国医药学会会报》《新医药》两种杂志，前者于 1917 年问世，主要登载该会章程、文件、会务报告、会员录等，出版两期后便无声无息；后者于 1931 年秋发行，但由于经费、稿源缺乏，也只出创刊号一册，旋即中断。1934 年，《新医药》复刊，开设论坛、原著、综说、译述、诊疗知识、社会医学、通俗医学、摘录、杂俎、医药消息等栏目，至 1937 年 4 月停刊，共出版 5 卷 45 期。

1919 年夏，北京医学专门学校的十余位毕业生发起成立了艾酉学会，以

---

① 《中华民国医药学会章程》，《中华民国医药学会会报》1917 年第 1 期。

"联络感情、交换智识、灌输医事常识于社会"为宗旨，高逵为主席，洪式间、鲍鉴清、陈友浩等10人为理事。凡毕业于国立北京医学专门学校之同学均可入会，到1924年7月已有会员257人。同年10月，艾酉学会正式发行《通俗医事月刊》，以"灌输医学常识于国人及唤起一般卫生观念"① 为宗旨，下设讲述、杂谈、记事、译述、调查、通信、言论、附录等栏目，刊载会友和医界同仁的文章。从1919年11月到1921年1月，刊物共出版13号（期）。1923年，学会重新发行刊物，易名为《医事月刊》。刊物体例除沿用《通俗医事月刊》外，增加论述、著述、演述、医林新识、典要汇编等栏目。为了保证刊物质量，艾酉学会理事会组建《医事月刊》委员会，专门负责刊物的编辑、发行等事宜。委员会设主席、副主席以及编辑、出版、发行、总务、广告五部，各设主任1人及干事若干。第一届至第三届《医事月刊》职员表如表2-1所示。

表2-1　艾酉学会《医事月刊》第一届至第三届职员表

届次 / 职务	第一届	第二届	第三届
主席	洪式间	徐佐夏	徐佐夏
副主席		林椿年	孙笃光
编辑部主任	洪式间	徐佐夏	孙笃光
编辑部委员	陈鹏、许世瑾、黄济、余贺、胡懋廉、高逵、颜守民、陶祖荫、鲍鉴清	陈鹏、孙笃光、张铸和、林子扬、林襄、黄云苏、李澌、毛复和、鲍鉴清、林振纲、林椿年、金荣贵	徐佐夏、毛咸、鲍鉴清、孔祥选、黄云苏、杨敷海、徐祖鼎、乐森琅、耿志勋、林几、许世瑾等30人
出版部主任	陶栓	杨敷海	耿志勋

---

① 《编例》，《通俗医事月刊》1919年第1卷第1期。

续表

职务 　　　届次	第一届	第二届	第三届
出版部委员	董良民、梁铎	鲍鉴清、许世瑾、乐森琅	孙笃光、乐森琅、林子扬
发行部主任	陈友浩	林几	陈友浩
发行部委员	林几、江祖缓、黄汝贤	陈友浩、杨尚鸿、吴硕佐	杨尚鸿、康兰馨、鲍鉴清
总务部会计	金荣贵	陈友浩	陈友浩
总务部庶务	耿志勋	康兰馨、耿志勋	鲍鉴清、金荣贵
总务部文牍	林振纲	林襄、孙笃光	林振纲、许世瑾
广告部主任		徐彝颂	金荣贵
广告部委员		陈兆龙、董良民、蒲兆琦	毛咸、梁铎、董良民、耿志勋

资料来源：根据《医事月刊》各期编制而成。

　　1932 年 4 月，河北省立医学院的学生在该院第八斋（今保定市二中分校院内）成立壬申医学社，以 "研究医药、探讨医理、普及医学及改进社会卫生" 为宗旨。同年 6 月，壬申医学社出版《壬申医学》（半年刊）。《壬申医学》设论坛、专著、译述、讲演、临床、考察、卫生、来件、问答、院闻、杂项等栏目，以刊载该学院教授和学生的文章为主，同时也刊载部分外来稿件。该刊原定每年五月、十二月各出一期，但从第 2 卷第 1 期起因时局、经费等原因均未能如期出版。1936 年 5 月第 4 卷第 1 期出版后停刊，共计发行 7 期。

　　1933 年 10 月 10 日，中国针灸学杂志社创办《针灸杂志》。创办此杂志之主旨在于 "以冀唤醒同道，共同奋斗，谋国医之出路，求绝学之重兴"[①]。《针灸杂志》初为双月刊，1935 年改为月刊，开设栏目包括论文、专载、杂著、医案、问答、医讯等，"关于针灸之言论，列入论文栏，其有前人遗著或

---

① 罗兆琚：《针灸杂志三周纪念》，《针灸杂志》1936 年第 4 卷第 1 期。

新作，而成章篇者，列入专载栏，他如短篇记述或论说或有发明，则列入杂
著栏，关于治疗验案，可供参考者，则列入医案栏，医讯则专载关于各地之
医界新闻，问答专载关于针灸学上之疑问与答案，和病家之询问治疗方法"①。
1935 年增设"秘术公开"栏，将一些针灸秘方公布于众，如《治鱼骨哽在喉
中》《痔疾特效疗法》《治哮喘妙法》《治妇人胎动》《治虫蛀牙痛特效
法》等。

（二）译著书籍

1923 年，裘吉生在杭州创办三三医社。次年，裘氏"以历年所获医家秘
笈并同社投寄著述拟付刊传世"②，出版大型中医珍本丛书《三三医书》，三
辑共计 99 本（表 2-2）。丛书出版后销量日增，受到医界的广泛好评③。对于
裘吉生的功绩，时人予以高度评价："先生宣传之功德，当与诸大作家共垂不
朽，而嘉惠后学，实能生死肉骨，则继往开来，尤为轩歧之莫大功臣矣。"④
时逸人撰文指出，"岁在乙廿之冬，蒙裘吉生先生，惠赠三三医书第一集，并
蒙格外优待，二集三集，皆以廉价发售，同时得九十九种之奇书，获益良非
浅鲜"⑤。

表 2-2 三三医社出版的《三三医书》

书名	书名	书名	书名
温热逢源	医事启源	医经秘旨	医病简要
医阶辩证	喉科秘诀	病科全书	重订时行伏阴刍言
村居救急方	欧蛊燃犀录	外科方外奇外	咳论经旨

① 《发刊词》，《针灸杂志》1933 年第 1 卷第 1 期。
② 《三三医书创刊启》，《三三医报》1924 年第 1 卷第 24 期。
③ 《三三医书销数纪实》，《三三医报》1925 年第 2 卷第 18 期。
④ 《关于三三医书之函件》，《三三医报》1925 年第 2 卷第 26 期。
⑤ 时逸人：《三三医书评》，《三三医报》1926 年第 3 卷第 21 期。

书名	书名	书名	书名
临诊验舌法	沈氏经验方	重订痧疫指迷	重订灵兰要览
凌临灵方	推篷寤语	旧德堂医案	内经辩言
新刊诊脉三十二辩	专治麻痧初编	评注产科心法	本草衍句
先哲医话	苏州世医陈氏幼科秘诀	秋疟指南	宋本备急灸法
医源	马培之医案	本事方续集	曹仁伯先生医案
南病别鉴	医脉摘要	崇实堂医案	千里医案
医学课儿策	经历杂论	痢疾明辨	伏邪新书
鬼遗方	医医医	察病指南	温症指归
女科折衷	延陵弟子纪要	过庭录存	医中一得
医学说约	医学妙谛	发背对口治诀	脚气治法总要
集验背疽方	伏温证治实验谈	肯堂医论	伤科方书
和缓遗风	症治心传	金氏门诊方案	长沙证汇
治痢捷要新书	内经素问校义	中风论	琉球问答奇病论
羊毛瘟证论	走马急疳真方	医学辑要	阴症略例
疡科纲要	医验随笔	历验再寿篇	仿寓意草
毛对山医话	沈氏女科笺疏	鲙残篇	喉科家训
外科学讲义	医余	伤风约言	解围元薮
丹溪脉诀指掌	医学体用	疝症积聚编	医易一理
旭后方	医津一筏	许氏医案	医经读
摄养枕中方	灵药秘方	药征	评琴书屋医略
重楼玉钤续编	伤寒论读	药征续编	上池杂说
暑症发源	徐氏医案	行军方便方	

资料来源：根据《三三医报》1927年第4卷第18期《最近刊行三三医书》一文制成。

中国针灸学研究社出版了多部针灸书籍，如承淡安编著的《中国针灸治疗学》《针科学讲义》与《灸科学讲义》，尧天民编著《中国针灸医学》，罗兆琚编著《中国针灸经穴学讲义》《针灸消毒学讲义》与《诊断学讲义》，邱茂良编著《针灸治疗学讲义》，张锡君编著《解剖生理学讲义》等，其中承淡安编著的《中国针灸治疗学》1931年出版，1933年重新修订，定名为《增订中国针灸治疗学》，影响颇大。社员曾天治评价道："中国针灸治疗学为针灸学唯一善本，实出坊间各针灸学书之上，因为从形式上、内容上，这本书都比较上最为优胜，尤超过宁波所出各书"，"本书治疗各论栏，多有名医验案若干节，节节俱属紧要。这于治疗者，被治疗者之信仰心，有莫大之帮助。本书只此一点已足以冠一切的针灸书而有余。"①

截至1936年，中华民国医药学会编纂出版了《卫生学与卫生行政》《现代本草生药学》《二十年来中国医事刍议》《瘰病救星》《临床诊断指南》等数十种书籍，其中陈方之《卫生学与卫生行政》一书分为两部分，第一部分为总论，从释名、历史、定义、理由、效果等六章解释什么是卫生学和什么是卫生行政；第二部分为实验卫生学，从处理污物、预防瘟疫、水供注意、空气卫生等七章宣传卫生学与卫生行政的理念与方法。② 赵燏黄、徐伯鋆合著《现代本草生药学》（上、下编）是中国第一本生药学著作，分总论、各论两篇，前者说明生药学的基本原则和最新的研究方法等，后者有正文及附录两部分，阐述世界生药，论述国产药材尤详，内容丰富，并附有插图千幅，是了解世界生药的知识宝典。③

（三）举行年会

年会作为学术交流和会务推进的重要举措，在民国时期的医学社团中亦是重要惯例。中国博医会从诞生至1932年和中华医学会合并共召开了12次年会，其中民国时期召开了8次，具体如表2-3所示。

---

① 曾天治：《读中国针灸治疗学后》，《针灸杂志》1934年第1卷第3期。
② 陈方之：《卫生学与卫生行政》，商务印书馆1934年版。
③ 赵燏黄、徐伯鋆：《现代本草生药学》，中华民国药学会1934年版。

表 2-3　中国博医会年会一览表

届次	时间	地点	届次	时间	地点
1	1890 年 3 月 19—22 日	上海	7	1917 年 1 月 25—30 日	上海
2	1905 年 2 月 6—8 日	上海	8	1920 年 2 月 23—28 日	北京
3	1907 年（具体日期不详）	上海	9	1923 年 2 月 15—21 日	上海
4	1910 年 2 月 19—24 日	汉口	10	1925 年 1 月 20—28 日	香港
5	1913 年 1 月 13—17 日	北京	11	1926 年 8 月 31 日—9 月 8 日	北京
6	1915 年 2 月 1—15 日	上海	12	1929 年 2 月 6—13 日	上海

资料来源：根据《博医会报》《中华医学杂志》中关于博医会年会的报道制成。

1920 年 2 月 23 日至 28 日，博医会在北京协和医学校召开年会，"讨论医学上诸问题"[1]，"研求医务之如何改良，医识之如何增进"[2]。1923 年 2 月 15—21 日，博医会在上海中西女塾召开年会，到会者约四百人。在此次年会上，寇克当选为会长，颜福庆为副会长。1925 年 1 月，博医会在香港召开年会。会议不仅"颇为顺利"，而且博医会西文原名 C. M. M. A. 正式改为 C. M. A.（China Medical Association）。[3]

召开年会亦是中国药学会的既定会务。从 1909 年至 1948 年，中国药学会共计召开 12 次年会，其中 1912—1937 年抗战爆发前共召开次 7 次年会，见表 2-4。

表 2-4　1912—1937 年中国药学会年会一览表

届次	时间	地点	会长
2	1912 年	北京先哲祠	伍晟
3	1917 年	东京	於达望

[1] 《西人博医会常会》，《新闻报》1920 年 2 月 23 日。
[2] 《个人消息》，《博济》1920 年第 17 期。
[3] 《博医会年会之举行》，《中华医学杂志》1925 年第 11 卷第 2 期。

续表

届次	时间	地点	会长
4	1920 年	北京卫生实验所	王焕文
5	1926 年	江西省教育会	叶汉丞
6	1927 年	上海机联工会	叶汉丞
7	1935 年	上海中华学艺社	张辅忠
8	1936 年	南京中华路青年会	曾广方

资料来源：陈新谦《中华人民共和国成立以前的中国药学会》，《中国药学杂志》1984 年第 4 期。

中华民国医药学会从 1916 年召开第一次年会到 1937 年抗战爆发终止会务，共召开了 12 次年会。1916 年 8 月 7—12 日，中华民国医药学会在江苏省教育会召开第一次常会。陆军部军医司科长张遵午，北京国立医学专门学校教员周歌庭、陈淑南，南昌慈惠医院院长王厚卿，留日药学会代表以及来自全国各地的会员参加会议。大会内容主要包括议决事项、演讲学术、更选职员等，其中议决事项包括推广分事务所、发刊年报、推定起草员、建议卫生行政法案和医事教育制度等；演讲学术包括王立才演讲"个人开业之理想及经验"，朱伯裳演讲"对于卫生行政之意见"，周歌庭演讲"近世军阵外科之经过"，江圣钧、瞿绍衡、余云岫、汪企张演讲"对于生理学、生物学、医化学各科最近之研究"，黄任之演讲"教育界与医界之宜方图接近"，沈信卿演讲"医学与国家之关系"等；关于更选职员，汤尔和连任会长，汪企张任副会长，韩士涥、华堂吉连任医学部、药学部主干，厉绥之任理事部主干，蔡禹门、张遵午、俞凤宾、胡晴崖、戴秋季、王厚卿、熊省之、范补程、沙凤千、李慎微、赵干桥、余云岫、刘悟淑、邹跃如、何星萃、彭敏伯等 17 人任评议员。此次年会"可谓极一时之盛会"[1]。1923 年 7 月 1 日，中华民国医药学会于奉天召开第八次年会，会长侯希民主持，为期 3 天。第一日上午为开幕

---

[1] 《中国医药学会开会纪略》，《时事新报》1916 年 8 月 14 日。

式，与会者除会员外，另有政界代表、国外学者，内务、外交、教育总长的官方代表发来祝贺函电，甚为隆重。当日下午安排参观。次日举行学术演讲，共计25篇论文，有金宝善《疫苗中的细菌之种类及其毒性》、袁淑范《汉药贝母之研究》、阮振铎《述贫血患者血液成分之变化》等。第三日上午召开会务会议，审定章程、改选职员等。当日下午，举行通俗医学演讲会。

艾酉学会会章规定，学会每年召开常会一次，由干事会定期召集，主要会务包括欢迎新毕业同学入会、报告年度经过情形、商榷会务进行事项、改选职员、会友演说等。1919年10月16日，学会在国立北京医学专门学校召开第二届常会，共有30人出席。会上除了讨论会务外，选举产生了第二届职员。1923年9月16日，学会在国立北京医学专门学校举行常会，到会32人。常会的主要内容就是修改会章和选举新理事，新会章规定学会以"联络感情，阐明医术，增进人类幸福"① 为宗旨；设理事10人，任期半年，于常会时举出，可连选连任；学会每年常会两次，由理事会定期召集；学会经费由会友自由捐助。9月18日，艾酉学会理事会成立，职权是评议及执行艾酉学会一切事务，遇必要时召集大会、组织委员会。1924年6月14日，艾酉学会在北京医科大学校举行常会，到会者46人，会议议程主要是欢迎新会友入会，改选新理事。

1921年11月12日，上海西门城内石皮弄中医专门学校学生等发起成立上海中医学会，以"团结同志，共策进行，研究中医，组成有统系的学术，唤起医界有互动的精神，一俟会务发达，便当广设医校医院"② 为宗旨。《上海中医学会章程》规定，"每年夏季开大会一次，改选职员并报告全年会务及本会收支，其时期及地点由评议部议决通告之"③。1922年11月13日，上海市中医学会召开一周年纪念大会，首先由理事长丁仲英主席报告一年之概况，

---

① 《艾酉学会章程》，《医事月刊》1923年第1期。
② 《上海中医学会章程》，《绍兴医药学报》1922年第12卷第1期。
③ 《上海中医学会章程》，《绍兴医药学报》1922年第12卷第1期。

继由评议、编辑、干事、书记、发行各部长报告各部经过情形，后来宾演讲等。14 日，修改选举办法与会章，同时决定刊行周年纪念册。① 1923 年 10 月 18 日，上海中医学会召开周年会，丁甘仁、王祖德、谢利恒等五十余人参会。在会上先后讨论了藏书室、药品陈列室、检定医生、审定医药名词、修订会章、安排选举等事宜。②

（四）审定医学名词

医学名词之统一，直接关系到医学学科发展的规范化。中国博医会下设医学名词委员会，较早开展了名词统一工作。随着医学交流的日渐深入，博医会日渐感到医学名词统一工作的艰巨性。有鉴于此，为了更好地推进医学名词统一工作，博医会认为和中国有关方面合力推进是最好的办法。

1915 年 2 月 11—12 日，博医会、江苏省教育会在上海召开医学名词审查会议，江苏省教育会副会长黄炎培、中华博物研究会主任吴家煦、浙江医学专门学校校长韩清泉、江苏医学专门学校教务主任周威等出席会议。博医会代表高似兰提出，博医会在审定名词方面做了一些工作，但是远远不够，建议中国人多多参加审定。周威、韩清泉、汪于冈等先后发言阐明了自己的观点。最后，黄炎培提出了审定医学名词的四个办法，一是"各地同志应各就所在地提倡组织医学研究会"；二是"征集各地医家关于医学名词之著作以及对于医学名词之意见书"；三是"应特请高君将修正之医学名词表送会，转送各地医学校、学会共同研究，以发表意见"；四是"俟集得各种意见，再邀中西医士及科学家，如今日办法，开会讨论，后公同呈请政府派员会同审定"，得到与会者的一致赞成。③

1917 年 1 月 11—17 日，医学名词审查会在江苏省教育会召开第二次审查

---

① 《本埠医团新闻一束》，《江苏全省中医联合会月刊》1922 年 12 月 8 日。
② 《中医学会周年会消息》，《江苏全省中医联合会月刊》1923 年 11 月 27 日。
③ 《江苏省教育会审查医学名词谈话会记事》，《中西医学报》1915 年第 5 卷第 8 期。

会议。教育部代表汤尔和，博医会代表孟合理、高似兰、施尔德、鲁德馨、纪立生、聂会东、盈亨利、赵齐巽，中华民国医药学会代表吴谷宜、汪企张、汪于冈、李慎微、朱缙卿、彭敏伯、王幼度、赵乐农，中华医学会代表周仲衡、俞凤宾、唐乃安、刘月如、曹惠群，江苏省教育会代表沈信卿、余日章、吴和士、顾绍衣、陈慕唐等参加会议。与会人员分组对于解剖化学、筋学、内脏学、液体、固体、气体各原质等名词进行了深入研讨，经过讨论后公布了83种名词。① 同年8月2—8日，医学名词审查会在江苏省教育会召开第三次审查会议，主要审查解剖学和化学的一些名词。② 1918年7月5日至13日，医学名词审查会召开第四次审查会议，教育部、中华民国医药学会、中华医学会、江苏省教育会、理科教授研究会的代表参加，会议分三组研讨解剖学、化学、细菌学名词。③ 会后，医学名词审查会改组为科学名词审查会，科学名词审查会从此肩负起医学名词统一的重任。

（五）开展医学教育

民国医学社团注重医学教育。1927年，无锡中医界筹设中医讲习所，公推前无锡中医学会会长沈葆三为所长。④ 1932年，杭州市药师公会筹创药剂生讲习所，以"训练在职之练习配药人员，谋增进其智识与技能，以适应社会之需要"为宗旨。⑤ 1933年，太原市中医公会筹建国医讲习所。⑥ 1934年，武进国医学会筹办国医讲习所，聘请马元放、蔡培、宋玉风等14人为董事，马元放、黄公望、宋玉风、贺兆锡、钱同高等5人为常务董事，蔡培为名誉所长，万仲衡为所长，会址设在女子职业学校，9月正式开课。⑦ 1935年2月15

---

① 《医学名词审查会纪要》，《民国日报》1917年1月18日。
② 《医学名词审查会呈教育部文》，《中华医学杂志》1917年第3卷第4期。
③ 《第四次医学名词审查会》，《时事新报》1918年7月3日。
④ 《中医界组织讲习所》，《新闻报》1927年2月16日。
⑤ 《杭州市药师公会附设药剂生讲习所章程》，《医学与药学》1932年第1卷第1期。
⑥ 《太原市中医公会筹建会址及附设国医诊疗、讲习所址捐启》，《医钟》1933年第3期。
⑦ 《武进国医学会设立国医讲习所》，《光华医药杂志》1934年第1卷第11期。

日，江都县国医学术研究会在县民众教育馆明伦堂召开春季会员大会，大会一致决定创办国医讲习所。① 1936 年 1 月 28 日，平潭国医公会召开会员大会，议决附设国医讲习所，计划三月开课。② 同年，宿迁国医公会筹设国医讲习所，并呈准中央国医馆备案。③

1935 年，中国针灸学研究社开办针灸专门医学讲习所，以"利用古代万能之针灸学术，以期造成多数物理疗法之人才，使得普遍全国，为民众谋健康"为宗旨，分为训练班、研究班、本科三个层次，分别以三个月、一学期、二年毕业为限。④ 首期训练班于 9 月 1 日正式开学。关于学费，"凡属本社社员加入者，得免学费之半数，以示优待"。关于师资，针灸科学由承淡安自行担任外，其余诸科聘请了罗兆琚、邱茂良、沈颚庭、赵尔康、张茂甫、姜怀琳、谢建明等分别负责。⑤ 据统计，中国针灸学讲习所第一届毕业生达 25 人，分布于甘肃、江苏、福建等 11 个省份。⑥ 第二届毕业生增至 52 人，分布于山西、山东、福建等 15 个省份。⑦

1936 年 2 月 25 日，由针灸专门医学讲习所扩办的中国针灸医学专门学校正式开课，学生六十余人，"济济多士，颇极一时之盛"。医界名宿顾子静、曹伦香、王静安担任专任教授，并添聘讲师多人。⑧ 学校注重学生实习工作，如第四届研究生班学生五十余人临近毕业分班轮流实习，"以重经验，将来学成回里，独自临症，不至于草率从事，更不至于临事而惧也"⑨。鉴于中国针灸学研究社在针灸教育方面的贡献，中央国医馆在"编辑各科教本预备颁行

---

① 《江都县国医学术研究会会员大会记筹办国医讲习所》，《光华医药杂志》1935 年第 2 卷第 5 期。
② 《平潭国医公会设国医讲习所》，《光华医药杂志》1936 年第 3 卷第 7 期。
③ 《宿迁国医讲习所呈准中央国医馆备案》，《光华医药杂志》1936 年第 3 卷第 6 期。
④ 承淡安：《中国针灸学研究社附设讲习所简章》，《针灸杂志》1937 年第 4 卷第 4 期。
⑤ 《本社开办讲习所》，《针灸杂志》1935 年第 2 卷第 6 期。
⑥ 《中国针灸学讲习所第一届同学通讯录》，《针灸杂志》1936 年第 3 卷第 11 期。
⑦ 《中国针灸学讲习所第二届同学通讯录》，《针灸杂志》1936 年第 3 卷第 11 期。
⑧ 《中国针灸医学专门学校开学上课》，《针灸杂志》1937 年第 4 卷第 5 期。
⑨ 《研究班毕业期近暑期注重实习》，《针灸杂志》1937 年第 4 卷第 10 期。

各省市国医学校"之际，聘请中国针灸学研究社承淡安、谢建明为"编审委员会编审委员并祈编辑针灸科教授用书"①。

（六）加强国内外的联系与交流

民国医学社团重视国内外的学术交流。中华民国医药学会积极派员出席各种学术会议或进行实地考察。1923 年张焕文、瞿绍衡分别赴欧洲研究性病、妇产科，1926 年金宝善赴美考察，1927 年余云岫出席日本东方文化研究会并任委员，1930 年厉家福、汪企张、周颂声等出席日本第八次医学会议，1934 年侯希民赴日考察公共卫生基础设施。1935 年，陶炽孙赴日考察一般卫生设施，张锡祺、吴祥凤出席日本第九次医学会议，庞京周、余松筠先后赴德考察医学教育，郭琦元赴日考察医学教育，等等。通过各种途径的学术交流，中华民国医药学会加强了自身在国际上的影响力。中华护理学会、中华医学会、中华麻疯救济会等医学社团也积极致力于国内外学术交流，或与国外医学社团开展学术交流，或派员出国进行考察。限于篇幅，此处不再一一列举。

四、民国医学社团和政府的合作与冲突

进入民国后，医学社团逐渐增多，这与政府的宽松政策密切相关。随着政府实力的增强，其开始注重加强对社团的管理。医学社团与政府多有互动，二者关系在民国时期一度颇为微妙。

（一）政府对医学社团的管理

北洋政府时期制定了一系列政策法规，其中亦涉及社团管理。在此期间的社团立法大致包括宪法、法律、法规和行政命令。北洋政府期间的宪法有

---

① 《中馆聘请本社承淡安谢建明为编审委员函》，《针灸杂志》1936 年第 3 卷第 9 期。

三部，分别是 1912 年 3 月 11 日公布实施的《中华民国临时约法》、1914 年 5 月 1 日颁布实施的《中华民国约法》、1923 年 10 月 10 日颁布实施的《中华民国宪法》内均提到允许民众自由结社。1914 年 3 月 2 日颁布实施的《治安警察条例》（后改为《治安警察法》）是在清末《结社集会律》基础上的修订，管控的重点依然是政治结社和政谈集会，对于非政治结社的管理相对宽松。该法规定，主管结社的机关为中央内务部和地方警察官署及本省长官。内中第十一条提出，"关于公共事务之集会，虽与政治无涉，行政官署因维持安宁秩序，认为必要时，得以命令，令其前条规定呈报"[1]。北洋政府期间涉及社团的行政命令，主要有 1912 年 5 月 13 日颁布的《劝告政团学会不许干涉立法行政令》、1912 年 9 月 12 日内务部颁布《通行各处请将各项集会结社详细调查列表送部文》、1912 年 9 月 29 日颁布《临时大总统饬禁秘密结社令》、1912 年 11 月 9 日颁布《临时大总统解散秘密结会布告》、1916 年 11 月 2 日内务部颁布《各省结社集会呈报程序文》等。这些行政命令对于集会结社的规定是对宪法、法律的重要补充。

　　南京国民政府成立后，为了强化统治，在社团管理方面出台了许多法律法令。具体来说：其一，宪法和宪法性文件。南京国民政府的宪法性法律主要包括 1930 年 10 月 27 日公布的《中华民国约法草案》、1931 年 5 月 12 日公布的《中华民国训政时期约法》、1936 年 2 月公布的《国民代表大会选举法》、1936 年 5 月 5 日公布的《中华民国宪法草案》等。这些宪法和宪法性文件中都涉及社团管理，如《中华民国训政时期约法》第二章"人民之权利义务"第十四条规定"人民有结社集会之自由，非依法律不得停止或限制之"，第四章第三十九条规定"人民为改良经济生活及促进劳资互助，得依法组织职业团体"[2]。其二，法律文件。南京国民政府涉及社团法律的文件有多种。在刑法及其关系法方面，主要有 1928 年 3 月 9 日公布的《暂行反革命治罪法》、

---

① 《内务部规定治安警察法》，《新闻报》1916 年 11 月 11 日。
② 《中华民国训政时期约法》，《教育周刊》1931 年第 73 期。

1928 年 3 月 10 日公布的《中华民国刑法》、1931 年 1 月 31 日公布的《危害民国紧急治罪法》。在民法及其关系法方面，主要有 1928—1930 年陆续公布的《中华民国民法》、1929 年 12 月 2 日公布的《法人登记规则》、1933 年 2 月 1 日公布的《民事诉讼法》。在社团基本法方面，主要有 1930 年 7 月 17 日公布的《修正人民团体组织方案》、1932 年 10 月公布的《修正民众团体组织方案》、1942 年 2 月 10 日公布的《非常时期人民团体组织法》等。在社团单行法方面，主要有 1929 年 6 月公布的《监督慈善团体法》、1930 年 10 月 28 日公布的《团体协约法》、1943 年 9 月 22 日公布的《医师法》、1943 年 9 月 30 人公布的《助产士法》、1943 年 9 月 30 日公布的《药剂师法》等。在社团行政法规规章和条例方面，主要有 1930 年 1 月 23 日公布的《文化团体组织大纲》、1930 年 2 月 3 日公布的《社会团体组织程序》、1931 年 2 月公布的《指导基督教团体办法》等。

通过以上涉及社团的制度法规可见，南京国民政府相较于北洋政府在社团管理方面更加深入具体，管理更为规范、严格，尤其是试图通过建立健全相关的法律法规，将社团纳入政府的日常管理中，形成了比较完整的社团管理制度。

（二）医学社团与政府的合作

面对政府的管理，医学社团一般都积极予以贯彻。社团按照立法要求申请立案，以达到合法化。1915 年，中华民国医药学会会长汤尔和等上呈内务部，申请备案。内务部以该会宗旨在"研究医药学术，力图进步，联合海内同志，交换智识，用意殊堪嘉许，所拟会章亦尚可行"，准予立案。① 1919 年 5 月 5 日，教育部 205 号批文同意中华德医学会立案。② 1921 年，嘉兴中医医

---

① 《医药学会呈准立案》，《益世报》（天津版）1915 年 10 月 1 日。
② 《中华德医学会立案》，《时事新报》1919 年 5 月 6 日。

药学会立案获得批准①，等等。社团还注重与政府的沟通与联系。一些社团吸收政府要员为名誉会长或顾问，以赢得政府的认可和支持。1916 年 11 月 22 日，伍连德、余日章、刁信德以中华卫生教育会董事的名义致函黎元洪，邀请出任名誉会长，并代撰捐款启事。② 很多社团在年会召开时往往会邀约所属的党政部门领导出席并致辞，这既体现了社团对于政府当局的尊重，又能体现出政府当局对于社团工作的重视。

　　医学社团的发展离不开政府的支持，政府在医疗卫生建设方面也需要社团的参与。一些医学社团受政府委托完成一些工作，如统一医学名词工作最初由博医会等医学社团成立的医学名词审查委员会负责，后成为国家行为，由教育部成立科学名词审查会带领医学社团负责医学名词审查工作。中华卫生教育会成立后，积极协助政府和各地开展卫生运动。1928 年 4 月 28 日，该会与上海医师公会、中华国民拒毒会、中华护士会等团体参加了首届上海特别市卫生运动大会。中华卫生教育会的卫生模型队及丰富的展览品，为此次卫生运动大会添色不少。南京国民政府成立后，中华卫生教育会"本其经验及精神，仍旧努力工作，除出版书籍、图画、影片而外，协助并指导各地的卫生运动"③，先后参加和指导了广州、宁波、厦门、安徽屯溪等地的卫生运动，参与拟订了《宁波卫生运动计划大纲》《厦门卫生运动大会大纲》等。1928 年 11 月，中华卫生教育会派宓爱华、金昌世两位干事前往广州襄助该市卫生运动大会的召开，二人于大会开幕前一周到达广州，参与筹备并拟订计划大纲。此次大会以"提倡市民对于儿童、学校和社会卫生的兴趣"为目的，安排了孕妇卫生室、家庭产房、婴孩沐浴室等九室，或介绍家庭卫生、公共卫生之常识，或进行种痘、眼睛检查。中华卫生教育会出版之各种书籍小册

---

①　《医药学会立案》，《医药杂志》1921 年第 4 卷第 3 期。
②　张黎辉等编：《北洋军阀史料·黎元洪卷》（十），天津古籍出版社 1996 年版，第 793 页。
③　《卫生谈话》，《卫生月刊》1928 年第 1 卷第 4 期。

也在书册室出售，聚集的观众很多。① 1935 年，鉴于国人不识字者所占比例较高，国民党上海市党部（以下简称上海市党部）发起了识字教育运动，中西医药研究社积极予以响应，组织了义务识字学校。报名的一百二十余人被分为江浙籍、广东籍两个班，分别由沈警凡、宋大仁负责。学校严格按照上海市党部关于识字教育运动的要求进行办学，采用诱导法和奖励法等教育方法。识字学校取得了突出的成绩，得到了上海市党部吴迪的认可。②

（三）医学社团与政府的冲突

医学社团与政府间有合作，往往也有冲突。民国历届政府在不断加强管理的过程中，与医学社团不可避免地发生一些矛盾和冲突。

其一，"漏列中医教育案"与医学社团的抗争。1912 年 7 月 10 日，全国临时教育工作会议在北京召开，会议议定中涉及医药内容有《大学令》《专门学校令》。10 月 22 日，教育部公布《专门学校令》③；24 日，教育部公布《大学令》。④ 11 月 22 日，教育部公布依此制定的《医学专门学校规程》⑤ 和《药学专门学校规程》⑥，其中《药学专门学校规程》第五条药学专门学校之学科中有生药学和生药学实习 2 科，其余 29 科为西医。这一教育法令实际上是将传统中医药教育排斥在国家医学教育体系之外，公布后引起中医界一片哗然。

1913 年 2 月 10 日，神州医药总会召开第三次会议，决定发起神州请愿团。会后，该会向全国中医药界发出组织"医药救亡请愿团"，赴京"恳请提倡中医中药，准予另设中学医药专门学校，以重民命而顺舆情事"⑦。至 1913 年 10 月，全国已经有 19 个省市医学团体及同仁堂、西鹤年堂等药业团体参加

---

① 宓爱华：《华南运动卫生志》，《卫生月刊》1928 年第 1 卷第 3 期。
② 《本社设立识字学校经过记》，《中西医药》1935 年第 1 卷第 2 期。
③ 《教育部订定专门学校令》，《政府公报分类汇编》1915 年第 13 期。
④ 《教育部订定专门大学令》，《政府公报分类汇编》1915 年第 13 期。
⑤ 《医学专门学校规程》，《教育部编纂处月刊》1913 年第 1 卷第 5 期。
⑥ 《药学专门学校规程》，《教育部编纂处月刊》1913 年第 1 卷第 5 期。
⑦ 《附神州医药总会请愿书》，《医学杂志》1922 年第 8 期。

请愿活动。请愿团向北洋政府国务院递呈请愿书。在舆论压力下，教育部、国务院先后对请愿书予以答复，明确表示并非于中医有所歧视、废止之意，基本上同意了全国医药救亡请愿团的要求。此次请愿，全国中医界第一次联合起来，显示了群体的力量，虽未能达到将中医药纳入国家教育系统的目的，但阻止了对中医学校的取缔，争取到对办校立案的许可。这次请愿的初步胜利，为以后各地中医学校立案成功奠定了基础。①

其二，《管理医士暂行规则》的颁布与医学社团的抗争。1922 年 3 月 9 日，内政部公布《管理医师暂行规则》与《管理医士暂行规则》，前者主要用于规范西医，后者主要用于规范中医。因为对于中医过于苛刻，所以众多医学社团予以声讨反对。

6 月 2 日，上海中医学会、中华医药会等在三马路河南旅沪商界联合会召开医界联席大会，神州医药总会、市民医院、仁济堂、无锡医学会、广益堂、广仁堂、沪北医学研究会、无锡中医会、广益中医院等代表一百七十余人出席，公推丁仲英为主席。戴达夫将条例逐一驳斥，神州医药总会代表包识生认为，"考验医士，先进国早有定例，吾人似无反对之必要，惟是项条例，在事实上尚须研究"。张心无、赵仲平、丁甘仁等均表示"此项条例，摧残摧生，束缚医学，已达极点，如果实行，无异宣告死刑"。经表决，与会者全体反对并提出议决办法：第一，"公呈警厅，具述反对理由"；第二，"公电内务部，要求收回成命，撤销条例"；第三，"通知全埠医士，拒领执照"；第四，定期组织全国中医大会。② 6 月 11 日，中华医药会、神州医药总会、上海中医学会在六马路仁济堂举行医界联席大会，朱少坡、朱尧臣、李平书、丁甘仁等一百余人出席，李平书被公推为主席。李平书提出，"内政部所颁条例，苛烦无比，且又偏重取罚，表面上似属正当，而实际上纯欲假管理以赚钱，此似是而非之条例，吾医界同人当有所表示，否则吾中医界尚有存在之余地

---

① 张雪丹编撰：《医政医事》，上海科学技术出版社 2019 年版，第 79 页。
② 《医界反对内部条例》，《时事新报》1922 年 6 月 4 日。

乎"。神州医药总会会长朱少坡也提到，此条例"苟竟实行，医界将不堪其扰矣，且警厅用长警调查医士，殊多未当，故反对之声，全国一致，可见是非之心，人皆有之"。之后，丁甘仁、夏应堂等主张组织江苏全省中医总会，经大会一致表决通过。大会最后议决提倡中医中药办法，一方面开办医校，培植人才；另一方面劝导全国医界加强团结，积极应对。①

此外，镇江医学公会、松江医药卫生协会、无锡中医学会等医学社团也积极参与到反对的浪潮中。无锡中医学会于7月4日致电北京府院及各省机关。电文指出："不问事实，不顾利害，贸颁管理医士规则，寓摧残于聚敛，启警士以索诈之门。内部诸公果欲使此项规则施行无阻者，惟有召集全国各县中医学会代表会议详细讨论，审慎出之，不假手于一知半解之西医，及不谙国情之法家，一面订定中医专门学校规程、中医传习所规程，冶中西于一炉，以诱掖而进化之，庶内收卫生行政之效。不然乱命所至，惟讲自卫，誓不承认。"②电文不仅指出了《管理医士暂行规则》颁行的弊端，而且指出了如何改进才能得到中医界的认可，最后也表达了抗争到底的决心。面临舆论压力，内务部命令各省警厅暂止施行此项条例。③在和政府的较量中，中医社团又一次占据上风。

其三，《医师暂行条例》的颁布与医学社团的抗争。 1929年1月15日，卫生部公布《医师暂行条例》，内中第一章第一条规定："在医师法未颁布以前，关于医师之认许，依本条例之规定行之"④。条例出台后，中华医学会发表社论，直言《卫生部医师暂行条例之不当》⑤，批评其"产出方式之不当""医师权利之抹煞""医师义务之无限"，从法定、法理、法务的角度批评《医师暂行条例》。

---

① 《中医界力图振作之步骤》，《时事新报》1922年6月13日。
② 《医会反对注册条例》，《民国日报》1922年7月6日。
③ 《医士条例暂缓实行》，《时事新报》1922年8月11日。
④ 《医师暂行条例》，《卫生公报》1929年第2期。
⑤ 《卫生部医师暂行条例之不当》，《中华医学杂志》1929年第15卷第5期。

同年 11 月，全国医师联合会召集全国医师代表大会，17 省的 40 余个团体经讨论，一致建议卫生部放宽医师登记资格。卫生部予以采纳，并交立法院第八十八次会议审核通过，于 1930 年 5 月 27 日将《医师暂行条例》改为《西医条例》。① 对于修正后的条例，全国医师联合会召开第九次执委会，与会者一致电请卫生部暂缓公布执行。② 卫生部复电指出，立法院对其建议也未多采纳，建议该会分呈立法院、行政院。该会又拟定《为修正医师暂行条例（即西医条例）再呈请立法院、卫生部覆审修改文》。③ 围绕《西医条例》修订，各社团与政府之间展开博弈，以争取自身的话语权和地位。中华医学会、全国医师联合会等医学社团的口诛笔伐，令政府不得不妥协。

其四，"废止中医案"与医学社团的抗争。 1929 年 2 月 23 日至 26 日，在第一届中央卫生委员会上，《废止旧医以扫除医事卫生之障碍案》《拟请规定限制中医生及中药材之办法案》《制定中医登记年限》《统一医士登录办法》四项议题得以通过，此四项决议合称《规定旧医登记案原则》。议案的出台，反映了以余云岫为代表的西医派对中医派的全面打压。议案出台后，上海《新闻报》等媒体进行了报道，引发了中医界群体的集体抵制。

各地中医团体纷纷加入挽救中医行动的行列中。上海市中医协会率先行动，致电卫生部"否认此畸形之议决案"④。近代中医界激愤之情绪呈井喷式爆发。在一个月内，仅《申报》一家报刊就陆续刊登了《医药新闻报之通电》《医药团体联合会之宣传》《药业职工会告全国药业工友书》等多篇声讨性质的文章，中医界之反击可谓声势汹汹。经过积极奔走，张赞臣于 3 月 11 日组织了八个中医团体共同发声，通过《医药团体对中卫会取缔案之通电》表明态度，在该文中明确指出，中医这一传统文化是与三民主义的中心思想相契

① 《国民政府指令》，《立法院公报》1930 年第 19 期。
② 《全国医师会上卫生部电》，《新闻报》1930 年 6 月 7 日。
③ 《为修正医师暂行条例（即西医条例）再呈请立法院、卫生部覆审修改文》，《医事汇刊》1930 年第 3 期。
④ 《否认此畸形之议决案》，《申报》1929 年 3 月 1 日。

合的，任何妄图废除中医之活动"使帝国主义者开一医药侵略之新途径"，是"反动性专制式之怪议案"①。对此，余云岫发表文章称中医界的反驳之声"是不许医药之科学化也，是不许政府有卫生行政也，是不许中国医事卫生之国际化也，是坐视文化侵略而不一起谋所以振刷也"②。中西医双方将目光从学理之优劣的争辩转移到中医废存。

全国范围内的中医团体经多方努力，于 3 月 17 日在上海成功召开了全国医药团体代表大会。此次大会以挽救中医药为重点，在开幕式的发言中就表明了态度："我中医药界幸藉其颠扑不破之实效，作硕果之仅存。四百兆生灵之疾苦，赖以解除，数百万人民之生计，赖以维持。上裕国课，下利人群，其事业之重要如何，其责任之重大更如何。"③ 此次会议可谓空前盛大，参与社团涉及全国 15 个省，与会人员共到场 251 位，大大超过以往集会之规模。会议提出将"三一七"定为全国医药纪念日的决定。在此次大会上，推举谢利恒、陈存仁、张赞臣等人为代表发起请愿活动，要求国民政府取消"废除中医案"。大会结束后，请愿团不仅拜访了谭延闿、于右任等国民政府要员，而且还向国民政府、卫生部依次提交了"呈为请求排除中国医药发展之障碍，以提高国际上文化地位事"等请愿书。④ 之后，焦易堂联合一众国民党元老据理力争，"将此有害民族保健的议案，予以否决，获得绝大多数中委的支持"⑤。1929 年 12 月 13 日，国民政府发文提出，原来的决议"殊违总理保持固有智能，发扬光大之遗训，应交行政院分饬各该部，将前项布告与命令撤销，以资维护"⑥。这等于宣告以余云岫为代表的废除中医派意图以政治手段

①《医药团体对中卫会取缔案之通电（续）》，《申报》1929 年 3 月 14 日。
② 余云岫：《异哉旧医之举动》，《申报》1929 年 3 月 17 日。
③《大会开幕词》，《全国医药团体代表大会特刊》1929 年。
④《本会向当局请愿呈文一束》，《全国医药团体代表大会特刊》1929 年。
⑤ 赵峰樵：《焦易堂先生殚精竭虑推进中医中药》，载中国人民政治协商会议陕西省咸阳市委员会、武功县委员会文史资料委员会编《辛亥革命前后的焦易堂先生》，陕西省内部图书 1992 年版，第 77 页。
⑥《全国医药团体临时代表大会请愿之美满结果》，《医界春秋》1930 年第 43 期。

消除中医的愿望由此破产。此后，中医界认识到了政治权势的重要性，并开始尝试利用行政手段发展中医中药，中央国医馆便是在此背景下于 1931 年成立。中央国医馆成立后，集合全国各地中医之力量，致力于中医学术之整理、政府医学管理权力之争夺、中医科学化之发展，逐渐赢得国民政府及各地方政府之支持，为中医走上政治舞台、夺取医政话语权作出了积极的贡献，尤其是中央国医馆提倡的《中医条例》于 1936 年 1 月 22 日正式公布，标志着中医从法律上取得了与西医同等的地位。

1912—1937 年抗战爆发前，在相对有利的社会条件下，中国的医学社团进入其发展的黄金期。中华民国的历届政府制定了各项社团管理政策，各类医学社团在规范中不断加强自身建设。伴随着中西医之争，中国博医会、中华医学会、中国药学会等西医社团发展壮大的同时，中医社团也快速涌现并呈现欣欣向荣之势，中国的医学事业在中西医学的角逐中不断发展壮大。

第三章　政局动荡中的医学社团
（1937—1949）

　　1937年七七事变以后，日本全面侵华，中国的大片土地被侵占。在日军铁蹄的蹂躏下，我国的政治、经济、文化等各项事业遭受重创，刚刚有些许起色的医学社团也不例外。或由于人员分散陷入停顿、半停顿状态，或由于场地被毁、经费无着而无奈解散，但也有一些医学社团坚守在沦陷区，或是辗转至大后方，汇聚成一支支医学界抗日队伍，还有一些社团在极其艰难的条件下诞生，在动荡时局下顽强生存。医学界人士会聚在一起，唱响了"医学救国"的时代强音。

一、铁蹄下的医学社团

　　全面抗战时期，医学社团较民国时期大幅减少，战争无疑是其中的一个重要原因。在艰难的条件下，中华医学会、中华护理学会等医学社团继续开展活动。这一时期，也诞生了中国医药教育社、中华天主教医师协会、全国中医师公会联合会等医学社团。中国医药教育社成立于1938年11月，通过《中国医药教育社章程》，列名发起者五十余人，主要是研究医学、药学、教育及卫生的专门学者。该社以"研究并刷新中国医药教育"为宗旨，拟开展的社务包括中国医药教育问题之研究与改进、中国医药学校教学方法之设计及材料之编订、筹设中国医药图书馆陈列所及展览会、调查统计中国医药教育团体及工作人员，"凡富有中国医药之经验或学识者，经本社社员二人以上之介绍，提请理事会审查通过"即为该社社员。该社社章还规定，设理事5—9人，监事3—5人，由社员大会选举产生，任期一年，可以连任。① 中国医药教育社首届职员的情况是：陈立夫为名誉理事长，焦易堂、何键、颜福庆等6人为名誉理事，陈郁、曾义、高德明为常务理事，张简斋、饶凤璜、时逸人、王药雨、蓝伯熙、陈震异为理事，陈逊斋、邱啸天、王伯陶、胡书城、高星垣为监事；学社设有教材编纂委员会，张简斋任主任委员，陈郁、曾义、高德明等45人为委员。② 全国中医师公会联合会于1945年10月在重庆成立，成立大会上各省代表纷纷提交提案，其中仅四川代表就提交了8项议案，具体涉及改组卫生署、成立医学教育编辑委员会、收回留存日本的中国医药文献等。③

全面抗战爆发后，中国共产党在华北、西北等地陆续创建了抗日根据地。根据地的医学工作者克服重重困难创建了一些医学社团，其中延安的医学社团最为繁荣。1938年，延安市卫生工作人员为团结延安卫生干部，增进工作关系，互相研究、互相发展起见，成立延安市卫生人员俱乐部。次年召开第一次会员大会，讨论章程、工作纲领并选举职员，魏一斋、马海德、马寒冰等9人当选为执委，许德、毛俊民、洪茵、何穆等当选为候补执委，马寒冰为总干事兼研究股股长，许德为会员服务股股长，马海德为总务股长，毛俊民、李资平为正副体育娱乐股长。④ 1940年6月边区国医研究会召开成立大会，次年9月召开第二届代表大会，选举李长春为会长，阎劲荣为副会长，毕光斗、

---

① 《中国医药教育社章程》，《复兴中医》1940年第1卷第1期。
② 《中国医药教育社第一届职员名录》，《复兴中医》1940年第1卷第1期。
③ 《全国医联会四川提案摘由》，《医学导报》1945年第1卷第3—4期。
④ 《卫生人员俱乐部召开第一次会员大会》，《新中华报》1939年3月3日。

范积德、宋尘寄、梁金生、欧阳兢等 11 人为常委。① 1941 年 9 月，陕甘宁边区医药学会成立，林伯渠为会长，金茂岳为副会长，傅连暲、鲁之俊、马荔、马海德、黄树则、龙在云、李志中、李维桢、王斌等为干事。② 1944 年 5 月，成立三边分区中西医药研究会，推选中医曹植庵、高丹如、魏俊义、外科刘宽瑞和西医王照新、侯东海及兽医蓝凤鸣、苏富秦等 10 人为委员，高丹如为会长、王照新为副会长。③ 1944 年 7 月成立医学研究会，以改进中医、提高治病技术、抛弃迷信部分、学习西医、研究科学的治病方法等为目的，推选西医黄策、李树槐和中医张振华、郭月胜等 7 人为委员，曹扶为主任。④ 1944 年 8 月，延安市西区区署联合中西医务工作者成立延安西区中西医学研究会，以裴庄卫生合作社为中心，团结农村医生及所有稍具医药常识者，研究防疫及治疗问题，公推周毅胜为组长。⑤ 1945 年 3 月，边区中西医药研究会总会成立，李鼎铭、刘景范、傅连暲、苏井观、鲁之俊、王治邦、李治、李志中、陈凌风、毕光斗、李长春、裴慈云、匡云鹏等 13 人为常务委员，推选李鼎铭、刘景范为正副会长，聘请国际友人傅莱、阿洛夫、米勒、山田、方禹镛为顾问⑥，等等。这些医学社团在极为艰苦的抗战年代，力所能及地开展医疗卫生事业，为抗战胜利作出了自己的贡献。

二、烽火中的奋争

医学社团在烽火硝烟中开展了一系列活动，书写了医学社团抗战中坚持奋争的辉煌篇章。

---

① 《国医研究会二次代表会议讨论国医科学化》，《解放日报》1941 年 9 月 17 日。
② 《边区医药学会研究地方性疾病》，《解放日报》1941 年 9 月 26 日。
③ 刘漠水、云风：《三边分区中西医药研究会》，《解放日报》1944 年 10 月 18 日。
④ 《延县中西医集议成立研究会改进中医》，《解放日报》1944 年 8 月 11 日。
⑤ 陈晶：《延市西区成立中西医研究会》，《解放日报》1944 年 9 月 8 日。
⑥ 《边区中西医药研究会总会成立》，《解放日报》1945 年 3 月 15 日。

（一）发行刊物

全面抗战爆发后，各医学社团定期出版的刊物因战事导致人力、物力、财力不足而被迫停刊。王吉民曾言："自沪战爆发以还，各种刊物之先后停办者不在少数，医学期刊虽具发扬医学文化之重大使命，然亦难免蒙受影响，多有中途夭折者，此诚吾国文化界之厄运也。"① 只有中华医学会的《中华医学杂志》、中华护理学会的《护士季报》、全国医师联合会的《医事汇刊》等少数刊物坚持出版。

1938 年 6 月，《中华医学杂志》编辑史伊凡女士去职后，高维医师接任，"时以战事遽起，各地医学机关迁徙流离，而会员亦多奔走于救护工作，无暇涉及著述，是以稿件突形缺如。高医师惨淡经营，并于每期辅以其本人译述勉为充实篇幅，是以每期仍按期出版。"其后，王吉民继任编辑。1939 年 7 月，钱建初任名誉编辑干事，并特约各专科名誉编辑顾问，具体是：王吉民（医学史）、王霖生（医院管理学）、陆润之（眼科）、刁友道（肺痨科）、苏祖斐（小儿科）、钱慕韩（放射科）、林兆耆（内科）、林世熙（耳鼻喉科）、张信培（公共卫生科）、朱履中（外科）、杨国亮（皮肤花柳科）、王淑贞（妇科）、颜遂良（齿科）、魏立功（法医科）。虽然困难重重，时有停刊之虞，然而经过编辑和医界同仁的努力，《中华医学杂志》得以继续发行。因战事影响，导致纸价飞涨，为维持原有篇幅，"惟有暂用较廉价纸质以应付之，惟遇有插图之需用铜版者，则仍用铜版纸以显示原图之清晰，其不必要者则用黄色道林纸，以维护其清晰而减低每期之纸价"②。同时，由于交通被破坏，导致杂志未能按址寄送，后"因昆明办事处之成立，及北平英文中华医学杂

---

① 王吉民：《编辑后记》，《中华医学杂志》1945 年第 31 卷第 1—2 期。

② 余岩、李涛、钱建初：《民国廿八年度中文中华医学杂志编辑报告》，《中华医学杂志》1940 年第 26 卷第 7 期。

志社之合作，而大部分加以克服"①。1939 年 8 月，中华医学会内设公共卫生委员会创办《中华健康杂志》（双月刊），编辑事宜在昆明办理，发行事务由上海办事处负责，刊物内容主要是以教育民众为目的的卫生论文。刊物发行后反响较好，很快遍销各地。据统计，1940 年《中华健康杂志》的销售数量超过 1939 年的 50%，"这无疑地是显示他已受到民众更热烈的接受，而且是'幸未辱命'"②。金宝善对于《中华健康杂志》予以高度评价："中华健康杂志，以普及灌输一般卫生知识，增进民族健康，厥旨甚伟，收效必宏。"③

战争期间，中华护理学会克服种种困难继续发行《护士季报》。直至 1941 年 10 月，因持续的战乱与经费短缺，《护士季报》才宣告停刊。1938 年 1 月，全国医师联合会出版的《医事汇刊》刊登《两年来会务报告》，在报告中指出了受战争影响期刊发行的艰难经过，"去秋以受环境关系，延不能出版，后经第四届第十六次执行委员会议决，将九卷三四两期合并复印，方克出版"④。1939 年 5 月，中华药学会上海分会正式成立，由理监事联席会议议决，每月发行刊物，内容包括报告分会会员近况、会务进行、学术论文等，定名为《中华药刊》。⑤ 1943 年，"为沟通声气切磋学术之助"，中国药学会在重庆出版《药报》，刊物"不慕深奥、不蹈空虚"，创刊号登载了金宝善、陈果夫、连瑞琦、胡定安、黄鸣龙等有关药学的文章。⑥

（二）召开年会

1940 年 4 月，中华医学会第五届大会在昆明召开，"其时天气晴朗，且未遭遇空袭，故得循当地筹备委员会早期妥定之日程，顺利进行，毫无阻碍，

---

① 富文寿：《民国廿八年理事会报告》，《中华医学杂志》1940 年第 26 卷第 7 期。
② 芸心：《编辑后记》，《中华健康杂志》1941 年第 3 卷第 1 期。
③ 金宝善：《祝中华健康杂志诞生并论吾国民族健康之梗概》，《中华健康杂志》1940 年第 2 卷第 1 期。
④ 《两年来会务报告》，《医事汇刊》1938 年第 10 卷第 1—2 期。
⑤ 《中华药刊出版》，《民生医药》1939 年第 39 期。
⑥ 陈璞：《发刊辞》，《药报》1943 年 2 月 15 日。

至堪欣幸"。大会出席会员人数251人，来宾150人，"就战时交通情形而言，堪称一时盛事"。大会讨论的议案，分为医药救护、公共卫生及医学教育三组，分别由军医署军医总监卢致德、卫生署署长金宝善、教育部医学教育委员会秘书汪元臣主持。[1] 1942年2月，中华护理学会在成都召开年会，这是在全面抗战期间中华护理学会召开的唯一一次年会。[2]

全面抗战期间，中华药学会因留居上海未能内迁，经社会部决定撤销立案。后留在重庆的原有理监事发起重新组织，改为中国药学会，于1942年7月5日在中央广播大厦举行成立大会暨第一次年会[3]，会期3日。会议选举陈璞、连瑞琦、孟目的、于达准、葛克全、罗霞天、陈思义、潘经、黄鸣驹为理事，姜达卫、林公际、陈丰镐、张天溉为候补理事，黄鸣驹、于达望、徐从乾为监事，郑寿为候补监事，陈璞为理事长，执行会务。[4] 1943年5月1—3日，中国药学会与中国药物自给研究会、全国医疗药品器材生产协会在重庆举行联合年会，参加会员连同国立药专学生三百余人，"济济一堂，热烈而兴奋"。1日上午举行开幕式，首先宣读林森主席训词及各单位祝词、贺电。继而，陈果夫、张平群、洪兰友、金宝善、卢致德等发表演讲。在演讲中，金宝善以都市药品生产"一方面感到不足，一方面又没有销路"的特殊现象为例，指摘其原因在于"（一）药品标准不够，难达舶来品之精确程度。（二）化学工业不发达。（三）不易分工合作，有利者纷纷争制。（四）人才原料两难"，"希望药学界能以大无畏之精神，突破当前难关"[5]。当日下午，讨论会务并通过提案三十余件。2日上午，时任国民政府教育部部长陈立夫、国父实业计划研究会总干事叶秀峰、军医学校教育长张建分别演讲。张建主持药学

---

① 《民国廿九年份会务总报告》，《中华医学杂志》1941年第27卷第7期。
② 徐蔼诸：《发刊词》，《护士通讯》1945年第1期。
③ 《中国药学会定下月成立》，《中央日报》《扫荡报》合刊1942年6月29日。
④ 陈璞：《药学会之重庆时代》，《中国药学杂志》1948年第7卷第1期。
⑤ 张紫洞：《中国药学会、中国药物自给研究会、全国医疗药品器材生产协会联合年会观感记》，《药学季刊》1943年第3期。

教育多年，他认为中国药学会要做两种重要的准备工作，第一是计划生产与生产标准化的准备工作，"因为从国家建设整个计划说，非此不足以创宏远之规模；从经济的原则上说，非此不足以发挥最大之效能；从人才的训练上说，非此更无以达成育才之任务"。第二是技术的准备工作，具体包括"（一）大量派员考察药品工业，并从事技术的学习；（二）大量教育药学人才；（三）广事宣传，以吸收优秀青年之献身于药学；（四）药厂应与学术机关合作，俾使生产学术，相互为用"。2 日下午，大会宣读论文 22 篇，后公布职员选举结果，陈璞、郑寿、连瑞琦等 9 人当选为理事，于达望、黄鸣龙、林公际 3 人为监事，同时推举候补理、监事若干。①

（三）发展医学教育

全面抗战期间，鉴于各地护士学校缺乏护理教科书，中华护理学会克服种种困难，先后翻印教育部及学会的护理教科书 12 种，分赠各护士学校。同时，积极组织新书之编印与分发，如刘静和《小儿科护理》、刘干卿《手术室护理》等。② 为了发展护理教育，中华护理学会在全面抗战期间先后成立贵阳私立黔筑高级护士职业学校、兰州私立西北高级护士职业学校、重庆私立蜀中高级护士职业学校三所护士学校。③ 1942 年 8 月，鉴于"前后方医院及各医事卫生机关对于护士人才之需要，甚属迫切"，中华护理学会在贵阳举办护士学校，第一任校长为卢祺英，第二任校长为廖月琴。该校与贵阳中央医院合作并作为该院学生实习医院，"学生的膳食系请贵阳中央医院职员膳食委员会代为办理，与该院职员用同样膳食，营养方面较一般学校为佳"。学校课程按照教育部规定的课程教授，除专任教员外，还聘请贵阳中央医院各科医师暨

---

① 张紫洞：《中国药学会、中国药物自给研究会、全国医疗药品器材生产协会联合年会观感记》，《药学季刊》1943 年第 3 期。

② 《会务报告》，《护士通讯》1945 年第 1 期。

③ 《本会护士学校概况》，《护士通讯》1945 年第 1 期。

国立湘雅医学院各科教授为兼职教员，"教授各项学科甚为认真"①。1943年8月，中华护理学会与兰州西北医院合作成立兰州私立西北高级护士职业学校，第一任校长为夏德贞，第二任校长为陈琦。1945年4月，中华护理学会与重庆中央医院合作成立重庆私立蜀中高级护士职业学校。

鉴于中医教材不统一的现状，中国医药教育社1938年成立后组建教材编纂委员会，拟定"教材编纂标准"，以"采取应用科学方式，阐明中国医药学术精义，使纳入现代教材轨范，并创造综合性中华新医学"为宗旨，供中医学校和学者参考。根据这一标准，中国医药教育社开展了以下工作：一是组织编纂了一些教材，如谢观等合编《内科学》、胡光慈《小儿科学》、康昭谨《诊断学》、刘仲舆《针灸科学》、许锡彦《时病讲义》、高德明《实用方剂学》、陈郁《妇产科学》等，呈送教育部审查，赢得了充分肯定；二是起草"中医专科学校暂行课目表"，经教育部审定后发布；三是设立研究班。1939年，受卫生署委派，中国医药教育社设立中国医药高级讲习所，训练医药卫生人才。只可惜，讲习所在招生中就遭到日军轰炸，被迫停顿。1940年，经过卫生署同意后设立研究班，报名者四五百人，经过严格审查选出三十多人。研究期间分为两期，第一期注重医药理论之研究，采用综合及分析法，第二期注重临床技术之研究，采用实验及统计法；四是建议政府设立中医教育机构。在中国医药教育社的建议下，1940年4月教育部公布《中医教育专门委员会章程》，在教育部医学教育委员会内设立中医教育专门委员会，陈郁、高德明、张简斋等11人为委员，其中除陈邦贤外，皆为中国医药教育社社员。中医教育专门委员会的任务有：（一）中医教育计划及实施方案；（二）审议中医学校课程及设备标准；（三）编纂中医学校教材；（四）建议关于中医教育一切兴革事项；（五）议覆教育部及医学教育委员会交议事项。中医教育专门委员会在拟定课程标准、编制教材大纲、筹设中医研究所和中医学校等方

---

① 廖月琴：《贵阳私立黔筑高级护士职业学校开办经过》，《护士通讯》1945年第1期。

面积极谋划，只可惜在当时的条件下大都未能切实实施。①

（四）加强与国外的联系与交流

1942 年夏，中华护理学会向美国医药助华会募集巨款，用以提倡护理教育。从 1943 年 4 月起，美国医药助华会按月汇款，再由中华护理学会转拨至学会所创立的贵阳、兰州、重庆三所护士学校和所补助的重庆南岸仁济护校、重庆宽仁护校、成都仁济护校、湖南湘雅护校、西安黄仁护校。1944 年 3 月，英国红十字会代表蒙巴顿将军夫人来华，中华护理学会受外交部的邀请，由理事长代表全国护士到机场欢迎，同时赠送一幅红绣花中堂，以示敬意。1944 年 10 月，国际护士会会长戴立尔女士邀请中华护理学会出席在纽约召开的理事会议，学会派在美考察的余琼英、包艾靖女士出席。1945 年 5 月，英国助华会主任委员克利波斯夫人邀请中国战时工作妇女四人赴英考察战时妇女工作，周美玉代表中华护理学会参加。后周美玉因职务关系脱不开身，中华护理学会经在重庆的理监事会议决，调派孙秀德总干事前往。同年 10 月，应美国医药助华会的邀请，中华护理学会派周美玉自英赴美，宣传中国的护士工作。②

1943 年，国际外科医学会议在纽约召开，各国医生代表 800 人参加，中华医学会前会长、卫生署前署长刘瑞恒博士代表中国参会。会上，刘瑞恒叙述中国医药人员英勇工作，提到中国士兵"有忍受极度痛苦之能力，在若干情况下，彼等抵抗传染病，及恢复健康之能力，亦至为惊人！"与会代表聆听了中国代表报告后，"均深表赞佩，掌声雷动"③。1948 年 4 月 26 日至 29 日，中华医学会总干事余新恩出席在纽约举行的世界医学会理事会会议，会上不仅讨论了 36 件提案，而且围绕战时医事犯罪、各国医学教育、专家训练、医

---

① 高德明：《中国医药教育社的成长与发展》，《新中医》1946 年第 1 期。
② 《会务报告》，《护士通讯》1945 年第 1 期。
③ 《盟国在美举行国际外科医学会议》，《西南医学杂志》1943 年第 3 卷第 6 期。

药广告、不法开业以及社会健康保险等进行了深入交流。为传达消息及交换知识起见，会议决定出版季刊，公推美国医学杂志编辑、英国医学杂志编辑、英国医学会总干事、中华医学会总干事及世界医学会总干事 5 人负责筹划。9月 5 日至 7 日，中华医学会总干事余新恩出席了在日内瓦举行的世界医学理事会会议和筹划出版季刊小组委员会会议。会上余新恩建议，"为交换医学知识起见，各会员国应作出版物之交换，并请该会注意各会员国之特殊需要，共同尽力协助之"。9 月 8 日至 11 日，余新恩代表中华医学会又出席世界医学会第二届大会，各国代表共计 80 人参会，法国 Dr. E. Marquis 继任会长，加拿大医学会、比利时医学会、中华医学会总干事当选为理事。除参会外，余新恩在旅美期间，不仅参加了中华医学会纽约分会月会，组织了医学编译委员会，而且考察美国社会健康保险设施并制成报告交由世界卫生组织参照。①

三、抗战救国

战争期间，一些医学社团直接或间接投身到抗战中，为抗战的胜利作出了自己的贡献。

（一）抗战宣传

围绕抗日战争，中华医学会以《中华医学杂志》为阵地发表了多篇文章，其刊发的文章包括以下几方面。

其一，介绍国际救护经验，如刊物的《书评》栏目推介美国防空部前医官 L. H. Guest《空袭之危机》一书。该书详述空袭形式、预防及空袭后的应对方法，简易切实，具有很强的指导意义。该书作者提出，"空袭之最大危机，犹不在炸弹毒气，而在心理的恐惧与秩序的紊乱。使国家能运用健全的组织，

---

① 余新恩：《出席世界医学会会议暨旅美工作报告》，《上海医事周刊》1948 年第 14 卷第 23 期。

充分的准备，迅速的方式，而益以民众之切实合作，则空袭之损害，必可减至最小限度，而能于最短期内恢复常态。"① 又如《红军医疗队之外科》一文介绍了苏联红军医疗队的救护经验，尤其是苏联军队之医疗制度，有一定的学习借鉴意义。②

其二，介绍战时救护方法，如鲁德馨《战地之卫生》、梅晋良译《战创外科手术与麻醉术之原理概要》、过祖源《战时环境卫生设施大纲》、钟世藩《战时的破伤风》、史国藩《野战区伤病救护治疗与输送之改进》《战时麻醉问题》《军用毒气病之预防及简易疗法》等。鲁文强调，"卫生关乎军队之健康，于作战有莫大之关系，尤以天气炎热蝇蚋繁生时为然"。因此，作者建议军队在营地布置、废物处置、垃圾处置、污水处置、战壕卫生、战地军队中之清洁及昆虫除灭法等方面，按照卫生科学的方法妥善管理。③ 过文从工作目标、推行原则、实施方法等方面阐述了卫生署卫生实验处环境卫生系有关战时环境卫生设施的研究成果。因环境卫生有关民族健康，影响抗战建国，作者呼吁"我同志务须认清目标，负起责任，以大公无私，百折不挠之精神，努力完成此伟大使命！在战时协助战士，争取胜利，藉以奠定事业之基础，而在战后发扬光大之"④。鉴于"作战时伤病官兵之救护治疗，不但维护人道，减少官兵之损失，仰且于振作官兵之精神及鼓励士气者殊有影响"，史国藩以亲历者的身份从改进要旨、野战区救护输送机关、野战区之收容治疗机关、伤病输送工具等方面，提出了野战区伤病救护治疗与输送的改进意义及具体的操作办法。⑤

其三，介绍国内救护事业，如庞京周《抗战中救护事业底一个断面》、颜福庆《战时医学教育问题》等。庞文从抗战准备中的全国救护准备、华北的

---

① 曙明：《空袭之危机》，《中华医学杂志》1941年第27卷第8期。
② 《红军医疗队之外科》，《中华医学杂志》1945年第31卷第5期。
③ 鲁德馨：《战地之卫生》，《中华医学杂志》1938年第24卷第7期。
④ 过祖源：《战时环境卫生设施大纲》，《中华医学杂志》1941年第27卷第6期。
⑤ 史国藩：《野战区伤病救护治疗与输送之改造》，《中华医学杂志》1944年第29卷第3期。

战地救护、淞沪战区救护三方面介绍了各地抗战救护的经验。① 颜文从抗战爆发对于医生护士等医事人员的需求增多谈起，缕析战时医学院和短期训练班的医事人员培养困难情形，继而提出战时医事人员培养模式，即"以数校集中设置于一处"，"集中设置之后，可以以最少数之教授设备，而训练最多数之学生，以达最高之教学效率"②。

为适应全面抗战的需要，全国医师联合会在其主办的《医事汇刊》上也刊发了大量抗战救护的文章。在《灾区医师之使命》一文中，作者为灾区医护人员缺乏表达了自己的忧虑："战线愈扩愈长，人民之困苦颠沛，亦从而愈甚。我医界同志，平日凭其学验周旋于病榻之间而获得相当之报酬以谋温饱者，至此殊有一筹莫展之势，于是内地医师，纷纷作安全地带之迁移，于是全国医师之分配，乃有畸形状态。在安全地带之人民，何幸而得此许多之良医。反之，彼曾经浩劫之地，难民无告，不行而遭疾，将见其医药无门，其不坐以待毙者几希。然而强医师处于不安全之地带，又为事实上所不许，天乎天乎，如之何而可乎。抑更有进者，盈城盈野，尸积粪堆，天候已热，疫疠丛生，此则为有心人所引为隐忧者，治疫无人，遑论防疫，天乎天乎，如之何而可乎。"③ 文章对医师的战时救治提出了明确的要求。汪企张在《今日吾医之大义》一文中借墨子之言进一步指出："今吾医药不欲以好恶彼我所限之天下道义，而加诸于满目疮痍也则已，不然，一举手一反掌之间，皆有生人富家治国之职责。承我两肩，则前在线者，当护我壮士，而在后方者，宜援我疲癃，是即吾医今日之大义也欤。"④ 关于灾区难胞的给养问题，杨郁生在《医事汇刊》上撰文指出，"战事已两年，烽火遍南北，在沦陷区里，奔徙流离，似人间地狱，即就上海孤岛而谈，各处难胞群集于此，陋巷僻街，莫

---

① 庞京周：《抗战救护事业底一个断面》，《中华医学杂志》1937年第23卷第10期。
② 颜福庆：《战时医学教育问题》，《中华医学杂志》1938年第24卷第12期。
③ 庄畏仲：《灾区医师之使命》，《医事汇刊》1938年第10卷第1—2期。
④ 汪企张：《今日吾医之大义》，《医事汇刊》1938年第10卷第1—2期。

不满坑满谷，人口之密，实属空前。际兹夏令，避难同胞大都全家老少妇孺，
俑处于搁楼披屋方丈容膝之地，涕吐痰涎，遑计卫生，物价飞涨，生活极度
困难"。尤其是"自外汇变动，西药飞涨后，病家更感困难，而营养不良之
人，却更容易患病"。为了避免造成"贫而病，病而贫"的怪圈发生，他提出
了诸多方便易行的建议，等等。①

（二）战时救护

抗战全面爆发后，中华医学会不仅积极组织抗日救护队伍，发起医务救
济捐款运动，而且在八一三事变之后不久筹设中华医学会疗病院，中华医学
会前会长牛惠生夫人徐蘅女士将中西女塾校址为疗病院之用。中华医学会聘
请北平协和医学院李宗恩医师为院长，在其主持下，该院8月28日就开始收
治伤病员。中华医学会上海分会也积极投入战地救护工作中，参与伤兵之救
护、医药材料供应以及难民救济工作。该会会员不仅管理二十余处伤兵医
院，而且在国民党军队撤退后奔赴内地，继续献身救护工作。除了在第一难民医
院、第二难民医院、第十八难民收容所、南市难民区之医院及诊所等固定场
所实施难民救护外，该会还组织公共卫生护士部、医事人员任用部、南市卫
生服务部、巡回灭蝇队的医护人员，在巡回诊疗车、转运难民车、巡回沐浴
车等流动点从事救护工作。②

1937年7月20日，中华医学会、医师公会、药业公会等团体依照国民政
府颁布的非常区域救护大纲，联合组成上海市救护委员会，公推颜福庆、许
冠群、徐乃礼、庞京周、俞松筠等为委员，内设总务、医务、救护、运输、
材料各股，彼此分工合作，救护兵民。从1937年8月14日至1938年4月30
日止，由救护委员会各医院收治受伤兵民共19539名，由伤兵分发站运送后方
各地者共7128名，由前线直接运送后方各地者共17722名，总计救济伤兵伤

---

① 杨郁生：《难胞们的食养问题》，《医事汇刊》1939年第11卷第1—2期。
② 黄子方：《本会消息》，《中华医学杂志》1938年第24卷第2期。

民 44389 名。① 作为上海市救护委员会发起团体之一，全国医师联合会主席徐
乃礼被推为医务组副主任，"对于救护队之组织，伤兵医院之设立，伤兵之收
容疗治输送等等，莫不参与末议。且自八一三战事发生以后，——按照预定
计划，付之实施"②。同在上海的神州国医学会在卢沟桥事变发生后，一方面
通告会员一致做政府后盾；另一方面拟订救护计划：第一，"联络本市各国医
团筹备，开办中医救护训练班，以便大战一旦爆发，分派各会员，分若干人
为一小队，在乡村各地，办理民众救护工作"；第二，通告各会员节衣缩食，
捐助国家，以作军备；第三，设救护机关，办理伤民灾民治疗工作。③

　　1938 年 4 月，中华护士学会闽南分会在鼓浪屿成立，5 月厦门沦陷后便投
入抗战救护中，会员不仅多次奔赴难民收容所，而且还力所能及地购买布料、
裁制孩衣。1940—1941 年，分会又在厦门婢女收容所中担任公共卫生工作，
成效显著。虽然过程异常艰辛，但会员都觉得"获得不少新教训与新快乐"，
而且都认识到"凡有机会给人以最多之爱，及最多之援助者，其学习与所得
者亦将最多"④。

四、恢复与发展

　　抗战胜利后，医学社团在艰难中得以恢复、新生。除复会外，有的社团
从内地迁回到南京、上海，刊物得以恢复出版，年会得以照常召开，但解放
战争的进行，对其发展又造成了一定的影响，直到中华人民共和国成立前夕，
这种情况才有所改变。

　　其一，恢复出版刊物。出版界在抗战胜利后并未很快恢复到战前状态，

---

① 《上海市救护委员会结束》，《中国红十字会上海国际委员会救济月刊》1938 年第 1 卷第 7 期。
② 章诗宾：《参加上海市救护委员会简述》，《医事汇刊》1938 年第 10 卷第 1—2 期。
③ 《神州国医学会联合各医团筹办中医救护训练班》，《中医世界》1937 年第 12 卷第 5 期。
④ 明仁懿：《闽南护士分会之成绩》，《中华护士报》1941 年第 22 卷第 4 期。

"一切仍不能依照理想实现。各杂志纷纷在停刊，有的在减册，有的在观望。当前的现象是：有钱的不看书，无钱的买不起书，这简直是将出版界沉落到海底里去了"①。尽管如此，由中华医学会创办、后由中华健康协会接办的《中华健康杂志》克服种种困难，不仅继续出版，而且还通过充实改进内容、更新封面与排版等增加页数与册数。1948 年，余新恩对《中华健康杂志》的编辑出版进行了总结与展望："中华健康杂志自从民国二十八年创刊迄今，已是第十年了。由创刊到现在，可说是一直处在经济极度困难之下和着战事连绵生活不安之中勉强在那里渡着出版难关的日子。每想有以改善，朝着理想方面去行，但终因各种不利因素的会合，总也不获实现；这站在编辑的立场上，是觉得非常的怅茫，非常的抱歉，而在读者方面，想也很是感到失望的。不过，我们始终没有气馁，始终在尽力之所及来谋改进。每期除了备载各种新的题材之外，并已出过三期专号，如四卷四期为营养专号，五卷四期为肺痨专号，九卷三期为性教育专号，每个专号都并有相当的收获。今年复以本刊——十卷三期出一医学幽默专号，来调剂调剂我们的口味。我们都已过了十年紧张，烦闷，困苦的生活，也该有点调剂来自得其乐吧！让我们暂时的抛开了现实的情形，展开笑容来接受这本医学上的幽默集；这在心理学的立场上说来，对于我们每个人的身心是不无小补的。由此，希望我们能再振作精神起来，抱着乐观的态度，继续去奋斗我们的前程。"②

中国药学会发行的《中国药学杂志》"因抗战而中断，而又因经费问题"未能如期出版。为了筹募资金继续发行杂志，1947 年 10 月 19 日，中国药学会在上海中国银行五楼餐厅招待药界领袖请求捐款。到会的药业代表有许晓初、顾克民、屠开微、丁镇南、姚俊之、陈铭珊、陈星五、章显达、方子藩等，中国药学会负责人有陈璞、张鹏翀、周梦白、曾广方、汤腾汉、马基华、

---

① 余新恩：《编者的话》，《中华健康杂志》1946 年第 8 卷第 3 期。
② 余新恩：《编者的话》，《中华健康杂志》1948 年第 10 卷第 3 期。

林公际、刘步青等，"结果甚为圆满"①。除此之外，向各会员普遍募捐。至于编辑事宜，除编辑委员会主任曾广方及已经推定的汤腾汉、黄鸣驹、张辅忠、雷兴翰、伍裕万、薛愚、汪良寄、吴荣熙、黄鸣龙、管光地、孙云涛、梁其奎、汪殿华、杨树勋、汪猷、马弼德为委员外，继续推选陈璞、潘经、刘步青、沈仲谋、朱任宏、周梦白、裘少白、朱文馨为编辑委员，"该杂志决于年会前出版，分发各会员"②。同年 5 月，《中国药学杂志》恢复发行。③

其二，继续召开年会。1946 年 2 月，中国药学会在上海集会筹开第三次年会，推定陈璞、孟目的、张鹏翀为大会筹备主任。1947 年 4 月 1—2 日，中国药学会在上海八仙桥青年会大礼堂召开第三次年会，到会会员约四百人，盛况空前。此次年会内容包括筹备报告、宣读贺词、报告会务、修改章程、选举理监事、讨论提案、宣读论文、举行药学展览会等。1 日上午举行开幕式，由朱文馨报告筹备年会经过，周梦白宣读大会贺词，随后行政院院长及上海市市长代表上海市卫生局局长张维、社会部及上海社会局代表王家树、卫生署代表汤蠡舟、军医学校教育长张建、上海市党部代表王先青、新药业公会理事长史致富致辞。④ 下午，由陈璞报告会务，之后修改章程并选举职员，孟目的、陈璞、曾广方、马基华、王殿翔、周梦白、朱文馨、张鹏翀、王绍鼎 9 人当选为理事，伍裕万、雷兴翰、林公际 3 人当选为候补理事，于达望、裘少白、潘经 3 人当选为监事，管光地 1 人当选为候补监事。各理监事推举陈璞为理事长，张鹏翀、周梦白为常务理事，裘少白为常务监事。继而，由连瑞琦主持讨论提案。年会共讨论提案 30 件，涉及药学教育、药务机关、药学典籍、药学杂志等方面。⑤ 4 月 2 日上午，卫生署署长金宝善莅临大会并致辞。随后由汤腾英主持宣读论文，共计 39 篇。1948 年 5 月 16—17 日，中国

① 《中国药学会召开理监事会并筹募出版费》，《药讯》1947 年 10 月 25 日。
② 《中国药学会理监事会召开第六次联席会议》，《药讯》1948 年 3 月 1 日。
③ 曾广方：《复刊辞》，《中国药学杂志》1948 年第 7 卷第 1 期。
④ 朱文馨：《会务报告》，《中国药学杂志》1948 年第 7 卷第 1 期。
⑤ 朱文馨：《会务报告》，《中国药学杂志》1948 年第 7 卷第 1 期。

药学会在南京丁家桥国立药学专科学校举行第四次年会，第三区制药业工业公会理事长姚俊之、台湾省分会等受邀列席，新药业公会等来电祝贺。台湾省分会的卢茂川、张国周、叶启明、许鸿源四位代表"其时抵达沪京，备受各地药学同志之欢迎"①。16 日上午举行大会开幕式，中午由卫生部药品供应处、中国特效药研究所及国立药专联合公宴。下午作会务报告与讨论，选举理监事与讨论提案。17 日上午宣读论文并讨论，中午由上海市新药业与第三区制药业公会联合公宴，下午继续宣读论文并讨论或参观药学机关与化学工厂。②

1946 年 12 月 1 日，上海市医师公会在吕班路震旦大学大礼堂召开会员大会，出席会员、来宾三百余人。首先，由医师公会理事长陈邦典致辞，继由社会局代表方瀍、卫生局长张维、市党部代表周濂泽致训词。张维提出四点意见，即提高医德水准，改良社会风气；提倡免费义诊，体恤贫苦病家；加强防疫设备，消灭时疫流行；创导国民保健。其次，杨士达报告甄别医师补习班情形，瞿绍衡报告医务保障委员会及医事纠纷委员会会务，王以敬报告经费收支情形。最后，余云岫、黄钟颁奖，计发奖项 47 件，并通过提案 8 条。③ 1947 年 11 月 16 日，上海市医师公会在陕西南路上海市体育馆召开秋季会员大会，除讨论提案外，研讨最近发生医病纠纷各项问题。④ 1948 年 5 月 9 日，上海市医师公会在吕班路震旦大学大礼堂举行春季会员大会，讨论修改会章并改选理监事。⑤

1947 年 11 月 2 日，上海市牙医师公会在上海八仙桥青年会十楼国术厅召开秋季会员大会，出席会员 57 人，来宾 4 人。此次年会分报告社务、审查提案两部分。首先，由主席沈鹤臣致开会词，随后由卫生局局长张维、国防医

---

① 许鸿源：《参加中国药学会第四次年会录》，《台湾药界》1948 年第 2 期。
② 《中国药学会年会日程表业已拟定》，《药业新闻》1948 年 5 月 12 日。
③ 《市医师公会昨举行会员大会》，《时事新报（上海）》1946 年 12 月 2 日。
④ 《上海市医师公会秋季大会》，《上海医事周刊》1947 年第 13 卷第 22 期。
⑤ 《上海市医师公会定期举行春季大会》，《上海医事周刊》1948 年第 14 卷第 9 期。

学院牙科部科长黄子濂致辞。张维希望公会"埋头苦干，多做实事，少说空话，并切盼本会协助卫生局进行民众口腔之卫生工作"；黄子濂则勉励会员"努力为牙医界争取地位，切勿故步自封，甘落人后"。继而，文书股、学术股、福利股、交际股、会计股等股长报告会务。最后，审核会员提案并议决。①

1948年1月29日，中华营养促进会在雷氏德研究院举行年会，除报告各地分会1947年度会务概况及讨论今后工作计划外，并聘请李维镜为该会名誉总干事。② 1948年3月3日，全国医师公会联合会第二届代表大会在南京介寿堂开幕。大会首先由筹备主任胡兰生报告开会宗旨、宣读主席训词，随后由社会部部长谷正纲、卫生部部长周诒春等分别致辞。大会除了分组审查提案外，还通过了定3月12日为医师节、绿十字为医师标识、组织医师法委员会、改选联合会职员等一百二十余项提案。3月5日，大会组织改选理监事，选举余云岫、胡兰生、汪企张等31人为理事，叶信诚、章拯民等15人为候补理事，庞京周、戚寿南等9人为监事，许汉珊、吴仲刚等5人为候补监事。之后举行闭幕式，由胡兰生宣读大会宣言，继由黄天爵致闭幕词，并向60岁以上代表余云岫、汪企张、盛佩葱、戴秋季、谢恩增等五人行敬贺礼，大会在融洽和谐的空气中宣告结束。③

其三，成立新社团。1946年1月12日，中国医药改进会在重庆市民生路江苏同乡会召开成立大会，到会机关首长、各界代表、会员一百六十余人，选举卓海宗为理事长，周复生、韦宏岐为常务理事。同年1月22日，新中华医药学会在重庆市沧白路合作大会堂正式成立，到会机关首长、来宾、会员一百余人，选举李复光、胡光慈等31人为理事，沈仲圭、徐仁航等15人为监

---

① 《上海市牙医师公会卅六年度秋季会员大会纪要》，《牙医学报》1947年第1卷第2期。
② 《中华营养促进会年会》，《上海医事周刊》1948年第14卷第4期。
③ 鲍华：《全国医师公会联合会第二届代表大会简报》，《红十字月刊》1948年第27期。

事，会址位于中华路中华巷十七号。① 1946 年 12 月 25 日，全国中医师公会联合会在重庆市沧白路合作大会堂正式成立。② 1948 年 9 月 15 日，中国解剖学会在中国科学社召开成立大会，到会四十余人，社会部特派王家树出席指导。大会通过社章，选举卢于道、王有麒、齐登科、张鉴、马文昭、臧玉淦、巫新华 7 人为理事，王仲侨、王夙振、叶鹿鸣为监事，并推举美国高健教授为名誉会员。③ 1949 年 7 月 11 日，为改进中医学术，济南市卫生局成立济南市中医学会，讨论通过会章，选出主任委员怡然，副主任委员石继先、韦继贤，并成立学术研究会、中医师业务委员会、公共卫生研究会、药物研究会等。④ 同年 7 月 17 日，济南市护士学会举行成立大会，通过会章，选出委员陈英华、李会文、曹竹平、冯凯英等 13 名，并选出冯凯英为主任委员，曹竹平、陈英华为副主任委员。市卫生局副局长怡然指出："护士要明确了解护理工作在医务上的重要性，是医院工作的主力军，更好的学习新技术，打破旧社会中的雇佣观点，及一切不合理的方法与制度，发扬科学的创造精神。"⑤

　　1949 年 5 月 27 日上海解放，之后常驻上海市的中华医学会、中国科学社等 27 个科学技术团体"为了加强各方的联系，达成时代的使命"组建了上海市科学技术团体联合会。该联合会的成立，"已开始了上海科学及技术工作者的大团结，以后全国各地必能有同样的组织产生，进而组织全国性的机构，努力为人民服务，以实事求是的作风和苦干的精神来从事人民所切望的新上海与新中国的建设"⑥。由于政局变换，更多医学社团在中华人民共和国成立前夕陷入停顿、半停顿状态。

　　1949 年 10 月 1 日中华人民共和国成立后，医学社团自此步入新的发展阶

① 《全国性中医药学术团体相继成立》，《中国医药月刊》1946 年第 1 卷第 7—9 期。
② 《全国中医师公会联合会筹备成立》，《中国医药月刊》1946 年第 1 卷第 7—9 期。
③ 《中国解剖学会制日在沪成立》，《和平日报》1948 年 9 月 17 日。
④ 陈英华、夏治今：《济南市中医学会成立》，《大众日报》1949 年 7 月 20 日。
⑤ 夏治今：《济南市护士学会》，《大众日报》1949 年 7 月 24 日。
⑥ 《上海市科学技术团体联合会成立宣言》，《科学画报》1949 年第 5—7 期。

段。伴随着"中华全国自然科学专门学会联合会"（简称"全国科联"）和
"中华全国科学技术普及协会"（简称"全国科普"）的建立，一些综合性医
学社团宣布完成历史使命，退出了历史舞台。大多专门性社团按照要求重新
履行登记手续，走上新征程。诞生于清末民初的中国药学会、中华护理学会、
中华医学会等影响较大的医学社团，在新中国重新焕发出生机与活力，奋力
前行，至今仍然活跃在中国医界。

下　编

第四章　兼顾中西的中西医学研究会

中西医学研究会由丁福保等人于 1910 年在上海创办，以"研究中西医药学，交换知识，振兴医学"为宗旨。学会以《中西医学报》为喉舌，发表医学见解，介绍西医理论，力图挽救中医危亡。[①] 本章以"中西医学研究会"为研究对象，集中考察其在推进医疗卫生知识传播和中国医疗卫生体制化进程中所担当的角色。

一、创立与发展历程

提到中西医学研究会的成立，不得不先从其发起人丁福保谈起。丁福保（1874—1952）字仲祐，江苏无锡人，晚年自号畴隐居士。自幼熟读经书，后辗转就读于江阴南菁书院、苏州东吴大学堂、上海江南制造局工艺学堂和东文学堂，1903 年起兼任京师大学堂译书馆算学、生理卫生教习。1909 年，丁福保受两江总督端方委派为"考察日本医学专员"，又由盛宣怀保荐任"调查日本东京养育院、冈山孤儿院专员"[②]，在日本进行了近一个月的调查访问。其间，他考察了东京养育院，拜访了与盛宣怀关系密切的日本医学博士青山

---

① 叶晓青、许立言：《清末中西医学研究会》，《中国科技史料》1981 年第 2 期。
② 丁福保：《畴隐居士学术史》，诂林精舍出版社 1949 年版，第 167 页。

胤通，后到访东京帝国医科大学附属医院、青山病院、帝国脑病院、肠胃医院以及千叶医学校传染病研究所等机构。为了获取医学信息，丁福保广泛搜集各种医学资料，购置了大量医学书籍。丁氏在日考察走访，引起了医学界和媒体的广泛关注，《医学卫生报》1909 年第 10 期以《江督派员考察日本医学》为题进行了特别报道。丁福保考察归国后，《申报》又以《考察日本医学专员回沪》为题予以报道。丁福保结合自己赴日期间的所见所闻，系统介绍了日本的医学会、分科教育、医学管理机构、卫生事业运作模式等。他注意到"就医学会言之，即东京一区，有国家医学会、东京医学会、日本医学会、明治医学会、济生医会、奖进医会、齿科医会、皮肤病医会、小儿科医会、解剖学会、陆军军医会、东京显微镜学会、日本眼科学会、日本外科学会、耳鼻咽喉科学会、胃肠病研究会、卫生事务协会、传染病研究所同窗会、产科妇人科研究会、顺天堂医事研究会等，不下数十种"；在分科治病上，日本"既研究传染病、解剖学、胃肠病，又研究儿科、产科、妇人科以及眼科、军医等者"；关于医学杂志、知识传播方面，日本有多达几十种的医学报刊、通讯等，"故每一医会，得一新发明之学理，朝登医报，暮达通国。闻见既广，自无故步自封之弊"①。

通过这次考察，丁福保目睹了日本在医学改革方面的最新成果，令他坚定了改良中医的信念。在中西医学研究会《上民政部禀》中，丁福保深切指出"窃维吾国医学发明最早，自后世私立门户，各守师说，不知集思广益，以合乎世界公理，遂致日形退化，有今不如古之慨"②，而日本医学界采取的"多立学会"之法，收到了"互相研究之效"，因此日本医学日见发达。他意识到，学会的成立对日本医学的发达起到了很大的促进作用，之后便一方面创办医院及疗养院，设立医书局，出刊医书，传播西医知识；另一方面积极筹备创立医学社团。1910 年 5—6 月间，丁福保自筹经费，与陈祖培、刘颐等

---

① 何志平等：《中国科学技术团体》，上海科学普及出版社 1990 年版，第 68 页。
② 张德成：《上民政部禀》，《中西医学报》1910 年第 1 期。

聚集同道在上海英租界派克路（今黄河路）昌寿里81号召开中西医学研究会成立大会，会议讨论通过了学会简章①，宣布该会以"研究中西医药学，交换知识，振兴医学"为宗旨。学会以《中西医学报》为主阵地，积极向国人传播医疗卫生知识。

中西医学研究会入会门槛较低，只要有志于医学或者以经费赞助都可以成为普通会员。该会最初有会员35人（表4-1）。之后，会员人数不断增多，1912年底达到三四千人②，会员分布东南、华北各省。至1927年，会员更是达到顶峰，会员遍布海内外。除普通会员外，"非该会会员者，有以财力、学力赞助者"，一律推荐为名誉会员和特别赞成员。学会的经费以会员捐款、赞助为主，发起人垫付为辅，但实际上，丁福保垫付了大量会费。

表4-1　中西医学研究会会员名录

姓名	籍贯	年龄	单位	身份	特长
丁福保	江苏常州	35	发起人之一	最优等医科毕业生	中西医
陈祖培	浙江绍兴	41	发起人之一	蓝翎五品衔、临平育婴堂医务兼海昌仁济医院局绍兴医学会义务编辑	中西医
刘颐			发起人之一	蓝翎五品衔、候选县丞、福州济世医院毕业生	中西医理、药物学
吴莜谷	杭州	42	英国宝威药行	杭州广济医院毕业生	英语、西医药
侯光迪	无锡		保定陆军第三镇正军医官等	北洋医学堂毕业生、最优等内外科西医博士	内外科
魏继道	福建福州	31	福州禅臣洋行		电学

① 何志平等：《中国科学技术团体》，上海科学普及出版社1990年版，第69—70页。
② 《东来医院创办之缘起》，《中西医学报》1912年第4期。

姓名	籍贯	年龄	单位	身份	特长
徐舒萼	江西义宁	30		义宁州优附生、选举孝廉	古文
江祖韩	泰州	28		泰州附生	内科、古文
史德美	浙江绍兴	29			
周 超	安徽宣城	27		以盐大使分发浙江	
程锡祚	河南祥符	26		祥符县监生	内科、中西医理
王寿之	安徽徽州	43		徽州黟县附生	中西医
褚源深	嘉兴县	55	嘉郡官设城南医院经董	嘉兴县廪贡生、四品衔候选训导	
张 恒	泰兴		苏州检验吏学习所	泰兴内外科医士	翻译医学
杨立三	金坛县	27		金坛县廪生	
宋善庆	浙江归安	37	汀漳龙师范讲员技术专修学校	教务长、归安县附贡生	
施荷农	福建龙溪	22	孟加锡中华公学	讲员、汀漳龙师范最优等毕业生	
陈宗亮	苏州吴县			吴县视学员兼劝学所总董	
施光远	江苏通州	36	江南高等学堂	书记员、通州附生	医学、古文
叶祖章	江苏元和	45			内外科
李培芳	徽州黟县	31		黟县附生	
蒋廷顾	金山			金山附生	内科学
梁香仙	粤东香山	40			中医
计明善	浙江平湖	29			
陆文藻	浙江平湖	35			
刘镜蓉	湖南湘乡	47	南洋淞沪巡防第五营	书记员、候选县丞、优增生	中西医、古文
陈季叼	江苏太仓	43			内科

续表

姓名	籍贯	年龄	单位	身份	特长
蒋光煦	浙江嘉兴			石门县监生	内科
张丰祺	浙江嘉兴	44		嘉兴附生	内科
江　华	安徽宁国	27			中西医学
胡安信		24			中西医学
冯似堂					针灸
董圣兴	浙江宁波			鄞县廪生	中西医学
王玉琴	河南	33	沈邱统计处	调查员、河南政法学堂毕业生	
倪畏三	松江金山	32			

资料来源：据《中西医学报》1910年第2期有关资料整理制成。

从表4-1可以看出，中西医学研究会的会员不但兼有中西医，而且还有擅长电学、药理学、古文、翻译者。该会既不排斥西医，亦不贬低中医，就病论病，救人为上。正如丁福保所言："医者一旦悬壶而后，则无贵贱贫富，无冬夏寒暑，朝诊夕视……一言以蔽之，终不外救济世人疾苦之诚意耳，故苟欲从事于此者，则必当有备尝艰苦，九死不悔之毅力壮志以为之基，非然者，毋宁弗为也，而救济疾苦之目的，又非就狭小之范围而言，盖固负有维持一国富强之责任者也。"[①] 从表4-1中还可发现，中西医学研究会会员中既有商人、留学生，还有普通平民，官方色彩较淡，发起人丁福保本人也非官场中人，因此该会是一个典型的民间社团。从成员分布上看，中西医学会的成员更加复杂，分布广泛，相对来说江浙一带稍多，这跟这一区域最早接触国外先进医学不无关系。

中西医学研究会以"编辑医学书籍、编译中西医学报、成立图书仪器药物陈列所"为主要会务。成立以来，学会通过发行《中西医学报》、编印讲义

---

① 丁福保：《论医之目的》，《中西医学报》1910年第4期。

和书籍、创办函授新医学讲习社、组建上海医学书局等途径，宣传医疗卫生知识，探讨中医改良，并就中西医学之关系进行了深入探讨，提出了自己的主张。1913年丁福保创立丁氏医院，工作重心和精力逐渐向经营医院转移，对研究会内部事务渐趋冷淡，由陈邦贤代理主持社团事务。1915年，丁福保开始研究佛学，寻求精神寄托，基本摒弃了社团事务，在《中西医学报》上发表文章也锐减。1919年，丁福保之子丁惠康接手中西医学研究会，开展会务不多。1927年，他继办《中西医学报》并自任主编。1928年丁惠康主持上海肺病疗养院工作，将会务转交给陈邦贤，但此时中西医学研究会已经分崩离析，陈本人参与了全国医药总会，无心兼顾。1930年6月中西医学研究会停止活动，退出历史舞台。

二、组织机制

中西医学研究会不设会长，由发起人担任会中一切事务，会员一律平等。学会设评议员、调查员、庶务员、会计员、书记员、编辑员等职，各司其职，协同合作。发起人负责经理会中一切事务；评议员评议该会所议一切事件；调查员调查各省药品及医生之优劣并劝其改良；庶务员负责图书仪器之采办收藏及其他杂务；会计员负责一切经济问题及报告账目等；书记员掌管往来文牍和各项记录等；编辑员负责发行书籍及《中西医学报》、调查报告等。①

社团成立后，名义上不设会长，实际上以丁福保马首是瞻。一方面丁福保原是中国医学会副会长，德高望重，享誉医界；另一方面该社团能够维持经营，跟丁氏的资金充足颇有关系。由于学会和函授医学的影响日益扩大，要求入会者不断增多，外省纷纷成立分会。有鉴于此，丁福保对社团总会章程进行了修改，调整了部分职能。首先，增加总会评议员。各分会的会长不

---

① 丁福保：《中西医学研究会简章》，《新闻报》1910年8月30日。

必经过推选，直接成为总会评议员，仅 1911—1912 年就增加了 5 位评议员。其次，增加调查员，将各地成立的分会的副会长全部列入总会调查员。调查员不但负责调查各地医师、医用药品的好坏程度，而且负责考察医学校的优次，并向总会提交改进建议。次年 4 月，丁福保修订会规，将戒烟纳入会规，规定凡入会者一律不许吸烟，一旦发现有犯者一律除名，并且登报公布。1912 年该社团会所转移到伍侍郎宅内，事务所暂设在丁福保公寓。①

随着中西医学研究会会员日益增多，且遍布各地，集中开会多有不便，于是由总会发起，提倡各地建立分会。由陈邦贤主笔，起草了《中西医学研究会总会与分会联络简章》。成立分会的目的，旨在"共和联合，以期集思广益，收研究医学之实效"。同时规定，各分会要以上海本部为总会，以《中西医学报》为沟通载体，必须担负起"以实力研究中西医药学"的责任，交流医学知识，改良落后医学，要求各个分会"须各体此意，不背宗旨，方为合格"，同时规定了分会的地位及标准，"总会开会议事时，各分会代表，有莅会参议之权，总会有代分会采办医籍新药仪器及发行分会所出书报之义务"，从而明确了总会、分会的权利和义务。中西医学研究会陆续组建的分会情况，如表 4-2 所示。

表 4-2 中西医学研究会各地先后成立之分会情况

名称	成立时间	创办人
金山中西医学研究会	1911 年 4 月	何锡琛、唐斯盛
嘉善医学研究会	1911 年 4 月	
浦东中西医学研究分会	1912 年 1 月	刘莆亭
严陵中西医学研究分会	1912 年 1 月	蔡振之、胡小亭
天长中西医学研究分会	1912 年 8 月	崇茂才、陈瑞辰
江北医学研究会	1913 年 6 月	戴慰侬、程可均

① 丁福保：《演说纸烟之害》，《中西医学报》1911 年第 14 期。

续表

名称	成立时间	创办人
中外医学研究社	1915 年 6 月	
万县中西医学研究会	1925 年 2 月	
华夏医学会	1925 年 9 月	梅光羲、释静应
常德中西医学协会	1928 年	

资料来源：甄志亚主编《中国医学史》，人民卫生出版社 1991 年版，第 517—518 页。

分会一般设有会长、副会长之职，因为总会无会长，遂以总会为各分会公共集合团体，实行民主式的集体领导，各分会的正会长同时也是总会的评议员，有评论总会所议论的一切事件的权利。副会长一般是总会的调查员，负责调查各地药品、医疗以及医生的好坏优劣，形成调查报告后报告给总会。各地分会若有重大事故，随时召开特别大会外，"每年开寻常大会一次"。各分会可公举代表如期赴会，或投书总会，"共图进行改良，以资联络"。各分会会员，"有以财力（捐助经费）、学力（寄赠著作）赞助本会者，可径寄总会。"总会与分会划清经济权责，总会对分会不收任何年费，有愿意捐助的，乐于接受。分会自主经营，各付盈亏，分会会员会费征收标准与是否征收，总会"概不预闻"。①

三、主要活动

中西医学研究会成立后，开展了大量的活动，如发行《中西医学报》，出版医学讲义和其他医学类书籍，开办医院等，在促进医学卫生事业的近代化方面作出了一定的成绩。

---

① 《中西医学研究会总会与分会联络简章》，《中西医学报》1910 年第 5 期。

（一）发行《中西医学报》

1910 年 4 月，中西医学研究会发行《中西医学报》。从 1910 年 4 月至 1918 年 7 月，中西医学报每月一期。1918 年 7 月后，由于丁福保编撰《说文诂林》，无暇兼顾，致该刊停刊。1927 年 1 月复刊，名称仍为《中西医学报》，直到 1930 年 6 月。该刊共出 12 卷，每卷 11 期，共 121 期，跨越清末、民国，持续发行近 20 年。

《中西医学报》秉承"研究中西医药学，交流知识，振兴医学"之宗旨，其稿件除了来自学会及其附设函授新医讲习所、分会外，也向社会广泛征稿。以《中西医学报》为交流平台，中西医学研究会及时公布学术新成果，呼吁建立新医学体系，探讨医学问题，开展医学论争，广为征求社会意见和建议。作为主编，丁福保发表了大量医学文章，内容涉及解剖生理卫生学、病理学及诊断学、传染病学和免疫学、肺痨病学、妇产科等多个方面。

《中西医学报》前期栏目主要包括东西译稿、丛录、论说、社友来稿、医报丛刊、学说、医学碎金录，在 1910 年第 5 期以后增加了医事新闻、专件两栏，还增加了会员题名录等。最初两年，封面和目录各占一个版面，封面竖排"中西医学报"，天头标注期号，右边标明日期。目录部分以竖排自右至左依次分论说、学说、社友来稿汇录、丛录等。自 1912 年第 1 期起，将封面和目录合在一起，上方标注"中西医学报"，下列本期目录，更加清晰美观。1927 年复刊后，为方便外国学者阅读，在目录上除了中文说明外，增加了英文说明，增加了卷号，不再显示"第×年第×期"，而且直接在目录上显示标题名称、作者，不再细分栏目。同时内容上力求通俗易懂，摒除了文言虚词的使用，增加了部分插图，增强了刊物的可读性。《中西医学报》登载大量广告，推介医学书籍或国外期刊，如 1927 年第 2 期介绍了丁福保《医学纲要》和陈邦贤《中国医学史》等。1928 年 1 月《中西医学报》改名为《德华医学杂志》，丁惠康任主编，丁名全任药学主任，丁锡康任医学主任，社址改为上海梅白格路121号。翌年恢复原名，直至最终停刊。

翻译中外医学、传播医学知识是中西医学研究会的宗旨之一。包括丁福保在内的很多会员都有留日背景，他们不遗余力地翻译日本医学知识。在翻译国外医学知识的同时，他们还对祖国优秀传统中医知识进行了整理，做了大量卓有成效的工作，很多古代医学知识也被整理出来，翻译成通俗易懂的白话文，作为医学讲义和教材，载于《中西医学报》上（表4-3）。

表4-3 《中西医学报》刊载译述文章简表

文章	译者	原载（原著）	期数
戒鸦片新法	丁福保	英国医报	1910年第1期
肺病约言		美国肺病防免会书记员花兰德	1910年第1期
课堂清洁论	奚若	节译卫生报	1910年第4期
肺结核之血清疗治法	许德晖	日本明治医学会	1910年第6期
外科学一夕谈	丁福保译述		1910年第8期
原疫		中外日本报	1910年第13期
菜蔬疗病之力	甘永龙	美国体育杂志	1911年第15期
食物养生法	杜亚泉	日本卫生新报	1911年第15期
腺病疗法	［日］吉益东洞		1911年第16期
脚气病预防法	周桂笙	［英］霍惠	1911年第17期
艾利氏以化学制梅毒药考		德国协和报	1911年第18期
保身善法	陈容生	益闻录	1911年第18期
上海吉益医院六百六号液实验	［日］吉益东洞		1911年第18期
学理的强壮剂	顾祖瑛		1912年第22期
沃度丁几对于耳科之应用	伍崇隽	［日］细谷雄太	1912年第23期
临床医典	丁福保	［日］筒井八百珠	1912年第24期
尿之物理的考验法	张启贤译		1912年第3卷第1期

续表

文章	译者	原载（原著）	期数
肺病预防法	梁德文	［日］和田芳橘	1912 年第 3 卷第 3 期
传染病一般	陈昌道	［日］黑田	1912 年第 3 卷第 4 期
古弗先生	陈垣		1912 年第 3 卷第 5 期
内科类症鉴别一览表	孙祖烈		1913 年第 3 卷第 11 期
论十九周医学之进步		［法］威廉·欧斯乐	1913 年第 4 卷第 1 期
新解热剂麻莱精	万钧		1913 年第 4 卷第 2 期
卧位与疾病之关系	孙祖烈		1913 年第 4 卷第 4 期
痔疾之摄生与新治疗法	顾任伊	［日］森直乡	1913 年第 4 卷第 4 期
中国人之发辫谈		德国医学周报	1913 年第 4 卷第 5 期
灭菌法	陈昌道		1913 年第 4 卷第 5 期
高峰氏弟阿司打西之简易制法	顾任伊	［日］井上正贺	1913 年第 4 卷第 5 期
强肺术	丁福保		1914 年第 4 卷第 8 期
小儿肺炎及其疗法	郭云霄		1915 年第 5 卷第 6 期
梅毒东渐考			1915 年第 5 卷第 7 期
食物谈片	费谷祥		1915 年第 5 卷第 7 期
烟毒新论		［美］格莱史	1915 年第 5 卷第 9 期
论多饮冷水之有益	菩生	纽约独立周报	1915 年第 5 卷第 9 期
日光与清气	王菩生	［英］史谷飞	1915 年第 5 卷第 9 期
看护婴孩之方针	常觉、觉迷	女子世界	1915 年第 5 卷第 10 期
培植医生刍言	李邵昌	［美］嘉惠霖	1916 年第 6 卷第 11 期
药剂之效力	菩生	青年	1916 年第 6 卷第 12 期
临终之催眠术	静英	冒险杂志	1917 年第 7 卷第 7 期
五分时之体操	潘知本	斯佩尔丁	1917 年第 7 卷第 11 期
家庭实验谈	致远	日本妇女杂志	1917 年第 7 卷第 3 期
早婚与迟婚之研究	严桢	［美］贝莱士	1917 年第 7 卷第 5 期
齿痛之诊断及疗法	倪炳荣	［日］川上为次郎	1918 年第 7 卷第 9 期

续表

文章	译者	原载（原著）	期数
药物丛录	丁锡康	英国医学周刊	1927 年第 9 卷第 2 期
近年来疾病症状之变态	丁锡康	罗司顿	1927 年第 9 卷第 7 期
"散拿克拉新"对于肺结核之治疗价值	丁锡康	［瑞士］莫兰	1927 年第 9 卷第 8 期

资料来源：根据 1910—1927 年《中西医学报》的有关资料制成。

丁福保翻译的《强肺术》是日本医学的最新著作，文章详细介绍了肺病发作的医学依据和临床症状，描述了各种寄生虫、细菌的性质以及形态、发病特征等，引进了对症治病的呼吸预防法、运动预防法等，已经开始涉及保健学的相关理论。杜亚泉的《食物养生法》是较早关于食物营养搭配及科学食用方法的医学介绍，尤其提到对于贫血症和神经衰弱的食物治疗法，作为"食疗"的早期实践者，对牛奶的费密却尔氏养生法、勃尔加得氏法、依西福特氏法、别司温格氏法等四种欧美最流行的食物治疗神经衰弱法进行了详细介绍，是当时最先进的治疗精神疾病的方法。

《中西医学报》后期经营困难，一方面报纸征订日益减少，另一方面会员投稿江河日下。社团只好转变方法，由会员积极投稿转为主编向读者约稿，主编丁惠康呼吁广大读者积极投稿，踊跃订报，称"废有限的时间和金钱，博得毕生受用的知识和技能"，同时对广大会员提出要求，不但要订报，更要投稿，"只要能有一篇文章有用，区区订报代价何足挂齿"。① 学报经营之艰难由此可见一斑。

（二）开办函授新医学讲习社

为了更好地普及新医知识，在出版《中西医学报》的同时，中西医学研究会还开办了函授新医学讲习社。讲习社主要招收有初级知识的学生，实行

---

① 《敬告读者》，《中西医学报》1927 年第 12 期。

分科学习，学制 1 年，1 月 1 期，以 12 期为一届，每年毕业一届。中西医学研究会负责发给学员讲义，讲义内容兼容中西，考试以通信方式进行，考试合格后颁发毕业证书。《函授新医学讲习社开办章程》明确规定了分科、学费、书费、入学标准及退学条件等。① 该函授医学分科教授方法是按照当时的西式医学分科进行的，如解剖、生理、妇人科，因此"新医学函授"其实就是"西医学函授"，这种函授方法革除了中医学经验主义、家族式传授、不易于重复、不可验证的弊端。讲习社学费收取标准相对较低，且授课方式灵活，学生可以先试习再交钱，感觉不适合或者不能适应的均可随时退学，"惟已缴之学费、讲义费概不退还"②。

讲习社在授课上讲求中西结合。第一期主讲生理、解剖学以及医学总论，包括《解剖学讲义》《家庭侍疾法》等；第二期主讲病理学，包括《病理学一夕谈》《病理学材料实地联系法》等；第三期主讲药物学及处方学，包括《处方学》《西药实验谈》《赤痢实验谈》等；第四期主讲诊断学，包括《诊断学一夕谈》《新脉学一夕谈》《发热之原理》等；第五期主讲内科学，包括《内科学实验谈》等；第六期主讲外科学，包括《郁血疗法》《创伤疗法》等；第七期主讲皮肤学，包括《皮肤病学》等；第八期主讲花柳病，包括《花柳病疗法》《花柳病救护法》等；第九期主讲传染病学，包括《结核病图》《传染病之警告》《鼠疫一夕谈》《新撰急性传染病讲义》《免疫学一夕谈》等；第十期主讲肺痨病学，包括《肺痨病之大研究》《肺痨救护法》《永免咳嗽法》等；第十一期主讲儿科学及细菌学，包括《剿灭细菌法》《百斯笃图一页》《人体寄生虫病编》等；第十二期主讲产科学，包括《妊娠诊查法》《妇人科学》《生殖谈》等。

函授新医学讲习社从 1910 年开始举办，仅仅开办了三届，1913 年宣告停办。函授学员的试卷答案实行会课评奖，即答题优秀的学生答案在《中西医

---

① 《函授新医学讲习社新章》，《时事新报》1914 年 1 月 3 日。
② 《函授新医学讲习社新章（续）》，《时事新报》1914 年 1 月 5 日。

学报》公开发表。第一期毕业生在 110 人左右，获奖学生包括郁瑞、何梦龄等 20 人，最优等学员 62 人。① 1911 年 5 月，函授新医学讲习社一次性扩招了 50 人，丁福保将《函授新医学讲习社简章》再次刊登。函授新医学讲习社对于传播普通医学知识，救病治痛起到了很好的作用。从 1911 年 4 月该社之成绩可窥一斑，函授学员用珊笃宁、甘贡、乳糖分别治愈了一名 7 岁儿童和一名 10 岁儿童的蛔虫病，这种治疗蛔虫病的方法是函授医学教授的西式治疗法，治疗效果好，治疗时间短，治愈率比较高。同时，社员还认识到珊笃宁是治疗小儿蛔虫病的特效药，但过量服用容易伤脑。② 1911 年第三期函授学员程国祥在学习之余，按照丁福保讲义《西医实验谈》对阿司匹林进行验证，共治愈病人 6 人。③

（三）编辑讲义、出版医学丛书

函授新医学讲习社开办后，丁福保自己出资设立上海医学书局，负责出版讲义和医学书籍。中西医学研究会开办的函授新医学讲习社，所用讲义全部由中西医学研究会编辑出版，学员资料由上海医学书局负责印制。

出版的讲义类资料，主要有《肺痨病一夕谈》《新脉学一夕谈》《鼠疫一夕谈》《西洋按摩术讲义》《外科学一夕谈》《肺痨病救护法》《解剖学讲义》《新撰虚劳症讲义》《皮肤病学》《实用经验良方》《药物学纲要》《妇人科学》《产科学》《病理学》《诊断学》《新撰急性传染病讲义》《外科学》《处方学》《肺痨病预防法》《新撰病理学讲义》《病理学一夕谈》《中风之原因与治法》《脚气之原因与治法》《人体寄生虫病编》《学校健康之保护》《西药实验谈》《卫生格言》《病理学问答》等。从编辑的讲义看，这些讲义通俗易懂，多为最基础、最浅显的入门知识，属于初级读物。教材使用的范围较为广泛，医

---

① 《函授新医学讲习社第一次试验名单》，《中西医学报》1913 年第 7 期。
② 叶祖章：《函授新医学讲习社成绩报告》，《中西医学报》1911 年第 13 期。
③ 程国祥：《阿斯必林治疗成绩之报告》，《中西医学报》1911 年第 14 期。

学校、传习所、讲习所、夜校等基层医学工作者是最大的读者。

（四）审定医学新名词

医学名词审查工作，开始于中国博医会。该会于 1890 年成立专门组织——名词审查委员会，开始中外医学名词的审查统一工作。① 成立之初，名词审查委员会工作推进困难，但是仍然努力进行。中西医学研究会成立以后，开始对医学新名词进行重新审定。社员万钧认为"研究医学第一要务就是确定名词，尤其是近代西医学传入中国，很多医学名词佶屈聱牙，令人费解"②，因此号召研究会组织力量对最新传入的西方医学名词进行审定，但由于力量薄弱，历经数年，方才编辑印发了《医学新名词解释》，全书按解剖、生理、病理、药物学等分为两千多条；之后还出版了《中外病名对照表》（吴建原编辑），对百斯笃、虎列拉等最新医学名词进行详细解释。卢谦的《中药新处方杂录》严格意义上说是对旧的中医药重新审定，但是其中加入了很多新医药知识，如急慢性喉炎的治疗方法、急性支气管炎治疗方法、心膜炎等。这些都是医学新名词的内容，该书可以说是打着旧医药整理的名号，整理了新医学名词。1927 年第 2 期的《中西医学报》刊登了俞凤宾的《解剖学全部名词汇编序》，介绍了他参与名词审定的工作过程。该汇编历时 11 年 7 个月方才整理完毕，统计搜集医学名词 4839 个，共分肌肉学、骨骼学、内脏学、感觉气学等八大类，按照字母先后顺序排列，前后花费 8000 元。

1927 年《中西医学报》复刊后，丁锡康组织人员编辑《药物学丛录》，是当时质量较高的药学医书。该书着重介绍了英国医学周刊上的最新治疗方法，对很多英文名词逐句进行翻译，对许多新药物重新研究定性，并对引进的西方药物的副作用进行了详细收录，如研究发现了药物 606 的副作用，通过对 16 例病人临床实践，证明药物 606 过量使用会对神经造成麻痹，但这种副

---

① 张大庆：《高似兰：医学名词翻译标准化的推动者》，《中国科技史料》2001 年第 4 期。
② 万钧：《医学新名词解释序》，《中西医学报》1918 年第 8 卷第 7 期。

作用需要经过 5—7 年才能发现。①

从开展的医学名词审定活动看，中西医学研究会做得还不够深入，也不成系统，时断时续，历时弥久却成绩平平。这一方面因为中西医学研究会作为纯民间团体，会员素质参差不齐，能够熟知中西病名的人并不多，"草根社团"的局限性限制了进一步发展的可能；另一方面在组织架构上，中西医学会没有组织专门的力量进行名词审定，没有整合力量，统一管理，开展的活动只是社员自己根据爱好或者所长进行的自发的、零散的活动，因而取得的效果非常有限。

此外，中西医学研究会还热衷于公共事业。在丁惠康主持时期，参与了对上海闸北区自来水质量的检测，出具了检测报告和鉴定书。1927 年 9 月受宝山县公署委托，社员梁伯强运用德国饮用水标准对闸北两个水厂的水质进行化验，通过水质、蒸馏、化学化验、细菌实验得出"该两井之水甚佳可供饮料"② 的结论。

四、医学主张

中西医学研究会认识到，医学为立国之本，医学发达与否关系到国家强弱、人民文野，"今日欧美日本国家之所以日趋富强，人民之所以日趋文明者，医学之功居其半"③。对于如何发展中国医学，中西医学研究会内部存在分歧，并曾展开过激烈的辩论；对于医生标准、传染病防治等问题，中西医学研究会也通过报刊阐发了自己的主张。

---

① 王畿道：《606 Salvarsan 之危机》，《中西医学报》1927 年第 9 卷第 2 期。
② 梁伯强：《同济大学化验闸北水电公司自流井水报告及鉴定书》，《中西医学报》1927 年第 9 卷第 2 期。
③ 张织孙：《论中国医学不能革新之原因》，《中西医学报》1911 年第 15 期。

（一）国医标准之讨论

中国自古以来就没有明确的医生录取标准。周代以巫医掌天下，凡邦国有疾者"使医生分治之，稽其医事，以制造其食，十全为上，十失四为下"①，医生只有上下之分，而无合格与否之别。宋元出现了考取医官的司医科，每年录取300人，但到近代渐归于湮灭，导致人人自称医家。1913年6月广东省取缔医务员，并由医学校入手对医生进行整顿，强调"非专门研究，不足以知医，于是毅然孜孜求新学，其学成济世者，故不乏人，而有种市侩之徒，仅袭医学之皮毛，即谬称西医，讹诈贪财者，为数亦多，似此淆乱黑白，泾渭不分，贻误苍生，莫此为甚。政府为保卫民生起见，不得不严行取缔，以尽其天职"②。之后，便拉开了国医标准的讨论。

关于医生标准的讨论，在当时中西医学研究会内部一度达到白热化。西方国家对于医生的头衔授予有着严格的标准，非专门医学校毕业不许随便称为医生。国外医学校在学生的选拔上很严格，专门医学校的门槛很高。西方许多发达国家普及了四年学制，入学第一年主攻解剖学，同时学习与医学有关的物理学、化学等，有任何一门考试不及格不能升级，第二年教授胎生学、药物学、医化学、生理学、病理学，任意一门不及格留级，以此类推，四年成绩全部及格才能获得毕业资格。获得毕业证书还得进行最后一项，即命题试验与实地试验，"学科试验者就四年中所受学科而一一命题试验之，实地试验者，就病人而实地试验之。学科试验、实地试验，二者均及格，然后给予毕业证书"③。

西方医学选拔医生极为严格，必须通过考试制度方才授予医生资格，有

---

① 张织孙：《取缔医生说》，《中西医学报》1912年第23期。
② 何高俊：《广东省取缔医务之原因》，《中西医学报》1913年第3卷第11期。
③ 朱笏云：《取缔医生说》，《中西医学报》1911年第11期。

人将这一做法称为"考医"①。英国医生德贞曾将"考医制度"介绍到中国，他早期在《上海新报》撰文详细介绍国外的选医制度，医生有严格的年龄限制，必须在21岁以上，而且必须在医院实习四年以上，涉及内外科、查验科、身体学等，"秉公拔取，领有文凭，铃有院印，本人姓名年貌所学所能俱载于上"。国外的选医制度，限制了不合格医生投入市场，确保了有资格行医的医生质量。日本学习欧洲做法，"在各地皆设大医院，欲学医者先入院肄业数年，且时至病院视名医之医病，学业成就始给予牌照，准其行医且又时考试之，其呆蠢者吊销牌照……"②，但中医却不必考试，随意悬壶，会几句汤头歌就敢行医问世，弊端不可谓不大。有鉴于此，统一医生标准就显得很有必要。

欧美和日本国家对医生如此重视，而反观中国，医生大多是半路出家，大部分是读书未成，转而经商，经商不就，方才学医，将医学当成安身立命的最低底线，殊不知医术事关人命。恰如朱笏云所言，"中国之医，不知解剖，不辨物性，不谙生理及病理"③，将病人生命视为儿戏。鉴于此，中西医学研究会提出，中国想要振兴医学，改良医学，首先应将全国私人诊所进行测试，按测试成绩分级分等，医生分为甲等（确有医学知识的）、乙等（医学知识及经验甚浅而尚堪造就者）、丙等（毫无医学知识及经验而不堪造就者）三等。对列入甲等的颁发文凭，准其开业，列入丙等的勒令改业。若发现私自行医的，处以罚金。同时，培养后备医学力量，在各府、厅、州、县开设医学速成班，对乙等医生进行补课，每人选修一科，限两年毕业，毕业时进行考试，优胜劣汰。改良医学必须先进行医界革命，只有多翻译新书，多办新式医学校，多开新医学报馆，扩充函授医学规模才行。

关于医德方面，中西医学研究会将关于医生品格的规定登诸报端，以期

---

① 鲁萍：《晚清西医来华及中西医学体系的确立》，四川大学2003年硕士学位论文。
② 《日本考医》，《申报》1879年5月10日。
③ 朱笏云：《中国急宜改良医学说》，《中西医学报》1911年第13期。

改变当时医界金钱主义、招摇撞骗、医风腐化的现状，提出"济人利物良医之抱负也，临机应变良医之手段也，海阔天空良医之肚量也"，规定医家应当遵守的"五戒十要"，建议研究会成员将之奉为座右铭。[1] 当时上海医生总计约有3000人，但医术真正高超的不过百余人，能够支撑门户的仅仅900人，其他的2000多人都是入不敷出，因此很多人都不再从事医生。针对这种情况，丁福保提出，医生"不可存逸乐之念，当以救济同胞为己任"[2]，不能贪图安逸享受，告诫医生谨守医德，"贪利益，喜名誉，欲图安逸欢娱者，实绝不能从事于此也"，真正的医生应当不以病者身份贵贱而区别对待，不因病人絮絮叨叨而心存厌烦，为人出诊不因天气恶劣而退缩不前，救人疾苦"当有备尝艰苦，九死不悔之毅力壮志以为之基"[3]。

中西医学研究会关于医生标准的讨论其实是对中国选择中医或者西医的一次任职资格的讨论，这反映了中医地位的日渐动摇，以传统、经验、年龄为优势的中医团体已经不太适应时代的发展。相反，高学历、重操作、懂技术的新式西医逐步取代传统中医的地位，开始和中医分庭抗礼。对于医德标准的讨论其实是对当时中医腐败如高诊费、对病人傲慢的否定，传统中医亟待改革，改革的方向正是该社团讨论的焦点。

（二）中西医汇通

在中西医汇通方面，中西医学研究会内部分为支持中医和支持西医的两种观点。对中医持批评态度的认为，中医在医德、医术方面乏善可陈，中医不利实验，不重传播，难以再复制，必须改革以适应形势发展；而对西医持怀疑态度的，则认为西医流到中国的多为沉渣烂叶、冒牌伪医，不可不鉴别区分，在整体治疗、辨证施治、综合调理、讲求平衡上，西医与中医相距

---

①　《医师箴言》，《中西医学报》1912年第23期。
②　丁福保：《日记之一斑》，《中西医学报》1913年第3卷第12期。
③　丁福保：《论医之目的》，《中西医学报》1910年第4期。

甚远。

1. 批评中医

在反对中医者看来，中医可以说已经糜烂到了一个无可救药的地步。1911年朱笏云在《中西医学报》连发两期评论，对中医进行抨击，极力提倡西医。在《取缔医生说》中，他称中医为无形杀人，有形杀人以器械，中医杀人以药饵，无形之杀人比有形之杀人更惨烈，很多病人莫名其妙被庸医所杀。庸医用错药杀人后，还逃脱了杀人的罪名。因此，他极力鼓吹政府取缔中医，"吾国庸医，所以日日杀人，而吾国政府，犹无取缔医生之举也"[①]。他的《中国急宜改良医学说》中对中医极尽抨击、批判之能事："今之最可痛，最可恶，不能生人，而适能杀人者，非吾中国之医乎？吾中国之医，不知解剖，不辨物性，不谙生理及病理，肝居右而以为居左，肺五叶而以为六叶，心运血而以为主知觉，肾制溺而以为藏精，此古书中所论之内脏，每误其位置，误其形状，且误其功用者。至精囊与膵脏，则并其名目而不知矣。黄连能助消化，而以为苦寒败胃，石膏不堪入药，而以为能治伤寒、中风、牙痛等症，人参但能平胃，而以为有治虚劳、内伤、中暑、中风、通血脉、盖肺气等种种利益。此古书中所述药性，说多不确者也，至谓色青味酸入肝，色赤味苦入心，色黄味甘入脾，色白味辛入肺，色黑味咸入肾，则以色味强配五脏，尤属臆断矣。中风，脑出血也，而或以为风，或以为火，或以为气虚，或以为湿盛。喉痧，实扶的里菌生于咽喉、头等部也，而以为因痰火所致……他如疯癫为脑髓病，而以为痰迷心，惊风为脑膜炎，而以为惊邪入心、入肝、入肺、入脾、入肾，则立说尤为荒诞矣"[②]。

朱笏云对中医学的解剖生理、病因病机、药性等理论进行了全盘否定，中医唯一让他满意的只有中医方剂和药物的功效。与此同时，他提出了发展医学的"六条原则"：

---

① 朱笏云：《取缔医生说》，《中西医学报》1911年第11期。
② 朱笏云：《中国急宜改良医学说》，《中西医学报》1911年第13期。

（1）提出开办医学速成班，弥补中医之不足，学员 2 年毕业，分等级给予文凭；

（2）建立西式医院，官方或士绅赞助学成归国而无力创办医院者；

（3）向国外派遣留学生，现在的留学生尽管不少，但学的专业主要是法政、路矿，学医者"十不获一"，鼓励学生投身医学；

（4）开设专门医学校，参考法政师范实业高等学堂的方法开设医学校，培养人才；

（5）整理古籍，汇编中医方药，中医古书中可采用者一一采用，"有极效之方足补西医所不逮者……是宜荟萃中西学说，求其汇通"；

（6）出版西医科普报刊，用白话文编写学报，做到医学知识家喻户晓。①

可以看出，朱笏云主张取缔的并非中国医学，而是旧式"中医"，是那种只拿方子对病治疗，而不是就病论病的呆医、死医，是一种在对中医失望中的自我救赎的做法，很有一种恨铁不成钢的心态。

朱笏云的取缔医生说刚出没多久，就得到很多社员响应，曾师孔致信《中西医学报》，认为无形杀人就是精神杀人，即西方所说的心理作用，中医对于某一病症无治疗把握的时候，往往"诊脉不开方，而曰另请高明"，或者直接对病人说，病已无治，几日内必死等，这些都给病人造成了严重的心理压力，让病人惶惶不可终日，而对比西医，则有心理疗法，即使对于那些不治之症，仍然鼓励病人树立信心，不要放弃，积极治疗。② 他认为中西比较，高下立判，中医实在没有存在的必要。会员潘诵翾则认为，中西医药本来没有什么完全的不同，只是因为病名不同，"遂使墨守旧法之人，危骇而不敢尝试，近日风气稍开，然非病入膏肓，尚不能舍中求西，其在卿愚，尤复拘墟

---

① 朱笏云：《中国急宜改良医学说》，《中西医学报》1911 年第 13 期。

② 《曾师孔来信》，《中西医学报》1911 年第 14 期。

难化"①。

还有一位朱笏云的师兄弟、同为日本爱知医学专门学校学生的毕寅谷，也对中医持激烈的批评态度。他崇尚西医、日医，推崇国外医学的实证主义，认为每一个病症在西方都是经过严格考证、缜密实验过的，而中医大部分是凭空想象，毫无根据，不懂得检疫、卫生、解剖，中医使青年子弟"费有用之光阴，习此将归淘汰不适时用之学，究其终极，不仅如孔子所谓贼夫子之子，吾敢断言之曰，亡中国者，必属此辈，愿我青年有为之士，审时察势，毋为所误"②。张国淦也认为，应当将旧式中医药堂全部取缔，在各县遍设医学讲习会（西医），勒令中医入会学习，毕业后一概不许再习中医，企图通过这种方式造就医学界的人才。③ 陈保怀在《遯庐医学论文丛稿序》中分析中国医学落后的原因，得出中国医生的成长制度不利于名医培养，中医重理想不重实验，文义深奥不利普及，而欧美医学利于速成，便于推广，中国旧医学追之不及，而当今中医界谈到西医，"不惟不崇拜之提倡，而反而极力诋毁之排斥之"④。贾镕对中医尊古黜今的做法非常反感，他认为中国医学一直处于倒退的状态，很多良方、精方、宝方都是古人创造的，今人被古方紧紧地束缚着，不敢有丝毫创新，"尊古也不问其善与否，但见其为古人即曲意推求其善，以为古不可蔑"的做法十分普遍。很多古方已经不适用于今人，古方治死人的事情屡见不鲜，批评中国尊古派"名为神农、黄帝之功臣者，实为神农、黄帝之罪人也"⑤。

中医承载着中国古代人民同疾病作斗争的经验和理论知识，是在古代朴素的唯物论和自发的辩证法思想指导下，通过长期医疗实践逐步形成并发展成的医学理论体系。它为维护中华民族的延续发展作出了重要贡献。中西医

---

① 《潘诵翻来稿》，《中西医学报》1911 年第 13 期。
② 毕寅谷：《敬告青年之有志学医者》，《中西医学报》1911 年第 14 期。
③ 张国淦：《振兴医学说帖》，《中西医学报》1912 年第 23 期。
④ 陈保怀：《遯庐医学论文丛稿序》，《中西医学报》1911 年第 15 期。
⑤ 贾镕：《论尊古黜今之非》，《中西医学报》1911 年第 16 期。

学研究会的成员"一叶障目"，只看到了中医存在的一些缺点便大加指责，未免有失偏颇。

2. 改良西医

在中西医学研究会阵营中，有一部分对西医骗人、误人、害人深恶痛绝者，极力主张改革西医，振兴中医，以医学改革者张织孙为代表。在朱笏云发表了改革中医后，他针锋相对地发表了同名文章《取缔医生说》，主张全面取缔西医。在他看来"西医者，其流品之滥，较之中医，有过之无不及，医院之苦力，军队之看护，药方之伙佣，目未尝窥西医之载籍，耳未常聆教师之讲义，浑浑噩噩，一物不知，而亦俨然以西医自居，此而不取缔，则日复一日，吾国西医之前途，尚堪设想耶?"① 当时冒牌的西医层出不穷，有的读了几页西医书籍，买了十几味西药，就敢自号"新医"；有的在西药店当了几年伙计，认得几十种西药就自命为"西医"。在他看来，中国这些"非驴非马之医生滥厕其间"，把医界搞得乌烟瘴气。

纵观世界各国，都有严格的取缔医生制度，无中学普通学科毕业文凭者不得入医学专科学堂，非专门医科学校文凭者不得称医生，非在专门医院工作若干年的不能称医科专家。有鉴于此，张织孙指出，必须提出改革西医，这是医生改良的重点。他提出，凡是在中国行医的西医，没有专门医学校颁发的文凭者一律进行测试，根据测试结果分为甲乙丙三等。有知识且经验丰富，实践突出的给予甲等，经验少或知识少的给予乙等，既无知识亦无经验的授予丙等。对甲乙等授予营业执照，丙等取消行医资格，令其补习两年后再予以测试，合格者颁发证书。② 针对张织孙的观点，会员张国淦尽管也支持改革中医的观点，但对于张织孙的做法却颇有微词，不主张立即取缔西医。在他看来，西医一经取缔，多数都将被淘汰，而能替代西医的中国新医学并没有发展起来，因此必须先造就一批新式医学人才，令其发展到可以替代旧

---

① 张织孙：《取缔医生说》，《中西医学报》1912 年第 23 期。
② 张织孙：《取缔医生说》，《中西医学报》1912 年第 23 期。

医、西医的地步，否则新的医学人才没有培养起来，旧医学难堪大任，医疗卫生领域就只能依靠现有外国医生，很容易导致医权旁落。①

另一位主张保守国医、改革西医的是张稷孙。他认为，中西学术原本没有相通的地方，很多人自以为中西能够汇通，召集一班人马，天天嘴上喊着中西汇通，实际却没能找到有效的途径，最终都以失败而告终。在他看来，中医自有一套体系，贸然行使西医，恐怕反受其害，而且中医五行之说确有实效，一些病痛西医并不能全部治愈，反而中医治疗非常有效。

针对当时医学界崇西尚日的情况，丁福保撰文指出，明治以前中国医术一直领先日本，明治维新以后，西医日益发达，部分中国人开始谈论新学，张口闭口中医无用。其实西医并没有发达到非常完善的程度，中医的辨证施治、整体辨析、综合平衡的方法往往在很多疑难杂症上有奇效。他强调中医很多地方都有超过西医之处，中西各有短长，不可偏废，如果将中药尽力研究必有"最新之发明，可以代西药之用，可以治西医所不能治之病"。面对现实，丁福保提出改变西医至上的观念，先施药环节改革西医，"病之可以用中药治之者，则以中药治之……中药所不能治者，则用西药辅助之"，能不用西药就不用西药，改变一旦有病就开西药的习惯。②

一些有识之士从防范主权侵略、保护国家医学主权的角度出发，主张改革西医。1912 年，日本在奉天开设医学堂招收中日两国学生，医界部分人士欢欣鼓舞，认为日本医学堂为中国医学发展提供了平台，而且积极应聘到日医堂讲学。《中西医学报》"医事新闻"一栏中刊载的文章指出，日本在中国设立医院是对中国的文化侵略，怀有深远"政治之见"，而且日本医学士叫嚣的"应该派三十万医生来中国方才敷用"，其实是赤裸裸的侵略主权，有必要对日医生进行限制，主张严格国外医院准入制度，发展自己的医学校。③

---

① 张国淦：《振兴医学说帖》，《中西医学报》1912 年第 23 期。
② 丁福保：《世界之铁椎》，《中西医学报》1911 年第 18 期。
③ 《医事新闻》，《中西医学报》1912 年第 21 期。

卢谦认为应该用新式的西医方法研究中药，"古书中本草药方，往往很有奇效"，不宜一概抛弃，应当加以应用，但在研究方法上又不能用古方，"须用化学法子化验"，对药性详加甄辨，提炼精髓。① 其后不久的《申报》也载文称，"比年以来，西药盛行，中药营业益见寥落，渐趋于日暮途穷之境"，而中药功效之神速决不在西药之下，提倡仿照西药提炼制炼之法。② 陈锡桓从药物学的角度出发，认为当前我国模仿西医，用西药治疗病人者越来越多，弊端很大。作者担心，很多冒牌西医在中国穷乡僻壤之地信口雌黄，而群众则带着对西医的好奇挂号治病，在庸医手中毙命的不在少数。从地理环境看，中国西北和东南的人体质不一样，对同一种病，"南人当用南药矣，北人当用北药矣"，因地施治。同种族之间尚且如此，不同人种之间则更应该注意因人施治。如果以后中国病人尽用西药，那么中药的很多贵重品种，如麝香之类的极有可能绝种。文章认为，尽管西药往往有奇效，但其实是用药量大的原因，作者举例"某某患疟疾，服金鸡纳霜而顿愈，设非其药大热，何能立愈寒疾"，如果长期过量服用，对身体危害非常大。③

3. 融会中西

面对中西医学的对立，一些人认识到单一发展任何一个学科都是不行的，只有将中西医学融合起来，取其所长，摒弃糟粕，才能更好地发展中医学。严国政提出中西医汇通发展，将中西医作为一个医学整体考虑，而不是在具体的医疗方法上计较中西之分，这在当时不失为一种科学的观点。

欧美医学在中国盛行以后，以其见效快、疗程短、易操作很快风靡，中医地位日益下降。关于西医被国人接受的过程，《申报》曾有一段简单但可谓精辟的描述可以作一说明。大体意思是说鸦片战争以后，西方医生来到中国，主要目的不是来给西方人看病，主要是"欲医华人"，但是西方人的碧眼红

---

① 卢谦：《中西医药研究室序》，《中西医学报》1910 年第 6 期。
② 《中国药材急宜改良》，《申报》1920 年 12 月 17 日。
③ 陈锡桓：《西药不宜于华人疾病辨》，《中西医学报》1913 年第 3 卷第 8 期。

发、高头大马就像古老相传的鬼一样，加上中国人不识西国药性，因此不敢延请西医，不肯信服西国医药。于是西医变通方法，先集资创立医院，备齐各种药材，"以为送医之举"，来应诊的大部分是贫贱无力看中医者，但在这里都被医好了，之后有钱人也开始来看西医，以至于最后"无论富贵贫贱，皆有喜西医之简便与西药之奇异，而就医馆医治者，日多一日，日盛一日"①。同时，西医西药也日贵一日，成为富商大贾的特权。

严国政指出，尽管医学有中西之分，人种有黄、黑、白之分，地域、语言有所不同，但"林林总总同为血肉之躯，同为圆头方趾之伦……觉其同而不同，不同而同"②。虽然中西医学对于同一种病的定名不一样，治疗方法上可能也有内治和外治的区别，但在恢复病人健康上是一致的，他提醒人们不要只是局限在分歧上。正如会员贾镒所言，日本在明治维新后引进西医，发展西学，很快就令日本医学跨入全球先进行列，中国应当舍远求近，学习日本，打造精致医学未为晚也，若不然，二十年后中医当无立足之地。③ 有人称中西医学会通，简直是天方夜谭，"求其汇通觉甚非易事"。在严国政看来非但不是难事，反而应该是水到渠成般容易。在他看来，首先，各种疾病在中西医中都有发现，都有自己的名称。举霍乱为例，中国称霍乱，国外称虎列拉；而我国的伤寒，国外称肠窒扶斯；西方的百斯笃，中国古代称瘅子症；疟疾在中国古代称风瘟、温虐等，只要是西医有的疾病，中国必定有一个与之相对应的名称，尽管名字不一样，但医理是相通的。又举氧气、二氧化碳为例，中国自古就认识到氧气对人身体的影响，"得氧气厚则人之身体因之强健"，而人呼出的二氧化碳正好是植物所吸收的必需气体，这与中国古代相生相克的理论是一致的。④ 他还指出，中医能治好西医所治不好的病，西医也能

---

① 《书上洋虹口同仁医馆光绪三年清单后》，《申报》1877 年 12 月 22 日。
② 严国政：《论中国医学宜求其汇通》，《中西医学报》1913 年第 3 卷第 8 期。
③ 贾镒：《论扬中抑西之非》，《中西医学报》1911 年第 19 期。
④ 严国政：《论中国医学宜求其汇通》，《中西医学报》1913 年第 3 卷第 8 期。

治愈中医束手无策的顽疾，可以说是各有所专，不能偏废。很多人也认识到中西医学势如水火，各不相容，只能提醒那些高扬中医不行或者诋毁西医无用的，不要偏执己见，也不要夜郎自大，最好是"悉心研究，融中西医学于一炉而治之，淬厉其所本有，采补其所本无，不偏不倚，一致进行，久而久之，则自能达中西医学汇通之目的，则吾国医界前途之幸"①。卢谦认为，单独看待中医或者西医都是不全面的。他初次接触医学时，看得最多的是中医学的书籍，他认为西医不可尽信，但是后来看了丁福保的《卫生学问答》，又认为中医不如西医，后来阅读了大量的中西医书籍，去掉了偏中和偏西的成见。

在中西医学利弊分析上，吴鹤龄主张中医学习西医，同时改良自己，一方面"中医尚理，易失之虚浮，西医尚法，易失之呆滞，莫不各有偏弊"②，应当无分中西，去西医之长舍其短，摒除门户之见。吴鹤龄认识到，中西医学研究会不是像其他那些标榜会通中西，却只是抄录几个西医病名就了事的社团，它是真正要将中西融会贯通，假以时日，中国医学必能凌驾于世界各国之上。吴冠道作为上海医院的有名中医，对中西医界互相攻讦，不以为然。崇拜西医者攻击中医腐败保守，支持中医者则诋毁学西医者为奴隶嗟嗟，丧失人格，彼此口诛笔伐，无心正务，实属浪费时间和精力，以致学业不精，真理不明，各逞其能，意气用事，何不合为一家，互相拱卫？他提出中西医学——比较、辨明、考证的观点，倡导辩证看待中西医学。③

从批评中医到改革西医，再到中西会通，不是先行后续，由前而后的关系，而是在批评中医中夹杂着甄别西医，在改革西医的呼声中掺杂着中西会通的观点。中西医学研究会所折射出的这几种观点，基本代表了当时医界的几个流派，无论是批评中医还是改革西医，他们各有可取之处，也各有弊端。

---

① 严国政：《论中国医学宜求其汇通》，《中西医学报》1913 年第 3 卷第 8 期。
② 吴鹤龄：《论中西医学之互有关系》，《中西医学报》1914 年第 4 卷第 9 期。
③ 吴冠道：《论医学公会课题之怪异》，《中西医学报》1910 年第 4 期。

相较而言，中西会通应该是最有前景、最光明的观点，但在当时中西对立的阵营中，中西会通总是被看作"和稀泥"派，既不被中医界认可，又时常遭西医派鄙夷，在两面受气中发展，但它毕竟代表了一种新的发展理念，道路曲折却上升前进，最终与中西两派分足鼎立。

（三）开展医学教育

1912年下半年到1913年初，民国教育部颁布了各科学校规程，即《中华民国教育新法令》，史称壬子癸丑学制。在新学制中，医药学教育部分却没有中医药方面的规定，中医在制度上被"漏列"。面对如此形势，中西医学研究会认为，中医界一方面必须团结，"勿沾沾于小利，勿营营于名缰"；另一方面要消除门户之见，购买西医书籍，学习西医知识，知己知彼，精研中医方剂，壮大自己，"以为政府取缔之预备，一面于祖国医籍，悉心研究，若者可去，若者可存，另编中西汇通医籍，以饷后进"[①]。

1915年，伍连德参加了英国世界卫生博览会。西方国家经常举行医学集会，探讨新医学，学习新医理，每有学术会议召开，医生都能踊跃参加。以英国世界卫生博览会为例，美国"男女医士与会者，不下五百余人，德医士到会者，其数亦等"[②]，而中国仅有伍连德与全绍卿参加。伍连德就医学院校的建设、管理、教师待遇、学生实习等问题向国外医学专家进行了咨询。结合考察实际，伍连德建议中国学习英美医学集会商榷机制，提出发展医学首先应从加强学校教育入手，使学者得善良之教育。留学美国麻省理工大学的会员徐佩璜在《与某君论卫生化学与我民国之关系》一文中也提道，和他一起即将毕业的留美学生有十八九人，但是从目前国内发展看，中国实业寥若晨星，归国后没有用武之地，中国既没有高等院校的实验室能够让他们安心做实验，也没有社会捐助的科研机构可以大展抱负，就连能否搞实验还是未

---

① 张世镳：《中医救亡刍言》，《中西医学报》1914年第4年第8期。
② 伍连德：《论中国急宜谋进医学教育》，《中西医学报》1915年第5卷第9期。

知之数。因此，他建议建设医学高等院校，开展医学科研，培养国产医学生。①

伍连德进一步指出，当时世界各国医药学发展已经超出中国很多，想要赶超不是短期能做到的，必须从现在起就打好基础，加强医学教育，开办医学校。而开办医学校最重要的是选好人，开办者必须是医学渊博且富有西方医院管理经验的人。② 当时中国仅有的几所医学校毕业标准都很随意，没有形成统一管理，因此要先设中央医学统辖处，负责管理全国医学事务，改组医学教育，"力谋整齐划一之效"。对于入学学生，必须进行相当于高等学科知识的入学考试，成绩高、学识渊博者方能入学。

无独有偶，早在伍连德提出改革医学教育前3年，丁福保就提出了建设医学卫生学校的建议，他根据自己在东京的见闻，提出了具有可操作的建议：

第一，关于经费及收益。开办学堂尽管需要前期投资，但综合来看，对投资者回报不菲，日本京都府立医院每年收入22万，京都大学医院每年收入13万，福冈大学医院每年收入11万。③

第二，关于学校名称，如果盛宣怀能够出资兴办，则医学堂可以命名为盛氏私立高等医学堂。开办医学校在政治上前途也颇为光明，日本后藤新平就是通过开办医学堂而飞黄腾达。

第三，征地、建校、购买器械、聘请教员、收容病人等需要很大经费，不可一蹴而就，可以逐年筹备，提议借鉴京都医科大学的办学模式，逐年扩大规模。

第四，按四年为一届，招生分为预科、正科两种。每周学时30—40小时，学生招收以中学文化程度为合格，拟招录400人，每年级100人，学费每人2元/月，分两期征收，每期收10元，优秀生不收学费，参照日本海陆军医学校

---

① 徐佩璜：《与某君论卫生化学与我民国之关系》，《中西医学报》1914年第4卷第6期。
② 伍连德：《论中国急宜谋进医学教育》，《中西医学报》1915年第5卷第9期。
③ 蒋履曾：《上盛宫保书》，《中西医学报》1910年第5期。

做法，培养委培生，委培生学费由民政部、陆军部负责每年出资 15 元/人。学校一年考试两次，60 分以上升级。

第五，关于人员配备。设监督，负责掌管校务以及所有职员；教习，负责教育学生；助教习，帮助教习给学生授课；提调，管理日常事务；书记员，即学校会计；助手，即医院实验室指导员；另外还可以配备洋教习若干人，1 人负责解剖，1 人内科，1 人外科，再聘请护士 3 人。

第六，关于医院设备，需配备必要的医疗器械，包括电话、电气机、X 光机、煤气灯、自来水、气罐消毒。医学校同时设附属医院，有院长、内科长、外科长、庶务长、药司长等。还详细阐述了学校若干事项，如对特长者授予优秀，住校生安置，以及对不合格学生的辞退。

丁福保不但提出了详细的办学计划，而且亲自进行实践。1913 年 9 月，丁福保在派克路花费 9000 大洋购买了一处楼房，上下十多间，花费 12000 大洋将其进行了改造，作为住院、译书、诊病、制药的地点，并且将这栋楼房命名为"丁氏医院"，正式开办后，该医所"出诊甚多，皆普通病"①。后来因为丁氏医院房屋老旧、潮湿，且通风不好，空气不洁净，1914 年转手卖出，又在和贵里买了一处房屋，经过粉刷后，继续行医诊病。② 丁氏医院尽管存在时间很短，但它为中国医学教育发展进行了积极尝试。

（四）公共卫生建设

公共卫生与个人卫生相对，其建设情况直接关乎一国的综合实力。武进屠指出，教育与卫生并重，教育可以长国民之知识，卫生可以保国民之安宁，但国民"必先具强固之精神，而后可受完全之教育，则谓卫生尤急于教育"③。当时中国地方势力横行，纷纷自治，卫生行政难以统一，举凡防疫、检尸、

---

① 丁福保：《日记之一斑》，《中西医学报》1913 年第 3 卷第 12 期。
② 高毓秋：《丁福保年表》，《中华医史杂志》2003 年第 3 期。
③ 武进屠：《今日宜开办医学别科学校说》，《中西医学报》1910 年第 4 期。

清洁、消毒之事宜及医院施诊等事务无一不仰给医士。中国不但缺乏现代医生，仅有的一些还是信口开河、因陋就简之辈，世界上当时热议的八大传染病，西方各国都以之为大恐怖，而中国医生却不知道有此八大疾病，更不要说治疗了。伍连德也提道，中国医学主要依靠岐黄之术，传染病发生后中医只知就病就药，却不精研病因，对于病根在何处，怎样进行预防，"莫不愕然"①。麻风病、花柳病、肺痨病等传染病，西医能清除病根，而中医从不问这些病源来自哪里。对于普通的清洁卧室、室内通气、隔离传染病人等常识，中国人也是罕有知闻。朱笏云也撰文积极呼吁增强公共卫生概念，建立公共卫生体制，破除旧习惯，号召公民"遵公德以维持公共卫生也"，限制公民在学校、剧院、码头、医院、书馆等公共场所吐痰。②

吴宗濂则明确主张设立卫生部，发挥以下作用：一、增进国家卫生文明建设。在发生群体性疾病如传染病时，可以第一时间加以干预，不致"官吏不防御，迨死亡相继，又不顾问"，还可以规范医药市场，防止无谓死亡，避免"庸医伪药，杀人无算"，劝导国民，普及卫生知识。二、恢复卫生主权。中国没有专门卫生机构，外国船舶以及进口货物都没有医学检疫，很多病菌带入中国，严重影响国家安全；外国借口干涉中国内政，东三省鼠疫期间，日俄就曾借机增兵东北。"若有专司卫生行政一部统领其事，凡海陆交通，疆域毗连，货物旅行之出入，皆我自行按法检验，内则力杜病之发生，外又严防病之传播，使果实力施行，外人无可藉词干涉之势。"③ 三、提高国家卫生水平，与世界各国接轨。

20世纪初的中国，传染病频发。以东三省为例，一度鼠疫流行，"死者动以百计千计万计，则国民之横遭非命……其为害于吾国国计民生者已至深且

---

① 伍连德：《论中国急宜谋进医学教育》，《中西医学报》1915年第5卷第9期。
② 朱笏云：《论结核菌之流毒及其防遏法》，《中西医学报》1912年第20期。
③ 吴宗濂：《民国急宜设卫生行政专部注意全国公共卫生议》，《中西医学报》1914年第4卷第8期。

巨"①，由此带来的一系列损失，如铁路停运、商业损失增大、防病费用剧增、国家负担加重。1911 年 3 月，山东、京津一带出现鼠疫，山东部分铁路因此停运，国外势力借机干涉中国内政。据不完全统计，在此次鼠疫暴发中，日本死者仅 20 人，中国死者万余，俄国死者不满 10 人。巨大的数字差距令人痛惜。社员朱笏云认为，中国和外国死亡人数悬殊的根源在于日俄两国先进的防疫制度，在发现疫情后专业人员能够迅速控制疫情蔓延，"使数年前，吾国之地方官及绅董，能早见及此，于各省多开医学校，多派学生赴欧美日本习医，多设卫生讲习所，多立医院，务使吾国国民多具有普通之卫生知识，吾国医生咸具普通之防疫智识，则东省今日，或可保无疫"②。文章提出了瘟疫治标的几条建议：一是开办讲习所。各省省会设置一所，根据各省人口多少确定讲习所大小，招生基础要严格，必须是有医学根底者，教员要引进国外人才，可就近聘请日本教员，课程对症教学，主要教习传染病诊断、治疗、检疫、清洁、消毒、尸体焚烧等。二是设置卫生监督机构，培养专门卫生监察员，负责地方卫生事业监管、监督。三是开办传染病院。"今日别种病院尚可缓设，惟传染病院刻不可缓"，传染病关键在于控制，发现第一例之后，如果处置不当、控制不好的话，"为害地方实非浅鲜"。内地每县各设一所传染病院，聘请留学生任职，讲习所毕业生充当副手。四是颁布卫生条例，将一些生活陋习在法规上予以明确禁止，如吐痰、嫖娼等，同时在法律上规范传染病人，强制他们进行隔离治疗。

对肺痨病的防治方面，中西医学研究会也进行了探讨。据统计，中国每年死于肺痨病的约有 80 万人，以 25 岁到 35 岁青年患者最多，凡中年人死亡者，三分之一死于肺痨。此病能令人失去劳动能力，缠绵病榻，迁延时日，极为惨烈，无声无色无味，杀人于无形。③ 据当时西方保险公司调查，估计美

---

① 朱笏云：《论吾国急宜讲究防疫之法》，《中西医学报》1911 年第 12 期。
② 朱笏云：《论吾国急宜讲究防疫之法》，《中西医学报》1911 年第 12 期。
③ 丁福保：《免痨神方叙》，《中西医学报》1910 年第 7 期。

国死于该病的每年不下于 15 万，日本每年 75000 人，而中国医疗水平差，保守估计也在 75 万人。① 针对中国肺结核病患者众多的现状，丁福保专门在《中西医学报》上发表了大量预防和治疗的方法文章，向医界和广大民众普及防治结核病的科普知识。谢洪赉在《免痨神方》一文中指出，肺痨病由结核杆菌引起，这种细菌易在阴暗、潮湿、温暖地方生长，营养不良、身体羸弱的人容易豢养这种细菌，传播途径主要靠患者痰液、唾液、食物等。肺痨病早期不易被察觉，谢洪赉详细罗列了早期患病症状，以供时人参考。

患肺痨病最痛苦的莫过于人们歧视的目光。中国传统观念认为肺痨是一种遗传病，一人得病，几辈被歧视。《免痨神方》揭示，肺痨病是一种传染病，是细菌感染，而非遗传病，正是由于其传染性，"世人每见一家之中前后数人同患肺痨，遂误以为此病可自父母传于子孙"，导致人为隔离。对于预防肺痨病的方法，文章从注意个人卫生、饮食，加强自身体质，对房屋消毒、择业等方面进行了阐述。中西医学会还实地推广了传染病的血清疗法。日本明治医学会会员许德晖对血清毒素培养、血清制作方法以及免疫方法进行了实验。根据实验效果，250 名病人中治疗痊愈的达 38%，病情减轻的达到 49%，一度为"不治之症"的痨症也有了治愈的可能。②

在公共卫生建设上，中西医学研究会自始至终都不遗余力。发展医学教育，尤其是对突发性疾病的预防和控制，需要先进的医学理论进行指导，建设国家卫生体系也不是一朝一夕之功。该社团从医者的责任和义务出发，奔走呼号，希望能引起当局对卫生事业的重视，尽管收效甚微，但用心良苦，为以后的公共卫生事业建设迈出了可喜的一步。

（五）提倡看护学

中国人自古并没有把病人委托给陌生人加以照顾的传统，中国人的治病

---

① 谢洪赉：《免痨神方》，《中西医学报》1910 年第 7 期。
② 许德辉：《肺结核之血清疗治法》，《中西医学报》1910 年第 6 期。

程序是以家庭本身为单位，病人身体的治愈是依靠外请的医生，但护理程序的最终完成是在家庭空间中实现的。① 因此中国不存在纯粹意义上的护理学，只有以家庭为单位分散化的护理技能，而现代医学特点是专业化的集中救治。早在清末，就有人认识到重视女医生、女看护的重要性。《上海新报》曾撰文"西国有人教女人为医师，以治疗女人之病，并多设女医馆"，认为女人治疗女人之病比男人治疗女人之病更为便利，且女看护心细、脾气好，病人更容易接受。但在中国，传统讲究"男女授受不亲""男女有别"，女人是不能抛头露面的，更何况是坐堂看病，甚至是为奴为仆，侍候病人。中西医学研究会较早认识到建立中国自己的女医学校，培养女护理人才的重要性，并进行了一系列的努力。

1910 年，会员梁慎余发表了《说看护者》一文，从如何建立看护医院、培养看护人才、提高看护人员素质等方面，详细介绍了看护妇的作用、培养及使用等。中国援引日本将护士称为"看护妇"，这一职业大都由女子担任，因为女子性情温顺，举止安静，任劳任怨，考虑事情周到。看护妇具有一定的医学知识，能帮助调理疾病，观察病情，帮助医生诊断，注射上药等，好的看护妇"如春风能使百物更苏……病人亦减少苦痛愁叹之声"②。

李荣怀也认为"中国疾病家，杀于庸医之手之多万，不如杀于无智识之侍疾者多也"，病人只知道医生可以掌握病人命运，却不知道照料病人，处置病人，使病人由重转轻的并不是医生，而是侍病人者。医生并不能十分准确地判断病人的病情变化，如是否咳嗽、发汗、排泄等，不能一一周知，而护士正好填补了这个空缺。出于为病家考虑，必须"极力推广，养成绵密周致温良柔顺之看护妇"。李荣怀还提道，中国"则应用之国民教育，且不能普及，遑论看护学，男子之教育，尚不易发达，遑论女界"，因此须从研究东西洋之看护妇法开始，启发中国女界开启培养护理人员的步伐，"责驽骀以千里

---

① 杨念群：《再造病人：中西医冲突下的空间政治》，中国人民大学出版社 2006 年版，第 14 页。
② 梁慎余：《说看护者》，《中西医学报》1910 年第 7 期。

之程，期萤火以明月之光"。首先，努力掌握简单的看护学知识，消除照顾病人的几种恶习。一是对卧床长久的病人，注意经常清洁身体，改变我国"病者衣服及被褥等，忌用水洗涤，且不肯交换，恐消除病人之脂膏也"的错误做法；二是对病人居所常开窗通气，流通光线，改变病人"卧室必择于黑暗之地，自始至终，未尝一易位置"的习惯；三是保持病人居所安静闲逸，改变我国重迷信、请大神，"每罹疾病，辄疑鬼神做祟，于是多集壮丁，侍于病者之侧，耀武扬威，高声笑语"的习俗；四是对病者居室清洁空气，注意消毒，改变我国"看护病者，多在斗室之中，夜间石油一灯，荧荧达旦，窗户四闭，紧不通风……侍疾者，以吸烟为消磨时间之方法，而不知病者已不胜其苦"，尤其是医生首先掌握简单看护知识，临床诊治时"不妨以简单之言语，细告病者之家人，纵不能如东西洋看护妇之恳切周到，而以上诸害，决可免矣"。其次，李荣怀警告医界，如果医生不能掌握基本的看护知识，那么中国医界将终无起色。①

朱笏云注意到，日本的报道中看护妇存在以下不良情况，一是年龄小，二是品行不端。他提出中国发展看护妇必须设法加以限制，"非年在三十以上者，不能作看护妇；非有公德思想者，不能作看护妇；非举止端庄，心思灵敏，操守坚贞，忍耐力强者，不能作看护妇"②。《医师箴言》一文指出："泰西医术，看护与疗法并重，愿我医界同志诸君，急注重看护学。"③ 丁福保编辑了《看护学》讲义，共16章，分五部分，用于教学实践。他提出不但要在医学校中添设看护学科，而且还应该在医院中编辑通俗讲义，教育现有看护妇女。④ 在家庭护理中，他编辑了《家庭侍疾法》，在函授医学中进行推广。1910年8月22日，上海医院举行周年会，中西医学研究会派记者参加，其间

---

① 李荣怀：《论中国侍疾者无看护知识之害》，《中西医学报》1911年第10期。
② 朱笏云：《病床笔记》，《中西医学报》1911年第19期。
③ 《医师箴言》，《中西医学报》1912年第23期。
④ 《敬告本会会员研究医学者》，《中西医学报》1913年第3卷第9期。

参观了女医学堂，还详细听取了医院看护与诊疗之法，对李平书和张竹君大加赞赏，认为上海医院的探索可以"发达我国人之生命，亦可转弱为强"，建议全国推广其经验做法。①

总之，中西医学研究会主张发展中国自己的医护人员，尤其是女医护人员。他们对女性在医护队伍中的定位做了详尽的阐述，对女医护的作用发挥做了客观解释，提出了一系列的主张。同时，他们又根据国外的实际经验，将发展女看护中存在的问题进行了梳理，为中国发展自己的看护人才做了思想理论的初步奠基。

中西医学研究会存在了20年之久，其间跨越了清末、民国两个阶段，是清末到民国时期影响较大的一个医学团体，它所开展的一系列活动推动了中国医学的发展，为中国医疗卫生的近代化贡献了自己的力量。但是，作为一个草根社团，它的存在发展有着内在的制约性。由于不设会长，实行宽松式会员管理，导致后期各分会各自为政。经费来源不稳定，使社团运转受到影响。因缺少来自各方的支持和赞助，学会的发展可谓举步维艰，最终宣告解散。中西医学研究会的结局，是民国科学社团发展的一个缩影。

---

① 《参观上海医院周年会纪》，《中西医学报》1910年第8期。

第五章　中医社团之一：神州医药总会

作为我国的传统医学，中医一直备受中国人民的青睐。鸦片战争后，伴随西学东渐的日益深入，西方医学在中国广泛传播开来，中医的优势地位发生动摇。民国时期，随着五四新文化运动的开展，一些提倡西学的知识分子在批判传统文化的同时，对中医进行责难和抨击，呼吁废止中医。面对自身的生存困境，中医界与西医界、政府进行了长期的抗争，其间诞生了一批中医药社团。在众多的中医药社团中，神州医药总会具有一定的代表性。

一、创立与发展历程

上海作为近代西方科学传入的第一窗口，西方医学的快速涌入，使中医界率先遭到了前所未有的冲击。"沪上持业皆有会，惟医独无"[①] 的社会现实使上海中医界的有识之士认识到组织的重要性，为了保护和巩固中医的地位，振兴并发展中医学术，他们仿效其他行业，纷纷成立中医药团体。1912年，北洋政府举行学制改革，在编制教育系统中将中医教育弃于系统之外，激起了中医药界的强烈不满。在这种背景下，余伯陶等人在上海发起成立神州医

---

① 李平书：《开办医会启》，《申报》1903年9月26日。

药总会，以"联合全国医药两界，研究医药精理，发达神州天产，讲求公众卫生"① 为宗旨。

神州医药总会的发展，大体可划分为三个时期。第一个时期：1912 年成立至 1928 年。神州医药总会成立后，向北洋政府内务部核准立案，总会设于上海，分、支会随之陆续成立。学会一方面辅助政府的卫生行政，如选派上海市卫生局医士登记之审查考试委员，参加中央国医馆工作，应地方法院咨请鉴定方药等；另一方面竭力从事保护民众健康运动，如创办北市神州医院，合组沪南神州医院，筹设医药卫生演讲会，刊行《神州医药月刊》，随时研究各种时疫等。为便利医药同道之研究，创设医药书报社，筹设药品陈列所，编印各种医药定期刊物。为使国医国药进一步发扬光大，学会开办神州医药专门学校，筹组淞沪医士公会，合组上海市中医协会，先后参加江苏全省中医联合会、全国医药总会，一再赴京向国务院请愿将中医学校加入教育系统。第二个时期：1931 年复会至 1937 年上海沦陷。1931 年改名上海神州国医学会，设学术、事务两组，发行《神州国医学报》。1934 年，决定以推进医学、提高医德、赞助医改、保障医权、奖成医才、证明医效、团结医群、流通医籍为学会八大义务，并设立整理学术委员会、征集图书委员会和实验委员会。全面抗战爆发后，上海沦陷，会务停顿。第三个时期：1947 年恢复活动至 1951 年解散。1947 年恢复组织，改为理事制，理事长陈树修，理事会下设指导、顾问、学术、事务等组。1950 年 9 月，神州医药总会会员有 494 人，1951 年宣告解散。神州医药总会的主要活动集中在前两个时期，此时正值中西医论争激烈时期，神州医药总会为中医的生存与发展作出了重要贡献。

---

① 《神州医药总会会章》，《神州医药学报》1913 年第 7 期。

二、组织运行概况

（一）组织机构

成立之初，神州医药总会设立正会长 1 人、副会长 4 人、评议员会内常驻 40 人（医药界各半）、文牍员 4 人、经济员 4 人、干事员 4 人、交际员 8 人（常驻），调查员无定额，书记员 2 人、会计员 1 人、庶务员 1 人。① 会章规定，正会长"可代表本部及分支部全体会员，凡关于本会一切事务，无论对内对外皆以正会长名义执行之"；副会长"襄助正会长执行一切事务"；评议员"有代表众会员评议会内一切经常特别事件之职务"；经济员"执掌会内收支财政及预算之职务"；文牍员"执掌会内文牍及起草之差务"；干事员"执行一切应办之职务"；交际员"执行一切交际之职务"；调查员"执行调查报告本会之职务"；书记员"隶于文牍员驻会，办理缮写、印刷等事"；会计员"隶于经济员驻会，办理收支等事"；庶务员"隶于干事员驻会，办理一切庶务等事"②。神州医药总会对于各个职务的具体分工，确保了总会工作的正常运转。1913 年，神州医药总会召开全体会议，确定该会职员（表 5-1）。至 1927 年，历任会长为余伯陶、颜伯卿、朱少坡。

表 5-1　神州医药总会职员表

职务	人员组成
正会长	余伯陶
副会长	颜伯卿、朱尧臣、葛吉卿、沈葆联
本埠评议员	包识生、叶心如、陆晋笙、徐相宸、华永祺、叶晋叔等二十四人

---

① 《神州医药总会会章》，《神州医药学报》1913 年第 7 期。

② 《神州医药总会会章》，《神州医药学报》1913 年第 7 期。

职务	人员组成
外埠评议员	陈春园、刘筱云、何廉臣、石炳南、王筱石、周肖彭等二十四人
经济员	马逢伯、陈根儒、姚纯青、鲍承良
文牍员	凌永言、程菊似、毛幼安、陆稼轩
干事员	王雨香、傅清波、钱治安、樊发元
交际员	濮凰笙、雷复生、胡瑞芬、俞胜夫、应韫玉、王祖德、方吟香、杨闻川
调查员	徐锦裳、杜静仙、曹仲铭、吴介臣、陈久香、杨静山等二十人
会计员	沈智民
书记员	杨铁珊
名誉会员	丁甘仁、钱庠元、王问樵

资料来源：《神州医药学报》1913 年第 7 期。

　　1931 年 8 月 16 日，神州医药总会召开改组会员大会，议决更名为神州国医学会，采取委员制。会员大会下设执行委员会、监察委员会。在此系统中，会员大会的职权有 "规定本届会务进行之方针；票选任满之委员；惩戒失职之委员及会员；修改会章"[1] 等。执行委员会，由会员大会票选执行委员和候补执行委员若干人组成，拥有 "决议执行大会议决案之方法；执行本会规定之会务；处理本会对内对外一切事件"[2] 等职权。监察委员会由会员大会选举监察委员和候补监察委员若干人组成，拥有 "随时列席执行委员会各种会议陈述意见，监察言动；随时查阅账籍文件"[3] 等职权。1947 年，神州国医学会的组织由委员会制改为理事制，理事长陈树修，理事会下设指导、顾问、学术、事务等组。自 1912 年神州医药总会成立至 1951 年总会解散，神州医药总会的组织机构历经会长制、委员会制、理事制，其机构不断完善。

---

① 《修正章程》，《神州国医学报》1932 年第 1 卷第 1 期。
② 《修正章程》，《神州国医学报》1932 年第 1 卷第 1 期。
③ 《修正章程》，《神州国医学报》1932 年第 1 卷第 1 期。

（二）经费来源

如果说健全的组织是一个社团得以存在的支撑，充裕的经费则是其得以发展的保障。神州医药总会的经费来源主要有三个渠道：一、会员入会费及常年费；二、发行医药学报及刊登广告费；三、中医界人士及会员特捐。

神州医药总会规定，会员入会费一元，常年费一元，入会者另缴徽章费一元。[①] 会员入会费及常年费，是神州医药总会经费的重要来源。神州医药总会在《戒约》里对长期不缴常年费者有以下规定："本会会员一年以上不纳常年费及违背会章、败坏本会名誉者，一经调查确实，由评议部议决，得宣告除名。"[②] 尽管如此，会员拖欠常年费者仍很多，神州医药总会亦会督促其缴纳，但仅仅依靠会员入会费及常年费，神州医药总会的各项工作很难正常运转。1924年，神州医药总会因"生计日高，而待办之事又繁，预算收入不敷支配"，将会员入会费和常年费各增加一元，"籍维会务而补支绌"[③]。1932年又规定"会员入会时应缴纳会费洋二元，证书徽章及印花税等洋一元，入会后每年应纳常年费洋三元"[④]。为增加经费，神州医药总会曾多次增加会员入会费及其他费用，以确保神州医药总会的正常运转。

神州医药总会的另一个经费来源是发行医药学报及刊登广告。《神州医药学报》和《神州国医学报》行销国内十几个省市，甚至还远销海外，深受广大医药人士喜爱。神州医药书报社还以对阅报者给予奖品的方式，积极吸引广大民众订阅刊物。关于刊物的价格，神州医药总会规定如下（表5-2）：

---

① 《筹办神州医药总会简章》，《神州医药学报》1913年第1期。
② 《神州医药总会会章》，《神州医药学报》1913年第7期。
③ 《本会开储蓄部一周年纪念会情形》，《神州医药学报》1924年第2卷第6期。
④ 《附修正章程》，《神州国医学报》1932年第1卷第1期。

表5-2 《神州医药学报》《神州国医学报》定价表

	项目	《神州医药学报》	《神州国医学报》
定价	一月一册	1角	1角
	半年六册	5.5角	6角
	全年十二册	1元	1元

资料来源：《神州医药学报》1913年第3期、《神州国医学报》1936年第4卷第12期。

关于刊登广告的费用，神州医药总会规定如下（表5-3）。神州医药总会刊登的广告众多，有关于国医药的，如上海五洲大药房广告、上海崔氏瓣香庐大药房发售的各种药品；有关于医药书籍的，如千顷堂书局发行医学书籍广告、商务印书馆出版中医书籍和西医书籍广告；还有诸多介绍中医药期刊的广告，如《医界春秋》《苏州国医杂志》等。这些广告的刊登不仅增加了神州医药总会的经费来源，亦为宣传中医中药作出了积极贡献。

表5-3 《神州医药学报》《神州国医学报》广告价目表

《神州医药学报》		《神州国医学报》	
一行	32字	价格分期	一期
一回	2角	封面裹页	20元
全年	2元	底封面	20元
按照行回全年与页回全年分别定价		底封面里页	15元
一页	13行	全页	12元
一回	2元	半页	6元
全年	20元	四分之一	3元

资料来源：《神州医药学报》1913年第3期、《神州国医学报》1936年第4卷第12期。

此外，医药界人士及会员的特捐，也是神州医药总会的一项经费来源。起初，神州医药总会对医药界和会员捐款并不要求，来者不拒。1932年，神州医药总会改组为神州国医学会后，因"经济方面支出既多，而来源有限"①，遂向全体会员及医药界人士征求补助金。

（三）会员及分会概况

神州医药总会会员众多，分为普通会员、名誉赞成员和名誉会员三种。成立之初，神州医药总会规定："凡属于医药界，赞同本会宗旨，并有公民资格者，皆得为本会会员，于入会日填具志愿书，本会给予证书为证。"② 在大力发展会员的同时，总会对会员的要求也渐趋严格。1931 年，神州国医学会规定，"凡属赞同本会宗旨，填具入会志愿书，得会员二人以上之介绍，并通过审查合格者，得为本会会员"③。会章规定了会员的义务："遵守会章及议决案；担任本会职员；缴纳会费；维护会友。"④ 同时，会章也给予了会员应有的权利，如选举与被选举、质问各职员之权等，"凡为本会正式会员，得按期免费赠阅本刊一册，以便研究学术"⑤。对于名誉赞成员，总会规定"非医药界而赞成本会宗旨，捐助经费者，本会尊为名誉赞成员"，如岑春煊、樊增祥、王芝祥、蔡济民等均为名誉赞成员。对于名誉会员，总会规定"本会会员有学术优长或特别为本会出力或特捐在百元以上者，本会尊为名誉会员"⑥，如丁甘仁、钱庠元、王问樵等均为该会名誉会员。为便于会员之间的交流，神州医药总会在刊登历届会员姓名的同时载入其住址等个人信息，为各地会员之间架起了一座桥梁。神州医药总会的会员众多，最多时达万人。

为了扩大影响，神州医药总会在各地建立分会，分会与总会有隶属关系，支会隶属于分会。在职权问题上，各分会有组织支会的权利，有监督总会义

---

① 《征求补助金通知书》，《神州国医学报》1933 年第 1 卷第 6 期。
② 《神州医药总会会章》，《神州医药学报》1913 年第 7 期。
③ 《修正章程》，《神州国医学报》1932 年第 1 卷第 1 期。
④ 《修正章程》，《神州国医学报》1932 年第 1 卷第 1 期。
⑤ 《通告全体会员》，《神州国医学报》1932 年第 1 卷第 1 期。
⑥ 《神州医药总会会章》，《神州医药学报》1913 年第 7 期。

务，且分会会员与总会会员享有同等权利，有调查报告的职责。遇有重大事件，总会也应及时通告各分支会。在经费问题上，《神州医药总会会章》规定"各分会、支会经费自行筹措，惟有特别紧要事情，本会得酌量协助"，并规定"各分会应以常年捐十分之二缴交本会作为本会公积之费"①。关于各分会会章，神州医药总会并不做统一规定，而是由各分会根据情形自行规定，并呈送总会进行注册，但分会与总会宗旨及规则必须一致。

1914 年，神州医药总会的昆山分会成立，之后福建、苏州、绍兴、东台、兴化、云南等各地均成立了分会。各地分会的成立，扩大了神州医药总会的影响。

三、主要活动

神州医药总会成立后，开展了一系列活动，在普及中医药知识、培养中医人才、维护中医学术地位等方面作出了积极贡献。

（一）编辑医刊，出版、代售医书

1. 发行《神州医药学报》

1912 年，在北洋政府新颁布的学制中，把中医排斥在医学教育系统之外，妄图打压中医。有鉴于此，神州医药总会成立后便于 1913 年 5 月创办了《神州医药学报》，"本报之责任，保其信而有征之国粹及国人固有之习惯；本报之学说，专在医药上研究，得先不在学派上攻击异同；本报之目的，务在精神上翔求，事实不战胜，则不得以弛其担荷"②。余伯陶、包识生任主编。《神州医药学报》自 1913 年 5 月创刊，其间曾于 1916 年 10 月停刊，并于 1923 年 10 月复刊，1925 年 4 月再次停刊。刊物每月发行一期，于每月十五日出版。

---

① 《神州医药总会会章》，《神州医药学报》1913 年第 7 期。
② 《发刊词》，《神州医药学报》1913 年第 1 期。

《神州医药学报》发行之初，设置了以下几个栏目①：

　　第一论说，凡关于医药学之理论及指陈医药学时事之关系均属之；

　　第二学说，凡吾国古有各种科学之真理及世界各种书报发明之新学说足供参考者均属之；

　　第三纪事，凡关于医药学事实之记载及本会成绩之报告均属之；

　　第四医籍，凡中国古有书籍世鲜行本者及新书之未经发刊者本报当搜罗刊印，以餍阅者之目；

　　第五答问，凡关于医药上浅近事实，无论各界，均可投函质问，本会无不恳切详答；

　　第六医话，凡关于医药事实，远追昔人素书之遗，近辟当世搜闻之妄，愿采传记考古证今以资研究；

　　第七杂俎，凡关于医药学之诗文、杂志及通俗之演讲、简易之救急治疗法均属之；

　　第八通信，凡内外大家之惠函及本会会员之往来函件均属之。

　　之后，刊物又根据需要增设医案、新闻、小说、图画等栏目。其中，"问答"栏广泛征集各界人士关于医药上的质问，有问有答，不仅增加了与读者之间的交流，亦活跃了报刊生气；"医籍"栏专门刊载一些重要的中医书籍，不仅向大众传播了医学知识，亦起到宣传、发展中医学之效。《神州医药学报》发行范围十分广泛，在全国许多地区设有代派处。其稿件除了来自会员外，还广泛向社会各界征稿，"惠稿一经选登，则全年赠阅本报一份"②。不少医界人士积极投稿，并踊跃参与讨论，使《神州医药学报》成为医界传播知识、交流思想的平台。

　　《神州医药学报》创刊于中西医全面接触时期，作为中医期刊，其不仅有

---

① 《编辑体例》，《神州医药学报》1913 年第 1 期。
② 《本报特别广告》，《神州医药学报》1913 年第 4 期。

宣传、保存中医之责，更有改革、发展中医的义务，因此其内容亦多涉及如何改进、振兴中医学术。

首先，对政府不良企图进行批判。《神州医药学报》刊载了大量文章，对政府妄图消灭中医加以指责。在《论教育部废弃中医不用中药之谬妄》一文中，沈智民愤慨指责政府"抑中而扬西"，一味醉心欧化，而"视医学为小道，不加注重"，致使中医学发展困难。① 在《汪总长拟废中医中药感言》一文中，顽铁对于汪精卫拟废中医、中药一事，极不理解，不知其"抱何种方针，何等计划，我吾无以名之，名之曰洋迷之尤者。悲夫，非吾国医药界中人受其害，而吾国四万万同胞，不转于沟壑者几希"②。此外，沈葆联的《愿各社会重视中医中药》③、陈震的《敬告全国医药同胞》④ 等文章均强烈反对政府废止中医中药，积极要求保存、发展中医。

其次，主张振兴中医。包识生《医药危言》一文，针对当时政府拟取消中医中药，深刻分析了其与国计民生之影响，并深究中医腐败之原因，提出振兴中医的十点意见，即召集全国医药博览会、推广医药学报、创立医院、开办医药学堂、取缔不学无术之庸医、取缔有心作伪之药肆、改良方案、改良药剂、仿造新药及应用材料、奖励医药人才等。⑤ 袁桂生的《振兴中国药业之计划》，针对如何振兴中国医药提出七点计划：(1)"保护固有之天产药材，以保已成之利源"；(2)"提倡制造新药，以开辟利源"；(3)"各省官立医学校，宜兼教授中药"；(4)"医家当兼备药，以应急需，而扩充治疗之预备"；(5)"今日之业西医者，当兼用中药，以塞漏卮"；(6)"今日急当设法普及中医之智识，使人知中药之妙用"；(7)"中药之人造品，急宜设法改良，以

① 沈智民：《论教育部废弃中医不用中药之谬妄》，《神州医药学报》1914 年第 2 卷第 4 期。
② 顽铁：《汪总长拟废中医中药感言》，《神州医药学报》1914 年第 2 卷第 3 期。
③ 沈葆联：《愿各社会重视中医中药》，《神州医药学报》1914 年第 2 卷第 4 期。
④ 陈震：《敬告全国医药同胞》，《神州医药学报》1914 年第 2 卷第 12 期。
⑤ 包识生：《医药危言》，《神州医药学报》1914 年第 2 卷第 1—11 期。

与外人争胜"①。此外，孙恒《振兴医药之吾见》②、袁绿野《今日中医当如何自励》③、朱醴泉《振兴医学必须先去妒忌论》④、钱存济《论兴医学必须化除旧习》⑤ 等文章均大力提倡改革、发展中医。

最后，提倡中西医会通。朱醴泉《中西医学各有所长治法不同论》一文指出，中西之人体质不同，西医之法施之中国未必合适，反之亦然；并指出，西医治标，中医治本，中西医学各有所长。⑥ 赵师鼎《中西医学异同说》指出，"西人详于形迹，而中医精于气化"，二者皆有长短，不能断然论之孰好孰坏。⑦《中西医药优劣论》《中西医学评议》等文章亦对中西医学之异同做了简单介绍。中西医学固有异同，且各有所长，因此不少医界人士开始认识到中西医学要取长补短，共同发展。谢屏珊《论学医宜以中医为体西医为用》一文在分析了中国医家"精于穷理，而拙于格物"，西洋医士"长于格物，而短于穷理"之后，指出医学应以中医为体、西医为用，共同发展。⑧ 赵师鼎《中国医学不能偏重西法必中西合参乃臻美备》一文在分析了中医学不可偏废的基础上，提出医学改良法和药学改良法，希望中外医家能集聚一堂，中西医藉能互为翻译，达到"中医之实习未深者，取西法以明之；西医之理论有缺者，取中学以补之"⑨。

《神州医药学报》直言其内容有六大特色："宗旨纯正，以农黄扁景之书为根据，以诸大名家之论为参考，以东西新学说为补助，扫除虚妄伪说。讲求确实真理，特色一；内容分论说、学说、记事、新闻、问答、通信、短评、

---

① 袁桂生：《振兴中国药业之计划》，《神州医药学报》1914 年第 2 卷第 4 期。
② 孙恒：《振兴医药之吾见》，《神州医药学报》1923 年第 2 卷第 1 期。
③ 袁绿野：《今日中医当如何自励》，《神州医药学报》1923 年第 2 卷第 2 期。
④ 朱醴泉：《振兴医学必须先去妒忌论》，《神州医药学报》1914 年第 2 卷第 7 期。
⑤ 钱存济：《论兴医学必须化除旧习》，《神州医药学报》1914 年第 2 卷第 11 期。
⑥ 朱醴泉：《中西医学各有所长治法不同论》，《神州医药学报》1914 年第 2 卷第 4 期。
⑦ 赵师鼎：《中西医学异同说》，《神州医药学报》1913 年第 3 期。
⑧ 谢屏珊：《论学医宜以中医为体西医为用》，《神州医药学报》1914 年第 2 卷第 7 期。
⑨ 赵师鼎：《中国医学不能偏重西法必中西合参乃臻美备》，《神州医药学报》1913 年第 5 期。

小说、杂俎、图画，合全国之鸿篇杰作于一纸，以供同志之研究，特色二；理论正确，文辞浅显，医药家阅之能增长无量之学识，非医药家阅之亦于身心性命卫生上大有裨益，特色三；访事确实，本埠外埠以及东西洋各种医药新闻无不搜罗备载，南北之习俗，咸除中外之偏私，悉化底学说于大同，放全球之异彩，特色四；广告新奇，商标清爽，凡各地医药家之惠登广告者，取费格外克己，其有新著作、新药品，本报认为极有价值者，当加以评论介绍于社会，以期神州医药有长足之进步，特色五；本报每月出版一次，材料丰富，图画精美，纸张坚洁，定价极廉矣，各省机关扩充交通利便，增刊日报一种用副，爱读诸君之雅意，特色六。"①

总之，作为中医学术刊物，《神州医药学报》的发行为中医界带来了许多系统、实用的中医学理论与知识，也为近代中医界提供了一个交流、互动的学术平台，为近代中医学术发展贡献了自己的一分力量。

2. 发行《神州国医学报》

1931 年 8 月，神州医药总会更名为神州国医学会，并于第二年发行《神州国医学报》。《神州国医学报》自 1932 年发行至 1937 年停刊，每月发行一期，共 58 期。创办之初，《神州国医学报》内容分为言论、学术、卫生、杂俎、会务、消息、答问等七项，并规定"来稿一经登载，即予以薄酬"②。为了扩大影响、充实学报内容，《神州国医学报》增加了特约撰述员蔡济平、谢诵穆、顾鸿章、冀汉声等 54 人，他们均为中医界的著名人士，如此庞大的编辑队伍为《神州国医学报》注入了新鲜血液。

《神州国医学报》在继承《神州医药学报》刊载医籍、介绍新旧学说的基础上，增设验方集锦、学术研究、特载等专栏，使其内容日臻完善。在特载专栏中，《神州国医学报》适时刊载大量医药或医事方面的文章，如第 3 卷第 6 期对于黑热病的专题特载，包括黑热病证治指南、黑热病之推测、黑热病之

---

① 《本报内容有六大特色》，《神州医药学报》1914 年第 2 卷第 1 期。
② 《征稿规则》，《神州国医学报》1932 年第 1 卷第 1 期。

研讨、黑热病治疗之一得、可怖之黑热病、黑热病之新闻三则等；第 4 卷第 6 期的《中医条例》公布纪念号，刊载了"关于中医条例的种种"，包括中医条例原文、立法院通过中医条例的新闻、国民政府公布实施中医条例及中医药团体的代电等。此外，《神州国医学报》刊载了大量关于中西医药时事方面的文章，如针对 1932 年中央国医馆《国医学术整理大纲草案》，《神州国医学报》积极进行刊载，并适时提出自己的见解，如时逸人《整理国医学术之主张》①、金长康《整理中医学及整理的我见》②、祝味菊等的《各同道对于中央国医馆整理国医药学术标准大纲草案之研究》③ 等。这些文章对草案进行了分析，在肯定中医学术需要整理的基础上，提出了许多可供借鉴的整理方法。

中医学十分重视临床经验的积累和归纳，所以医案在中医学中的地位举足轻重。《神州国医学报》刊登了大量古今医案，以备中医学界的参考研究，如志成医案、临床一得录、绞肠痧之治验、临症经验、梅毒治验记、肺病治验等。《神州国医学报》还刊载了大量医药广告，并详细介绍其性能、服用方法等，方便广大读者认识、服用；刊物还详细介绍其他医学杂志，如《医学杂志》《苏州国医杂志》《昌明医刊》等，并介绍其内容、宗旨、目的、取材、方针、发行地址，方便广大读者订阅，扩大了读者的医学知识交流平台。

总之，《神州国医学报》秉承《神州医药学报》"研究真理，集思广益"的宗旨，积极刊载医药知识，介绍中西医学说，时刻关注医学动态，为中医学说的传播与发展作出了很大贡献。

3. 出版、代售医书

为了宣传、普及中医药知识，神州医药总会（神州国医学会）出版、代售了一些医学书籍（表 5-4）。医学书籍不但便于读者保存，而且非常有利于

① 时逸人：《整理国医学术之主张》，《神州国医学报》1932 年第 1 卷第 1 期。
② 金长康：《整理中医学及整理的我见》，《神州国医学报》1932 年第 1 卷第 2 期。
③ 祝味菊等：《各同道对于中央国医馆整理国医药学术标准大纲草案之研究》，《神州国医学报》1932 年第 1 卷第 6 期。

医学知识的传播，方便了人们在日常生活中学习医学常识，从而增强自己的自救能力。神州医药总会撰述员陈裕业认为"保存国粹之道，无他，即为之设法流通而已。愈流通而保存之途愈广，盖流通者实保存之极端也"[①]。

表 5-4　神州国医学会出版及代售医书

书名	册数	编者	实价	书名	册数	编者	实价
中国时令病学	一册	时逸人	三角	灵素气化新论	一册	杨如侯	一元六角
医学新论	一册	杨如侯	二元	五色诊钩玄	一册	杨如侯	八角
温病讲义	一册	杨如侯	一元六角	医学达变内外篇	二册	张生甫	八角
中国处方学	一册	时逸人	印刷中	小儿药证直诀笺正	二册	张山雷	二元
脉学正义	六册	张山雷	六元	温热经解	一册	沈汉卿	三角
霍乱	一册	时逸人	三分	喉症方论	一册	本会	三分
经脉穴俞考证	二册	张山雷	一元	全体新论疏证	二册	前人	一元
中国医学建设问题	二册	时逸人	一角五分	中国急性传染病学	一册	时逸人	印刷中
药物学	一册	时逸人	一角	肺病论	三册	葛廉夫	一元六角
温热病问答	一册	郝植梅	二角	衷中参西录三期本	二册	张锡纯	二元
如皋医报五周汇选	一册	陈爱堂	一元四角	中国病理学	一册	时逸人	一元
难经汇注笺正	四册	张山雷	四元	急性险疫	一册	徐相任	一角
审查征集验方	一册	时逸人	一角五分	湿温医案平议	一册	张山雷	五角
谈医考证集	一册	张山雷	五角	医事蒙求	一册	前人	四角

资料来源：《神州国医学报》1932 年第 1 卷第 3 期。

神州医药总会出版及代售的医书以讲述中医治病原理为主，志在弘扬中

---

① 陈裕业：《论欲振兴医学保存国粹首宜流通医籍》，《神州医药学报》1915 年第 3 卷第 1 期。

国传统医药学知识，所刊、所售之书大都与常见病症相关。其中，《鼠疫抉微》一书由余伯陶于 1910 年所撰，是一本较为全面的鼠疫专著。该书以《鼠疫约编》为基础，参考诸家学说，对鼠疫源流、病情、辨证、治法及方药等加以阐论和发挥，其中融会了作者一些新的学术见解，这对于加强民众对鼠疫的认识及其对鼠疫的防治有相当重要的作用。包识生的《伤寒论讲义》一书，是一部以外感病为契机论述疾病辨证论治的医书，全书共计 10 篇，398 条 113 方，内容分为原文、词解、释义、方解、析疑、医案选录等部分。时逸人《中国急性传染病学》是一本传染病学专著，在《中国急性传染病学》基础上修订而成，并将《传染病预防法》列入其中。书中罗列急、慢性传染病 30 种，并将每一病症分为定义、病原、病理、症状、诊断、预后、并发症、鉴别诊断、预防、治法等类别。此书论述症状采用西医学说，而诊断、方药则以中医理论为主。

（二）开展中医教育

民国以来，中西医竞争日趋激烈，中医的生存和发展受到极大威胁，中医学术的传授历来讲究师承或家传，这虽是培养中医不可或缺的重要途径，却并不代表近代医学的发展方向。若想培养具有近代科学知识的中医，就必须改变过去官办学堂及师带徒的教育模式，建立适合近代社会潮流的新型医学教育体系。为了挽救中医，不少中医界人士逐渐认识到开办中医教育机构的重要性，各地的中医药社团组织虽宗旨各异，但均将中医教育列入自己业务范围之内。作为全国性的中医药学术团体，神州医药总会适时筹办神州医学传习所及神州医药专门学校，试图通过开展近代中医教育来传授中医学理论知识，培育中医人士。

1. 筹办神州医学传习所

为了改革和发展中医，培养医学专门人才，余伯陶于 1912 年筹办神州医学传习所，推定包识生等 10 人负责筹备员，草拟《神州医学传习所简章》，

"本所拟聘请专家，编辑各科讲义，实施教授，以完成会员医治学术，保重人群生命为宗旨"①。传习所设有普通科、专门科两种，普通科目为：内经、难经、伤寒、杂病、本草；专门科科目为：内科、外科、妇科、儿科、伤科、针灸科、眼科、喉科。修业期限普通科一年，专门科两年卒业。传习所毕业学员数百名。1926 年春，神州医药总会会长朱少坡将传习所改为神州中医大学。神州中医大学学制预科两年，本科两年。预科为混合之教授，主修中医基础课程，计有中国医学史、解剖学、组织学、生理学、卫生学、病理学、药物学、内科学总论、外科学总论、诊断学、法医学、修身、国文、体操等 14 门。本科为系统之教授，主修中医专门应用课程，计有内科学、妇科学、幼科学、眼科学、产科学、花柳科学、喉科学、针灸科学、伤科学等九科，另还进行各种实习、药物实习、处方规格、手术实践等。

神州中医大学虽有宏大之计划，但至 1927 年因上海政局不稳而陷于困境。当时四川名医祝味菊来沪，与朱少坡相谈，接办神州医大而改名为景和医科大学。学校制订了积极进取的计划，但不久因江浙皖赣四省变乱，归于沉寂。

2. 创办神州医药专门学校

在中医渐被冷落的民国初期，不少医界人士认识到学校教育的重要性，他们仿造西式学校开办了不少中医院校。上海是我国近代史上最有影响力的一个城市，作为中西医全面接触、交流的一个敏感地带，在创办医校方面亦出现不少成就。据统计，1919 年以前近代中医学校有 18 所，而上海就有 5 所（表5-5）。

---

① 《神州医学传习所简章》，《神州医药学报》1923 年第 2 卷第 1 期。

表5-5　近代上海中医学校一览表（**1919年前**）

校名	创办时间	校址	创办人／支持人
女子中西医学院	1905	上海	李平书、张竹君
中国医学会附设医学讲习所	1910	上海	蔡小香、丁福保
函授新医学讲习社	1910	上海	丁福保
上海中医专门学校	1917	上海	丁甘仁、谢立恒
神州医药专门学校	1918	上海	余伯陶

资料来源：赵洪钧：《近代中西医论争史》，安徽科学技术出版社1989年版，第156—165页。

作为当时规模最大、影响较深的中医学术团体，神州医药总会亦认识到开办中医院校的重要性。会长余伯陶直言"古人求道，必受业于师，借助于友，故聪明日以启，闻见日以闳，此学校之所由设也"，"为今之计，必创立医校，以培养医才，而后医道得以复兴"。包识生亦认为"学堂为造就人才唯一之机关"，"中医之学非不及西医，纯以无教育故也"，"今欲振兴医药，非速为召集海内硕学，组织学堂以造就医药无数人才不可也"。[①]

1918年，包识生等创办神州医药专门学校，地址设在上海北浙江路。学制五年，分为预科、医科、药学科。预科作为基础，课程有国文、医语、德语、解剖学、生理学、医化学、卫生学、微生物学、病理学、药物学、内科学、儿科学、外科学、皮肤病学、花柳病学、耳鼻咽喉科学、眼科学、产科学、精神病学、针灸科学、修身、国文、体操等23门；药学科课程有化学、药用植物学、生理学、分析学、卫生化学、细菌学、裁判化学、药局学、药品鉴定、调剂学、药化学、机械化学、药品工化学、矿物学、国文、修身、德文、体操等18门，"从课程安排来看，似西医专门学校，但实际上是为了申报教育部容易批准"[②]。包识生任学校教务长，他自编《伤寒杂病讲义》

---

① 包识生：《医药危言》，《神州医药学报》1914年第2卷第11期。
② 邓铁涛主编：《中医近代史》，广东高等教育出版社1999年版，第76页。

《诊断学》等教材，大力普及中医药学知识。该校后因缺乏师源、经费停办。神州医药专门学校培养了大量的医学专门人才。

（三）进行医疗实践

医学教育具有很强的实践性，中医教育尤其如此。近代中医办学一开始就遇到教学实践问题。因此，在开展中医教育的同时，神州医药总会把附属医院的建立摆在首位，在进行医疗实践的同时也担负起治病救人的天职。

1. 筹设诊察所

神州医药总会在成立后不久便开始筹设施诊所。后因"入夏以来，寒暑失宜，最易致病"，于总会内再设诊察所，并延请医界中富有学识经验者，分日莅临诊察所。诊察所主要起到治病救疗的功效，其简章如下[①]：

（甲）每日自上午九点钟起十二点钟止为诊察时间；

（乙）不取封金，每号收挂号小洋一角；

（丙）病人经医士诊治得手，倘该医士不值期或届期而逾所定时刻者，可告明本所，凭票自往该医士寓所诊治，亦免封金，以归划一；

（丁）凡病剧不能来所就诊者，可向本所陈明，愿延某医士赴诊，由本所挂号代请，诊金与金概照该医士定例减半；

（戊）凡遇极重要病证，愿请本所著名医生四五位会诊者，每次收封金二十元，与金在内不限时刻；

（己）各医士所诊病症概留方底，以资查考。

诊察所的筹办，不仅使中医界人士履行了其治病救人的天职，亦是中医界人士理论付诸实践的重要过程，有利于中医学的传播与发展。

2. 开办医院

在中西医全面碰撞、中医的生存发展面临重大威胁的时刻，不少中医界

---

① 《筹设诊察所》，《神州医药学报》1913 年第 3 期。

人士认识到开办医院的重要性。如果说设立医学院校、进行医学知识的教育是理论教育的话，那么创办医院、进行实地训练则是医学实践。包识生认为："医院为实行试验之机关，其学术、药品之优劣一试即知，无可逃避，且对于学术之进步有莫大之力焉，故西医进步之原因，亦多由医院研究而得。但吾国数千年来，无所谓医院，医生诊病有若作客，病人一切行为任病家自由，往往一剂不获效，即延他医，朝张暮李，愈弄愈错，而医生诊一次脉，处张一方，后即于病者不通闻问，亦无从再悉其病状，如是即欲研究病理，其可得乎，且今吾国医院多操诸西医之手，故社会上只知西医之功效，而目中医为庸腐也，刻欲挽救中医中药，非速设医院普及国内与西医争术不可也。"① 对于中医界来说，欲图中医药之生存与发展，非设立医学院校、创办医院不可，两者相辅相成，缺一不可。匡第春亦言："振兴医药根本之图，非先创设医学校，实施完全之教育不为功。而欲实地练习，求临床之经验，犹非兼立医院不可。"② 1920 年夏，学会创办北市神州医院，7 月于南市药界设立疫症救济社，旋即扩大为沪南神州医院。沪南神州医院由李平书任院长，医院各科配备较全，并有药剂室等。沪南神州医院集医药实践及治病救疗于一体，对于中医人才的培养及中医学的发展起到了重要的作用。

（四）宣传、生产国医药

为了振兴、发展中医中药，神州医药总会除设医校、办医院之外，还对国医药进行积极宣传，如筹办神州医药陈列所，以达辨别药品优劣、促进国药发展之目的；创办神州模范制药社，以达振兴国药、支持国货、发展国医之宗旨；进行无线电国医药宣传，以达普及中医知识、发展中医之目的。

1. 筹办药品陈列所

神州医药总会成立之后，便积极组办各种医药活动。神州医药总会会员

---

① 包识生：《医药危言》，《神州医药学报》1914 年第 2 卷第 11 期。
② 匡第春：《振兴中国医药实为当今急务论》，《神州医药学报》1914 年第 2 卷第 12 期。

及撰述员匡第春在《振兴中国医药实为当今急务论》中提道，在创设医校、医院之后，还需筹办药品陈列所，"以辨别验品之优劣"，同时起到宣传国医药之效。1913年，神州药品陈列所设立。自该陈列所设立以来，上海药业诸公司纷纷捐献药品标本原料，尤其以上海采芝堂所捐贵重药物为最多。之后广东请愿代表刘筱云带来广东省诸多名医及诸药肆特制的各种药品，在神州医药总会内陈列。

2. 创办神州模范制药社

1915年，神州医药总会发起创设神州模范制药社。神州模范制药社具体职责可分为两种，"医界负征求药方，介绍营业之责；药界负制造药品，贩卖货物之责"①。神州模范制药社的经费由报社承担，职员分经济、干事两部，分别由药界、医界推举产生。神州模范制药社发明的各种药品，直接向政府立案专利，别人不得仿冒。对于"有志营私业者"，办法有二：一是"出相当之津贴，本社即可将该种药品制造发行权全盘让与"，二是"与本社合办"②。神州模范制药社秉持"联合医药人才，改良各种药品，以振兴医药，维持国货"的宗旨，不断研制新药、介绍新药，其对药品的介绍极尽详细。神州模范制药社介绍的药品有上海粹华制药厂发行的清血片；上海颐南堂药局发行的小儿福幼丹、御方半夏元、遗泄沦精片等，上海五洲大药房发行的人造自来血、树皮丸、补天汁、海波药等。

3. 进行无线电国医药宣传

为了宣传国医药、增加人民的卫生常识，神州国医学会于1933年创设无线电国医药宣传组，推定程迪仁、金长康等为委员，"刻承'建华广播无线电台'之允予假座，每天午后五时起至六时止，逐日宣讲国医药各种学术理能及卫生常识等等"③。神州国医学会无线电宣讲委员会，推出蔡济平、顾渭川、

---

① 包识生：《神州模范制药社缘起》，《神州医药学报》1915年第3卷第5期。
② 包识生：《神州模范制药社缘起》，《神州医药学报》1915年第3卷第5期。
③ 《通告全体会员》，《神州国医学报》1933年第2卷第4期。

徐相任、萧退安、沈仲芳、郭仲亮、徐福民、金长康、张禹门、张绍江、朱少武、陈朝光、费子彬、程迪仁等14人为委员，并推定徐相任、程迪仁、郭仲亮、金长康四人为主任。第一次宣讲节目，如表5-6所示。

表5-6　神州国医学会宣讲节目表

星期	姓名	担任科目	附记
一	郭仲亮	妇女科	附会务报告（程迪仁）
二	蔡济平、顾渭川、萧退庵	公开演讲	不固定
三	徐相任	虚劳、时疫	附现代病家及医药界的差误
四	程迪仁	卫生方法	
五	蔡济平、顾渭川、萧退庵	时病	
六	金长康	小儿病常识	附答问（程迪仁）
日	程迪仁	验方	附医药杂谈
附注：特别节目照时决定			

资料来源：《本会创设无线电国医药宣传记》，《神州国医学报》1933年第2卷第5期。

关于宣讲的内容，有以下几项：（1）个人卫生；（2）社会卫生；（3）国医药之研究；（4）简验丹方；（5）国医药之介绍；（6）会务；（7）答问；（8）其他属于国医药而有益民众的一切问题。宣讲时间为每天一小时，从午后五时起至六时止。无线电国医药宣传委员会在经济上采取独立制，以广告、特捐之收入为挹注，若有委托为业务做宣传者，收取广告费。① 作为宣传国医药的手段，无线电的应用极大地丰富了民众的中医学常识，对于中医学的普及与发展产生了深远影响。

---

① 吴去疾：《本会创设无线电国医药宣传记》，《神州国医学报》1933年第2卷第5期。

四、联合与抗争

（一）反对"漏列中医案"

1912 年，教育部在新颁布的学制及学校条例中，只提倡设立西医学各类学校而没有涉及中医，完全将中医学排斥在医学教育系统之外，这就是历史上著名的"教育系统漏列中医案"。消息一经传出，便引起中医界人士的强烈反响。神州医药总会会长余伯陶等通函各省，同各地医学团体开展联系、征求意见，积极谋求中医药界团体的联合。1913 年 10 月，神州医药总会联合 19 个省市的中医界团体及药界人士，组成"医药救亡请愿团"，推举代表恽薇荪（北京）、陈春园（广东）、王阁如、易炳如、韩旭东、刘筱云（广东）、叶晋叔（上海）等进京向教育部及国务院请愿，力请将中医中药纳入医学教育系统，保存中医中药。上海代表叶晋叔在离沪赴京请愿前，神州医药总会举行欢送会，会长余伯陶致辞勉励。① 各地代表于 1913 年 11 月 23 日起赴京请愿，请愿书由神州医药总会李楢臣、徐相任起草，并经余伯陶等审阅。

《神州医药总会请愿书》全文很长，开头便提出"提倡中医中药，准予另设中学医药专门学校，以重民命而顺与情事"的请求，并在文中进一步解释中西医学各有利弊、需取长补短而不可取消中医的五项理由，即从学理、中西人士禀赋悬殊、社会心理、中国形势、财政关系方面阐释中医中药断不可废的利害关系，并呈请教育部及国务院"准予提倡中医中药"，"厘定中学医药科目"，"颁中学医药专门学校规程"。文章最后提出八条发展中医学的具体措施，"一则设立中国医药书编辑社"；"一则开设医院，以资实验，中西并重"；"一则分设补习学校，培植人才"；"一则规定诊察手续及方案程式"；"一则删补丸散膏丹暨各种药品，画一仿帖，详论兴味治验及用法，并炮制收

---

① 刘文蒷：《中医药界的首次抗争活动》，《中华医史杂志》1986 年第 1 期。

藏各法，以杜药肆之冒滥"；"一则设立医药藏书楼、药品陈列所，以供各界同胞之参考"；"一则设药品化验所……以供医家之配合"；"一则编辑医学报……以为增进智识之导线"等。① 1914 年 1 月 8 日，北洋政府教育部在各种舆论压力下，函复于德勋（余伯陶）请愿书，称："此次本部所定医学专门学校课程，借备各种科学，原为解剖化验，非具有完全科学知识，无从入手。此项规程，系由临时教育会议公同议决，并由本部延聘医学家详细讨论，始行颁布。本部对于医学，只期学术完备，求合于世界进化之大势，然后检疫，卫生诸政，冀可推行无碍，并非于中医、西医有所歧视也。"② 教育部明确表示并非于中医有所歧视，亦无废弃中医之意。继教育部批复之后，北洋政府国务院于 1 月 16 日也下发正式复文："查中国医学，肇自上古，传人代起，系统昭然，在学术固已蔚为专科，即民生亦资其利赖，前此部定医学课程，专取西法，良以岐行不至，疑事无功，先其所急，致难兼采，初非有废弃中医之意也。来呈述理由五端，尚属持之有故，拟办各事，亦均具有条理，除厘定中医学校科程一节暂从缓议外，其余各节，应准分别筹办。仍仰随时呈明地方行政长官立案，俾资查考而便维持。此批。"③ 从北洋政府国务院的批复可以看出，北洋政府基本同意了全国医药救亡团体的请求，准予分别筹办，虽然对中医学校课程要暂缓议定，但原则上已不加反对。此次请愿的初步胜利，为以后各地中医立案的成功奠定了基础。

（二）抵制上海中药店注册

1923 年，内务部根据 1919 年总税务司及伍连德先后陈请设立上海违禁药品管理局。成立不久，上海违禁药品管理局颁布《中西药店注册暂行章程》，强令中药店注册。章程第一条规定："中西药房均应呈请违禁药品管理局转呈

---

① 《神州医药总会请愿书》，《医学杂志》1922 年第 8 期。
② 陈邦贤：《中国医学史》，上海医学书局 1929 年版。
③ 刘筱云：《附录国务院批答神州医药总会批词》，《医学杂志》1922 年第 8 期。

内务部注册，发给营业执照，方准营业。"并在第三条中进一步说明，中西药店呈请注册时，应附送印花税两元，并依下列之标准纳注册费。从上海违禁药品管理局设立之初衷及其颁布的《中西药店注册暂行章程》来看，上海违禁药品管理局强令中药店注册实属分外之事，故此项章程一经颁布便引起上海中医药界的极大反响。

神州医药总会发表《反对违禁药品管理局令中药店注册》一文，称"毒药系专指吗啡高根等品，由外洋输入，有背于烟禁前途者而言，固与吾中药店无涉也"，指责上海违禁药品管理局"假管理违禁药品之名，而实行搜括之实"属非法行为。文章还指出，如果此项注册章程在上海尝试成功，日后必将推行及于全国，增加药商负担；而其所定注册费四百元、二百元、一百元、五十元亦不知根据何种税则、何种法律。最后，神州医药总会表示作为"全国医药界之中枢，万不容上海开此恶例"[2]，坚决反对上海违禁药品管理局强令中药店注册。作为全国医药之总枢，神州医药总会多次致函上海违禁药品管理局，要求该局明示违禁药品之种类及管理范围，希望"将中药商店注册章程即予取消，藉维商业而杜纷扰"[3]。为进一步联合商界共同抵制上海违禁药品管理局强令中药店注册，神州医药总会致电上海各商界联合会寻求支援。在神州医药总会及各界商会、联合会的共同抵制下，终于迫使上海违禁药品管理局收回成命。

（三）反对"废止中医案"

南京国民政府成立后，对于中医的歧视与摧残变本加厉。1929年2月17日，南京国民政府召开第一届中央卫生委员会议，通过了西医代表余云岫等提出的"废止旧医以扫除医事卫生之障碍案"，并与上海市卫生局提出的限制

① 《中西药店注册暂行章程》，《上海总商会月报》1923年第3卷第2期。
② 《神州医药总会纪事》，《神州医药学报》1923年第2卷第1期。
③ 《本会再复违禁药品管理局函》，《神州医药学报》1923年第2卷第1期。

中医发展的提案合并，制定了"规定旧医登记案原则"，规定如下①：

　　1. 旧医登记限至民国十九年底止；

　　2. 禁止旧医学校；

　　3. 其余如取缔新闻杂志等非科学医之宣传品，及登报介绍旧医等事，由卫生部尽力相机进行。

此三项规定乃是以余云岫为代表的废止中医派企图从根本上取缔中医药团体及学校对于中医学的宣传，进而消灭中医的一个步骤。除此之外，废止中医派还拟定六项消灭中医的具体办法。② 这就是历史上臭名昭著的"废止中医案"。

此消息一经传出，立即激起全国中医药界无比愤慨。由神州医药总会、上海市中医学会组成的上海特别市中医协会首先在报上发出通告，表示坚决反对。其他中医药团体如医界春秋社等亦积极登报抗议，反对国民政府对中医的打压。神州医药总会同医界春秋社、上海中医学会等八个团体联名向当局政府发出通电，一一驳斥余云岫等人的提案，并请求立即取消中央卫生会议的决议。全国中医界空前大团结、大觉醒，发展为规模更大的反废止中医案浪潮，神州医药总会、上海市中医协会、医界春秋社、医报公会等37个医药团体，组成"上海特别市医药团体联合会"。该会于3月17日召集全国17个省市、242个团体、281名代表于上海召开全国医药团体代表大会，神州医药总会执委常委蔡济平、蒋文芳、谢观、包识生为大会的主要组织者，其中参与大会的神州医药总会各地分会，例如吴淞分会、绍兴分会、浦东分会、温州分会、昆山分会等。安徽省、河北省、湖北省、广东省、广西省等各地分会亦有代表参加。作为当时影响最大的一个医药团体，神州医药总会与各地分会积极参加，为大会的顺利进行作出重要贡献。大会在紧张的气氛中连续进行了三天，最后通过了三项决议：定3月17日为中医药团结斗争纪念日、

---

　　① 和中浚：《图说中医学史》，广西科学技术出版社2010年版。
　　② 全国政协文史资料委员会编：《文史资料存稿选编》(23)，中国文史出版社2002年版。

组织"全国医药团体总联合会"、组织"请愿团"。当日，全国医药团体联合会成立，并组成请愿团赴南京请愿，要求政府立即取消立案，谢观、蒋文芳为赴京请愿团的主要成员。

面对废止中医案引起的轩然大波，南京国民政府称："中医中药不应废弃，请（卫生部）撤销卫生会议废止中医案一节。"之后，卫生部亦复函给全国医药团体联合会："查中药一项，本部力主提倡，惟中医拟设法改进，以期其科学化，中央卫生委员会议决案并无废止中医之说。"① 中医界这场声势浩大的反对废止中医案的活动至此暂告一段落。在这场中西医斗争中，神州医药总会作为当时影响较大的中医社团，时刻站在斗争的前沿，积极参加、组建全国医药团体联合会，适时发表文章对废止中医派进行抨击，并派代表进行请愿，为中医的生存和发展作出了重要贡献。

（四）促使《中医条例》从速公布

1930 年，国民政府通过《西医条例》，对西医事业的发展产生了积极影响，避免了西医药管理方面的诸多分歧与混乱。为了争取同西医的平等地位，1931 年初成立的中央国医馆草拟《国医条例》，并要求国民政府给予审定、通过。1933 年 7 月，在国民党元老陈果夫、陈立夫、邵力子等人的支持下，《中医条例》经立法院法制委员会第 43 次会议通过。时任行政院院长的汪精卫阻止立法院对于《中医条例》的审查，对于其颁布实施更是百般阻挠，使该条例被积压两年之久而未曾颁布实施。国民政府的百般阻挠激起了中医界人士的纷纷质疑，中医界于 1934 年召集全国代表请愿团，要求从速颁布《中医条例》。

面对西医界对于《国医条例》的批驳，《神州国医学报》发表文章进行驳斥。周镇在《对于西医呈请驳斥中医条例之意见》一文中指出"如尚愿保留

---

① 全国政协文史资料委员会编：《文史资料存稿选编精选》，中国文史出版社 2006 年版。

国医治法"，"速宜力争国医馆管理中医权"。① 神州国医学会会员黄敦汉在《我也谈谈中华医学会请驳斥国医条例的话》一文对于中西医学的优劣进行了详细比较，并提议设立中西两医院，根据两医院每日治好的病人进行比较，且以实例说明保存、发展中医的重要性。② 1933 年 12 月 15 日立法院通过《中医条例》后，《神州国医学报》即刻刊载《立法院会议通过中医条例》一文，刊载条例原文，告知全体医药界。③ 面对国民政府百般阻挠条例实施，神州国医学会联合上海各医药团体致电国民政府，要求从速公布《中医条例》，同时称："民国以民为本，政府设施，自应以民意趋向为依归。去年十二月十五日，立法院举行第四十三次会议，根据国情民意，通过中医条例十条，迄已逾月，未见公布，群情遑急，揣测业生。为敢电请钧府迅赐依法公布。"④ 以神州国医学会为代表的上海医药团体亦致电中国国民党四中全会及中央政府立法院，要求从速公布《中医条例》，以保障中医的生存与发展。

在全国中医界的共同努力下，《中医条例》于 1936 年公布实施。《神州国医学报》"中医条例公布纪念号"特载"关于中医条列之种种"一栏，刊载条例原文，并刊载中央国医馆及上海市国医分馆代电。对于《中医条例》的颁布施行，各地中医团体纷纷举行庆祝大会。条例的公布使中医界取得了与西医的平等地位，中医界人士无比兴奋，纷纷发表文章来表达自身的喜悦之情。神州国医学会会员、《神州国医学报》主笔吴去疾在《中医条例之一点小贡献》一文中称："吾人所盼望已久之中医条例，今蒙国民政府于本年一月二十二日以明令公布矣。吾国民族所依赖之吾国医药，而今而后，可以在法律上得有地位之根据矣。"⑤

---

① 周镇：《对于西医呈请驳斥国医条例之意见》，《神州国医学报》1933 年第 2 卷第 4 期。
② 黄敦汉：《我也谈谈中华医学会请驳斥国医条例的话》，《神州国医学报》1933 年第 2 卷第 4 期。
③ 《立法院会议通过中医条例》，《神州国医学报》1934 年第 2 卷第 5 期。
④ 《致国民政府代电》，《神州国医学报》1934 年第 2 卷第 6 期。
⑤ 吴去疾：《中医条例之一点小贡献》，《神州国医学报》1936 年第 4 卷第 6 期。

作为民国时期成立较早、规模较大的中医团体，成立于 1912 年的神州医药总会，投身中西医之争，有效地维护了中医的合法地位，促进了中医学的发展与进步。神州医药总会本着研究国医国药的宗旨，先后创刊《神州医药学报》及《神州国医学报》，刊载大量医学知识，广泛进行中医药的宣传，为中医学术的发展提供了重要平台。成立之后，神州医药总会筹办医学传习所，创办神州医药专门学校，积极进行中医学教育；筹设诊察所，创办神州医院；筹办药品陈列所，创办神州模范制药社，进行国医药无线电宣传等。为更好地发展中医，神州医药总会还力求中西医学的融会贯通，发表大量文章阐述中西医学互有优劣、需取长补短的原理。作为中医学术团体，神州医药总会积极谋求全国中医界的联合。面对 1912 年北洋政府的"漏列中医案"，积极组织 1912—1914 年中医界的首次抗争活动，力争将中医办学加入教育系统；联合上海中医界及商界人士共同抵制上海违禁药品管理局强令中药店注册；针对南京国民政府的"废止中医案"，神州医药总会积极参与，促使全国医药团体联合会的成立及请愿的成功；为争取中医的合法地位，联合各界促使《中医条例》从速公布。神州医药总会在维护中医学术地位及其与西医的抗争过程中发挥了至关重要的历史作用。

第六章　中医社团之二：上海医界春秋社

　　上海医界春秋社成立于 1926 年 4 月 26 日，由上海中医张赞臣、杨志一、朱振声等人发起创办，以"结合国医同志，共策学术之进展，增进民族之健康；唤醒同仁，团结一致，抗御外来侵略"为宗旨。上海医界春秋社成立之时，正值中医备受西医侵略和政府打压时期。成立后，医界春秋社发行《医界春秋》，出版《世界医报》以及许多医学类书籍，开办中国医药书局、中国制药社、函授部和上海国医讲习所等。在与国民政府歧视、迫害中医的斗争中，医界春秋社积极参与维护中医学术合法地位，促使了"中医条例"的颁布实施等。作为民国时期较有影响的一个中医社团，医界春秋社不仅为改进、发展中医作出了重要贡献，而且在学术上同废止中医派，政治上同国民政府都进行了有力的抗争，使中医事业得以保存和延续。

一、成立与发展历程

（一）成立背景

　　中医作为传统文化中的瑰宝，既有很高的理论价值，又有很强的实效性，在保障人民群众身体健康和民族延续方面作出了重要贡献。鸦片战争以来，随着西方列强的侵略，西方的科技文化知识也逐渐传入我国，近代中国人开始了向西方学习的艰难历程。中华民国建立后，作为传统文化精髓的中医更是遇到了种种困难，处境十分恶劣。随着新文化运动的开展，欧化思潮、反传统主义的浪潮愈演愈烈，与传统文化有着紧密联系的中医也遭到了西化知识分子的抨击，如当时著名的知识分子胡适、陈独秀、傅斯年等人，都对传统的中医学提出了批评。特别是一些留日学医的归国学生，目睹了日本经过明治维新之后强大的事实，深受刺激，回国后也很快与力求维新振作的行政当局结合在一起，利用手中掌握的行政权力，对中医极力打压，使近代中医的发展面临着很大的外部困难，这些人以余云岫、汪企张等为代表，极力主张废除中医。另一方面，从中医的自身发展来看，近代以来由于社会日益动荡不安，瘟疫等疾病不断发生，而传统中医的发展又十分缓慢，明显落后于时代的发展，对医界出现的新情况无能为力，从而使得中医的一些理论及临床治疗落后于时代的发展。近代中医不仅面临着巨大的发展困境，而且它存在的合理性也受到了质疑。

面对近代中医的发展困境和生存危机，中医界有识之士努力奋起，决定振兴、改进中医以使其适应时代发展的需要。他们通过组织中医学术团体，发行医学刊物，建立近代中医学校、中医医院等方式捍卫中医。在诸多的社团当中，上海医界春秋社是其中较有影响的一个。

（二）成立过程

近代以来，中医在国家的医政体系中处于非常不平等的地位。1912 年，北洋政府举行学制改革，在编制教育系统中将中医教育摒于系统之外，激起了中医药界的强烈不满。1922 年 5 月，北洋政府为了统一全国的医政事业，颁布了《医师（士）管理法令》①，其中规定"西医称医师，中医称医士"，

---

① 邓铁涛主编：《中医近代史》，广东高等教育出版社 1999 年版。

含有很多歧视、束缚中医发展的内容。为了争取中医教育的合法地位，1925年8月中华教育改进社在山西太原举行会议，其中湖北中医冉雪峰向该会提出，"查教育部学校课程系统，有西医而无中医，致令办此项学校者，无课程矩矱可遵……欲振兴中医，非办学校不可，欲办学校，非加入学校系统不可"①，极力要求政府将中医加入学校系统，以使其获得合法地位，但是在同年的11月20日，教育部召开的部务会议上，对此案不作认真讨论，以"不合教育原理"为由，不予通过。可见，当时的北洋政府对中医的歧视，不仅不予以扶持还极力打压，再加上以余云岫为代表的西医派对中医的攻击，中西医之间的矛盾日益尖锐。

在这种状况下，刚刚从上海中医学院毕业的张赞臣，联合杨志一、朱振声等人于1926年4月26日发起成立上海医界春秋社，以"结合国医同志，共策学术之进展，增进民族之健康；唤醒同人，团结一致，抗御外来侵略"为宗旨。地址开始设在上海霞飞路（今淮海路）宝康里56号。1928年，由于办理医药事务的增多，原有的场所已不能适应发展的需要，迁至上海英租界劳合路宁波路口镛寿里116号（云南路227号）。1930年，再迁至上海西藏路西羊关弄503号。② 1928年2月，上海医界春秋社向上海市政府卫生局申请立案，从而确立了该社存在的合法性，为社务活动的开展提供了便利条件。作为一个中医学术研究团体，该社成立不久便创办中医刊物——《医界春秋》，被中医同道称为"中医之喉舌，吾道之干城"③，在维护中医学术合法地位，改进与发展中医，反抗西医侵略方面发挥了重要作用。此后，医界春秋社还创办了上海国医讲习所、中国医药书局、中国制药社、中医药函授部及医学图书室等，进一步宣传中医药学术知识，发展中医药事业。

---

① 《致北京中华教育改进社提议书》，《医学杂志》1925年第25期。
② 《本社迁移新址启事》，《医界春秋》1930年第52期。
③ 黄树则主编：《中国现代名医传》，科学普及出版社1985年版。

（三）主要创办人——张赞臣

说到医界春秋社，不能不提到其主要创办人——张赞臣。在医界春秋社存在的 11 年当中，张赞臣一直担任主席一职，并且还于 1927 年 1 月担任《医界春秋》的主编，直到 1937 年 3 月停刊，为近代中医事业的生存和发展作出了贡献。

张赞臣（1904—1993）名继勋，江苏省武进人，出身于中医世家。其父张伯熙是一位非常有名的中医。张赞臣从小耳濡目染，深受父亲的影响，不但阅读了大量的医学书籍，而且还经常跟随父亲外出行医，在中医学方面奠定了坚实的基础。1926 年，张赞臣从上海中医学院毕业。他医学知识扎实，医术高明，为众多患者解除了病痛，受到了人们的称赞。时值中医的多事之秋，政府极力发展西医，对中医却持歧视和不公平对待。面对西医的侵略，当时的中医界，医家之间还存在着相互攻击的恶习，一盘散沙，不仅不能有效抵御西医的进攻，还严重地危害了中医的存在和发展。有鉴于此，张赞臣联合杨志一、朱振声等人于当年 4 月建立了上海医界春秋社，积极开展维护中医学术的活动。医界春秋社在刚创立时，不仅面临着经济上的困难，同时由于是当时几个年轻刚毕业的中医学生所办，没有得到中医同道的援助，在人才上也十分匮乏。面对这种情况，很多人都心灰意懒，失去了信心，而张赞臣并未灰心，始终如一，不但坚持工作，还鼓励其他同仁投身社务。他主持社务长达 11 年之久，为医界春秋社的发展可谓尽心竭力。

张赞臣不仅医术高超，还十分关心中医教育，先后担任过中国医学院院董、苏州国医研究院讲师等职，被聘为中央国医馆名誉理事、中西医药研究社理事，为我国近代的中医教育事业做了大量工作。1927 年与余无言等人又创办了上海中医专科学校，培养了大批中医人才。张赞臣一生著述颇丰，撰写了多部在当时乃至现在都很有价值的医学书籍，如《中国历代医学史略》

《中国诊断学纲要》《咽喉病新镜》《本草概要》① 等十余部，为中国近代中医事业的发展作出了积极贡献。

（四）发展历程

上海医界春秋社大体上可以分为两个时期，第一个时期是 1926 年成立至 1937 年由于日本的侵略而终止活动；第二个时期为 1945 年复社至 1951 年解散。医界春秋社的主要活动及在历史上发挥的作用主要集中在第一时期，也正是中西医论争比较激烈之时。医界春秋社作为中医社团，坚决维护中医的学术地位，与政府当局及废止中医派进行了激烈的抗争。

上海医界春秋社还成立中国医药书局，创办中国制药社，设立国医讲习所，为中医的发展发挥了积极的作用。在组织机构上，它不断健全，在社员人数上日益增多，成为当时最重要的中医社团之一。

1937 年 8 月，日本的侵略势力蔓延到了上海，中医药社团的活动深受打击，许多社团组织被迫解散。吉安罗瓒在《为日本侵占东三省警告全国国医同志书》一文中呼吁国医界团结起来抵制日本的侵略，维护中华民族的利益。叶劲秋的《请看日本人的心肝》也揭露了日人侵占中国疆土的恶劣行径。上海中国医学院学生抗日救国会在"来电"中称："日本节节占领我国土，摧残我国权，掠我财产，毙我同胞，张学良有守土之责，事前既疏于防范，事后又无任何表示，丧权辱国，实属罪无可逭，宜即迅令所部与倭奴决一死战，发以一死以谢国人可也。同时中央宜积极准备御敌，调集全国军队，继往效命，凡我农工商学之同胞，当一致团结，以为后盾，使吾国而尚有孑遗，誓不与仇共覆戴。"② 面对日本的侵略，中医界人士并未局限于自己的专业，而是发自内心地爱国，利用自身的力量反抗日本的侵略。

面对日本的步步紧逼和威逼利诱，上海医界春秋社宣称："不与敌寇往

---

① 郑昌雄、张剑华：《张赞臣》，《中国医药学报》1987 年第 2 卷第 3 期。
② 《上海中国医学院学生抗日救国会来电》，《医界春秋》1931 年第 65 期。

来，不受楚齐伪命。举世滔滔，独能洁己，既羞腼颜事仇；复憎虎皮蒙马，任他逐逐，宁畏哐人"①，果断拒绝与日伪政府合作，宣布停止活动，表现出了宁折不弯的高尚气节。至此，存在了十一年之久的医界春秋社，被迫宣布解散。

抗战胜利后，随着国内和平环境的到来，一些社团纷纷复社。1945年8月，张赞臣向当时的上海市社会局递交了"医界春秋社"复社的要求，并于12月19日获得批准。张赞臣出任秘书主任一职，积极领导社员组织各种学术活动。1947年改组医界春秋社，定名为上海市中医师学术研究会，张赞臣任理事长，积极吸收国内外会员达数百名，经常召开学术讨论会，希望采用科学方法研究中医，发扬真理。然而时过境迁，医界春秋社很难恢复到抗战前的规模和影响，1937年时有5000余人，而在1949年仅为276人②。1951年，该社终止了活动。

总之，作为中医近代史上持续时间较长、组织较健全、范围较广、影响较大的中医社团，上海医界春秋社为继承维护中医药学、融会中西药学说、促进医学的发展作出了积极的贡献。

二、组织概况

（一）组织机构

上海医界春秋社成立之后，在组织设置上起初设正社长1人、副社长1人、评议长1人、评议员4人、理事长1人、理事员4人、编辑长1人、编辑员4人、文牍长1人、文牍员4人、会计1人。③ 为了扩大影响，该社聘请名

① 张赞臣、陈无咎、杨彦和：《上海医界春秋社复社宣言》，《医学导报》1946年第7—8期。
② 谭春雨、李洁：《近代上海中医社团的产生根源及其特点》，《中医教育》2009年第28卷第4期。
③ 《附医界春秋社征求社员简章》，《医界春秋》1926年第3期。

誉社长数人、副社长 2 人，张赞臣任执行主席。成员主要有谢利恒、朱少坡、夏英堂、丁仲英、杨志一、张伯熙、张赞臣、朱振声、许半龙、虞舜臣、方公溥等，都是当时中医界的贤达名士。

社章规定，该社设有监察委员和执行委员数人。监察委员主要负责稽查社务的进行并拥有监察、纠弹执行委员的权力，执行委员主要负责处理该社对内对外的一切执行事宜。这种机构设置不仅有利于社务工作的开展，而且也能够保证活动的公正、透明。监察委员下设文牍、编辑、宣传、交际四部，其中文牍部司理一切案牍及记录保管印信等业务，编辑部司理编辑一切出版品及校对印刷等项，宣传部司理宣传及撰述宣传品，交际部司理接洽一切及调查事宜。

1926 年 7 月，医界春秋社在上海半淞园举行秋季大会，这也是该社成立后的第一次聚会，到会人员有社员、发起人及赞助人等百余人。① 在这次大会上，医界春秋社进行了机构改制，监察制改为委员制，张赞臣的父亲张伯熙当选为第一任理事长。大会还选举了职员并聘请了名誉社长，选举了社长、副社长等。具体职员情况见表 6-1。

表 6-1　上海医界春秋社 1926 年职员一览表

职务	人员
名誉社长	章太炎、李平书、吴鉴吾
正社长	朱少坡
副社长	丁仲英
顾问	张破浪、蔡济平、包识生、陆晋笙、彭荫丞、恽铁樵、夏应堂、陆士谔
评议长	谢利恒
评议员	张赞臣、朱良钺、戴达甫、陈乐评
理事长	张伯熙

① 《本社秋季大会纪》，《医界春秋》1926 年第 4 期。

职务	人员
理事员	陈莲根、马千里、施伯英、虞纯成
编辑长	费泽尧
编辑员	祝味菊、杨致逸、秦伯卫、许盥孚
文牍长	程门雪
文牍员	陈承沅、张少波、王慎轩、顾汝宣
会计	吴虎

资料来源：《医界春秋》1926年第4期。

1927年6月3日，上海医界春秋社召开改组职员会议，与会会员多达50人。大会公推张伯熙为临时主席，随后杨志一报告了该社的成立经过。会上推选朱少坡、夏应堂、丁仲英、王仲奇、谢利恒等5人为监察委员，张赞臣、许半龙、朱松、虞舜臣、丁济万、夏理彬、张少波等7人为执行委员；并选举杨志一为编辑股股长，张伯熙、叶心农、程迪仁、江广智等为编辑股委员；朱振声为文牍股股长，秦伯未、萧苾英、王润民、朱涧清等为文牍股委员；方公溥为宣传股股长，杨宗凯、陈天钝、陆寿民、陈存仁等为宣传股委员；张继仙为发行股股长，马叔修、钱乃振为发行股股员；张惠春为会计。① 此外，大会围绕中医教育、上海中医公共机关医部的设施及中医学说等方面的工作也进行了热烈的讨论，并提出了很好的改进建议；还组织了宣传部，对中医革命的必要性作了强有力的宣传。

1928年9月，医界春秋社举行第二次秋季大会，张赞臣、许半龙、朱振声等出席会议。会上决定增设研究股和经济股，研究股主要负责回答社员关于研究中医学术的整理和建设工作。至此，医界春秋社的组织机构得到进一步完善，为各项工作的开展提供了组织保障。医界春秋社的这一组织机构延续下来，直到1937年结束会务。

———————————

① 《医界春秋社改组委员制会议纪》，《医界春秋》1927年第13期。

（二）经费来源

上海医界春秋社是由民间中医界人士自己组织创办的医学团体，在经费方面并未得到政府方面的拨款。医界春秋社的经费来源主要有三个渠道：一、中医界团体、名家的赞助；二、会员年费；三、发行《医界春秋》及刊登广告收入。该社成立后，曾得到了当时一些医学团体和医界贤达人士的赞助，为该社工作的开展提供了经济保障。医界春秋社的会员很多，虽然收取的社费不多，每年每人只需1元，但是对维持社务起着非常重要的作用。该社对会费进行了相应的管理，对未能按期缴纳会费的社员也进行了规定。1930年8月，据该社经济股及组织股的报告称："查老社员中有到期而未续缴常年费者，尚属不少，本社同人，牺牲经济精神，从事编辑月刊，讨论学术，研究阐发，以谋中国医学之进展，毫无私见存于其间。耿耿愚枕，当邀共鉴。惟迩来社中开支浩繁，不得不赖社费之收入，以资挹注。凡诸君未缴常年费者，务希即日掷下，而维社务。况本社所收社费，每年只收一元，为数甚少，且寄送月刊，仍以还诸社员，望勿再为延迟，至属公谊，是所企祷。若再不缴，故意延宕，只有停寄月刊，并取消社员名义矣。"① 可见，在当时极其困难的条件下，医界春秋社为促进中医学术的研究和交流做了大量的工作，且毫无个人私利之见。为了维持社务的正常运转，希望广大社员能够按时缴纳社费。

《医界春秋》在当时发行量较大，覆盖全国十几个省市，而且还远销海外，深受爱好中医人士的喜爱。许多商家在该刊上登载医药、卫生等方面的广告。因此，广告收入也就成为该社的一项重要经费来源。上海中医学会中医杂志社出版的《中医杂志》、杭州广济医刊社的《广济医刊》、三三医报社的《三三医报》、山西的《医学杂志》、陈存仁主编的《康健报》等医学刊物、书籍等，都曾在《医界春秋》上刊登过广告。该社为了维持生计，从中

---

① 《社员诸君公鉴》，《医界春秋》1930年第49期。

收取了一定的费用。这不仅有利于扩大中医的影响，也给医界春秋社带来了一定的经济收入。对于具体的广告费用，《医界春秋》明确规定，"全页每期大洋八元，半页每期大洋四元；半页分为四格，每格大洋一元；惠登全年者八折计算，半年者九折计算"①。

（三）社员概况

作为一个中医社团，会员对社团各项工作的开展起着非常重要的作用。医界春秋社的社员主要分为普通社员和名誉社员两种。为了壮大社团的力量，交流、研讨学术，扩大组织的影响力，医界春秋社对新会员的入社条件相对较为宽松，"凡有志研究医学者，不分男女，不限年龄，不论医界非医界，均可加入"②。对于新加入该社的会员，规定需要填写志愿书一份并缴纳入社费和年费大洋二元，便可成为该社社员。此后，每年只需缴纳年费一元即可。

对于医界春秋社的社员所享有的权利和承担的义务，社章也作出了说明，"社员均有赠报投稿、保障医权、介绍医会医报及质疑问难之权利"，同时，"社员均有遵守社章、发展社务、介绍社员、推销社刊之义务"。③ 医界春秋社的社员只要一经入社，转为正式社员后可免费得到当年的《医界春秋》月刊一份。该社除了一般会员外，还有很多名誉会员，"凡已经入社之社员（或同时入社者亦可），能一次介绍五人以上入社者，本社另给予名誉证书，以资鼓励"④。《医界春秋》还定期刊登入社社员的姓名、年龄、住址等个人信息，为全国各地社员之间的联系架起一座桥梁，方便了社员之间的交流。此外，应会员催促定制徽章的要求，该社"业经开会议决，凡照常缴纳社费之社员，各颁徽章一颗"，以为社员之证明。⑤ 医界春秋社对入社人员的条件要求非常

---

① 《广告刊例》，《医界春秋》1926 年第 4 期。
② 《本社四周纪念扩大组织征求新社员启事》，《医界春秋》1930 年第 48 期。
③ 《附医界春秋社征求社员简章》，《医界春秋》1926 年第 3 期。
④ 《本社四周年纪念扩大组织征求新社员启事》，《医界春秋》1930 年第 49 期。
⑤ 《本社拟制发社员徽章启事》，《医界春秋》1937 年第 121 期。

宽松，对名誉社员的要求也不是很高，这就不可避免地会使一些投机者混入。

由于医界春秋社的影响日益扩大及入社条件的相对宽松，爱好中医者纷纷申请加入该社。据统计，截至 1930 年 9 月，该社社员已发展到 549 人，皆为各地医药两界知名分子。到抗日战争前夕，医界春秋社的会员已经达到 5000 多人，广布于上海、江苏、浙江、福建、江西、安徽、山东、山西、河南、河北等全国 19 个省市①，中国香港、新加坡、菲律宾、泰国、锡兰等地区和国家也有自己的社员。

三、主要活动

上海医界春秋社成立不久，出版《医界春秋》杂志，该刊在当时中医界有着重要影响，被誉为"中医界之中流砥柱，中医界执牛耳之刊物"，成为中医界改进中医、进行学术交流、反抗西医压迫的重要平台。1930 年，张赞臣又与余无言创办了《世界医报》，为中西医界的学术交流发挥了重要作用。医界春秋社还出版医学书籍，创办中国医药书局、中国制药社、上海国医讲习所等，为普及中医药知识、维护中医学术的合法地位作出了自己的贡献。

（一）发行医学期刊

1. 《医界春秋》

20 世纪二三十年代，正是中西医论争的高潮时期，当时以余云岫为代表的"废止中医派"借助政府的力量对中医极力打压，并且以中医不合科学为由试图消灭之。有鉴于此，上海医界春秋社成立后便创办了《医界春秋》，"内以团结中医界，交流学术；外以抵御西医侵略"，以观点鲜明、反应敏锐、内容新颖著称。按照《医界春秋》的发刊词中所说，它的组稿原则有三："一

---

① 邓铁涛：《中医近代史》，广东高等教育出版社 1999 年版。

曰论善恶不问中西，一曰辨是非不尚攻击，一曰务真实不贵空谈。"①《医界春秋》的编辑群十分庞大，当时中医界的著名人士，如张锡纯、曹颖甫、恽铁樵、张山雷以及章太炎等都踊跃投稿，提供了多篇有价值的稿件。最初，由杨志一担任《医界春秋》主编。1927 年 1 月，因杨志一回江西老家，编辑事务开始由执行主席张赞臣、文牍主任许半龙、朱振声三人共同办理，张赞臣担任主编一职。1933 年，为了使得《医界春秋》内容更加充实，特聘朱寿朋、余无言、叶劲秋、王润民等担任编辑，这为《医界春秋》的编辑工作注入了新鲜血液。

关于《医界春秋》的销售，起初并不面向个人，而是通过一些书局、学会进行代售。先后代售该刊的有上海中华书局、上海千顷堂、上海中医学会、杭州三三医报社等。该刊每册售大洋四分，全年十二册大洋四角八分，到后来由于物价的上涨，每册售大洋八分。1931 年，由于当时纸价、排印工的费用上涨，为了维持社务的开展，《医界春秋》每册涨至大洋一角六分。

《医界春秋》被誉为当时中医界的"中流砥柱""医界曙光"。② 盛心如说："孔子胡为而作春秋，为天下之乱臣贼子而作也；张子胡为而作春秋，为医界之乱臣贼子而作也"③，对《医界春秋》给予了很高的评价。《医界春秋》还得到了当时国民政府一些要员的肯定。1930 年，时任国民政府行政院院长的谭延闿，亲题"医界春秋"以示鼓舞。当时的上海市长吴铁城也给《医界春秋》题词。张赞臣在《九周回顾》一文中指出："本刊在风雨飘摇中，把舵前进，沟通国医界之消息，鼓吹国医药之精神，内而同人之努力，外赖名家之扶持，八易寒暑，稍贯初衷。近者销数日增，读者多有浓厚之旨趣，而社员遍布于国内各省，近且由南洋各岛，而广延于欧美各国。以爱社之诚意，

---

① 《发刊词》，《医界春秋》1926 年第 1 期。

② 杨扶国：《身献岐黄情系人民——名老中医杨志一先生百年诞辰祭》，《江西中医药》2005 年第 36 卷第 2 期。

③ 盛心如：《医界春秋四周纪念序》，《医界春秋》1930 年第 49 期。

而投稿踊跃，使本刊蔚有生气，此本社之所引光荣也。"① 可以看到，有了中医界知名人士的认可和一些政府要员的鼓励，《医界春秋》对中医药事业的改进及发展充满信心。

《医界春秋》从1926年5月开始发行到1937年3月停刊，每月一期，共发行了123期，发行范围十分广泛，遍及全国各省市，甚至还远销朝鲜、日本、东南亚等地。为了提高办刊质量，以更好地为广大读者服务，该刊虚心采纳各方建议，如第一期的启事中所说："本刊出版伊始，付印匆促，遗漏之处在所不免，以后对于内容及印刷方面，当力求改良，务使尽善尽美，尚希海内贤达，不吝指教，曷任欢迎。"② 《医界春秋》前3期主要是登载了当时医界人士寄来的文章，并未进行分类。为了便于与读者进行交流，应读者要求于第4期开设了评坛、学说、笔记、调查、医案、讨论、纪事等栏，对寄来的文章进行了详细分类，使《医界春秋》在内容编排上得到进一步完善。此后，该刊增设了药物、特载、杂俎、余兴、杏林新讯等栏目。从最初的短评、学说、笔记、医案、讨论等发展完善到后来的评坛、学说、调查、医案、短评、纪事、药物、特载、杂俎、余兴等栏目。在编辑方面，除了该刊编辑人员外，《医界春秋》还特约当时中医界名医作为撰述员，如张锡纯、张山雷、李寿芝、余择明、时逸人、宋爱人、李健颐、沈圭仲、陆清洁、吴篆丹等，都是当时中医界的知名人士。为了推广学术讨论，《医界春秋》规定，对于优秀的稿件由该社评定后分出甲乙等，对甲等给予一定的奖励。该刊还曾针对"中医在学术上之价值""中药是否适于化验""中医与科学化"等论题，展开了热烈的讨论。

《医界春秋》刊载了当时医界各方面的消息，如当时一些医疗社团的成立，医学刊物创办、发行的信息，中医界人士学术交流的信件、名医医案，药物研究等，记载下了十分珍贵的文献资料，为我们今天很好地认识和了解

---

① 张赞臣：《九周回顾》，《医界春秋》1935年第97期。
② 《启事》，《医界春秋》1926年第1期。

当时中医发展的状况提供了重要依据。《医界春秋》上还载有丰富的医家专著和医案连载，利用连载的方式刊载了十余部医学专著，为广大中医爱好者提供了丰富的精神食粮。这些著作多为医学名家所作，不仅为当时的医生提供了重要的参考书籍，而且也为广大热爱中医者提供了平台，提高了广大人民群众的自救和养生知识。其刊登的主要著作见表6-2。

表6-2 《医界春秋》上刊载主要书目一览

书名	责任者
医学家的人生观	宋大仁译述，张赞臣校订
春温新绎	宋爱人著，张赞臣校订
实用混合外科学讲义	余无言
中国医学源流论	谢利恒
处方与方剂	叶劲秋
眼科心矩	程汝明
中国诊断学纲要	张赞臣
马氏临床学诠证	（清）马元仪著，宋爱人评注
中国产科论略	郑却疾
汉方标准	王润民
中国医药卫生常识	叶橘泉

资料来源：《医界春秋》第3—120期。

《医界春秋》内容极为丰富，其宣传的内容主要包括以下几个方面。

第一，改进、振兴中医学术。民国时期，中医界有识之士逐渐认识到，除了反对西医对中医界的攻击外，从中医自身来看，有些中医不求振作，不求上进，也成为阻碍近代中医进步与发展的重大障碍，中医界必须努力改进才能适应时代的发展。面对中医界存在的问题，作为中医刊物的《医界春秋》也不避讳，刊载了许多改进中医的文章。时逸人《中医振兴之希望》一文，针对当下中医界存在的一些弊病，提出今后中医人士应以公心而为国用，群策群力以振兴中医。杨志一《中医与科学》、朱松《中医之新建设》两文主张从观念上改进中医，加强中医的基础建设，统一中医中药的名称；谢利恒《关于中医改良声中之四大问题》、林济青《中医怎样才不落伍》、张赞臣《中医不进步之原因》、程迪仁《改革国医之我见》、杨志一《国医发展之时机至矣》等文呼吁大力发展、改进中医，如杨志一指出，"欲求国医之发展，先行解决必要之条件，如对内则统一团体之急宜组织也，学校课本之急宜编辑也，医生考试之急宜实行也。对外则要求国民政府允将中医加入医科也，社会之各公共机关之中西医并重也"①。

《医界春秋》的编者们针对有些医生不识大局、不求上进、只谋求个人利益的不良现象进行了严厉的批评。张赞臣在《谈谈时医》中指出："夫物必先腐，而后虫生；人必自侮，而后人侮之。凡百学术，处兹廿世纪天演竞争时代，若不从事改进，终必归于淘汰。而我国医界，多数昧知此理，只谋营业发达，罔识国医大局，日惟钻利是求，吞云吐雾，行其浪漫生涯，思想落伍，目光浅陋，更且派别歧分，酣睡守旧。此种时下医生，实为国医进展之暗礁，故曩者废止声喧……而时医徒知破坏，遑论建设，不知学术为何物，专事吹牛拍马，招揽生意，组织汤头，罔解病理，动用恐诈手段，借以增加诊金，行为失检，道德丧亡，国医今日之受人摧残，屡遭外侮，实此辈时医有以造成也。吾愿与忠实同志，共向一般沉迷不醒之所谓时医，作当头之棒喝，及注有力之强心针。"② 以上可以说对中医界存在的弊端进行了猛烈的抨击。当时中医界的著名人士恽铁樵也主张对中医进行改进，他强调，"当今随着科学的日益发展，改进中医应以中医为主体，吸取科学方法加以整理，既承认西医的科学性有其中医所不具备的一些长处，又十分强调中医学的主体地位，切不可轻言废之"，既承认中医有不如西医的地方而需要学习，又要求应该以中医学为主，而不应简单地废除。

---

① 杨志一：《国医发展之时机至矣》，《医界春秋》1927 年第 11 期。
② 张赞臣：《谈谈时医》，《医界春秋》1932 年第 74 期。

殷子正在《我对于国医界之两种愿望》一文中论述了医界存在的内忧，并指出正是医界的一些积弊的存在，严重地阻碍了中医学术事业的发展。在他看来，国医界存在四大忧患：一是"滥竽为医者日以多，直接减低社会之信仰，间接为西医造成攻击之目标与繁荣之机会"；二是"吾国民众之组织，向以一盘散沙于世……由于团结不坚固，组织不健全，以致摇动国医根基"；三是国医"珍守秘方之恶习，亦系足以减低国医贡献之价值，且促成落伍，而与日新月异之西医相形见绌"；四是部分国医"专志业医牟利"①。文章较为全面、客观、真实地论述了中医界存在的诸多问题和不足，呼吁中医人士提高自己的医德，本着治病救人的心理来为社会、为他人服务。伍耀扬在《新旧医学评议》一文中也承认中医自身确实存有一些不足之处，需要改进。文章指出，不仅要注重发扬中国固有的医药学术，以中国国情为基础，同时也主张学习西方医学先进的技术，融合中西，取长补短以提高医学事业的研究水平。陈成禹在《对于本刊五周纪念的一腔话》中指出："须知中医今日千钧一发，拘守旧医学，必无以存立于今日科学发明的时代。从事西医学，则良好国粹，行将沦胥以亡。这惟有拥护和改进，两相运用，非极端所得济事。"② 这些主张为改进、发展中医提出了很好的途径和方法，为中医学今后的发展指明了方向，促进了近代中医向现代医学的转型。

关于中医院和中医药学校的建设和发展，《医界春秋》也做了多次介绍和评论。张赞臣认为"医学院为中医学术灵魂之所寄托，其地位之高，非官僚化之国医馆与党派化之各种会所可比拟，处此临深履薄之时运，其使命之重大，诚有关于全个中医之兴亡"。为此，他建议中医要实现三个目标："（一）发挥固有精义，（二）改革先贤谬误，（三）创造新说新理。"③ 叶其谁《中医之自贬》中说："如欲振兴中医，以事实为竞争，以愈病为目的者，则首当办医

---

① 殷子正：《我对于国医界之两种愿望》，《医界春秋》1933 年第 75 期。
② 陈成禹：《对于本刊五周纪念的一腔话》，《医界春秋》1931 年第 61 期。
③ 张赞臣：《医学院之使命》，《医界春秋》1933 年第 83 期。

院，以资比较；如欲以学理为竞争，则首当办医校。"①《上海七个中医学校的教程及兴亡》一文较为详尽地论述了上海七个中医学校的教程和兴亡历史，以为提倡国医者提供一些有益的参考。②林瑾庵在从暹罗给《医界春秋》寄来的《整理国医药之我见》一文中指出，"今各处国医药虽不乏刊物之出，第大多含营养性太重，于宜成绩收效殊鲜，而于创设医院，则尚寥若晨星。盖留医病院，对于诊查及治疗上，实有数善备焉"。因此，文章作者建议："是以当于各地国医足跡所至，各创立国医医院，多多宜善。"③

第二，融合中西医。《医界春秋》本着科学、辩证的态度，全面地看待中医和西医，指出中医界不应固守己见，应借鉴西医的一些先进治疗方式，希望中西医相互借鉴，摒弃意气之争，走共同发展的道路。如张赞臣《论中西医学之异同》一文，希望中西医界同志，共同研究，泯中西之偏见得相辅之力，对于中医采取以改革求保存的态度。④

全面、科学地来看，中西医在学术理论上各有自己的长处，但目的都是为了治病救人。《医界春秋》的编者从比较公允的态度出发，认为当今世界中西互存已成大势，双方应摒弃各自的偏见，认为"专向意气，不事研究，横逞私见，不辨是非，此诚医界不幸之现象也。本刊产生于中西医剧烈竞争之秋，秉春秋之笔，发公允之论，谋息医界之争，同趋研究之途，以期神圣之医学，恢复济世之本旨"⑤。《医界春秋》在发刊词中也写道："西医以器械擅长，中说以气化呈效，并行不悖，各有专精，而乃执门户之偏衷，为戈矛之攻击，笔舌相争，究无是处。"⑥为了适应形势的发展变化，《医界春秋》总的办刊方向和奋斗目标是："要求中西医从有利于国家和民族出发，共同研究

---

① 叶其谁：《中医之自贬》，《医界春秋》1926 年第 5 期。
② 陇西布衣：《上海七个中医学校的教程及兴亡》，《医界春秋》1928 年第 20 期。
③ 林瑾安：《整理国医药之我见》，《医界春秋》1934 年第 90 期。
④ 张赞臣：《论中西医学之异同》，《医界春秋》1926 年第 5 期。
⑤ 致逸：《本刊与新年》，《医界春秋》1927 年第 8 期。
⑥ 《发刊词》，《医界春秋》1926 年第 1 期。

我国医药学，以期沟通中西，平息论争，成为世界医学的先导。"①

《医界春秋》登载了许多主张融合中西医的文章，如李寿芝的《新旧调融之管见》、张汝伟的《中西医并治之结果》、许半龙的《西医学家与中国古医书》等。张锡纯在《中西医治疗上之真实的比较》一文中提出，中西医各有所长，又各有不足，"由是知中西医药，原宜相助为理，不可偏废，果能沟通中西，自能于医学登峰造极"②。王慎轩在《中西医之平议》呼吁："幸愿从今以后，各以增广医学，参合中西为宗旨，西医勿以中医为旧，中医勿以西医为敌，互相亲善，互相研究，庶几世界医学，早达完善之域，则中国幸甚，世界幸甚。"③ 与此同时，也有一些中医指出，西医之所以有如此的发展速度，必有值得学习之处，主张采用科学方法来研究中医，改进中医。尤学周在《中医如何使用科学方法》一文中提出应运用演绎、归纳、类比三种科学方法研究中医理论，探求医学的真理，从而达到改革中医的目的。④

当时一些思想陈旧的中医，不能适应时代发展的变化，仍然坚持阴阳五行学说，对西医采取严厉的排斥态度。《医界春秋》杂志对这种保守落后的行为予以批评。如当时任中央国医馆编审委员会主席的陈无咎为了统一中西医病名，制定了"统一病名表式"向医界征求意见。当时一些中医对此持有不同的看法，认为陈无咎想通过此工作消灭中医，对其横加指责。陈对此也进行了回击，他指出中医气化与现代科学之间有着一些紧密的联系，并非不可调和。双方在《医界春秋》上发表了多篇相互争辩的言论文章。有鉴于此，当时《医界春秋》的主编张赞臣认为双方都有一定的道理，但处此中西医并存之期，不愿意看到双方"作鹬蚌之争"，他呼吁"和衷共济，发扬国医之真铨，铲除国医之障碍，使国医大放光明"⑤，这场无谓的争论不久得以停止。

---

① 刘文荃：《简评〈医界春秋〉十一年》，《上海中医药杂志》1982 年第 3 期。
② 张锡纯：《中西医治疗上之真实的比较》，《医界春秋》1929 年第 35 期。
③ 王慎轩：《中西医之平议》，《医界春秋》1926 年第 1 期。
④ 尤学周：《中医如何使用科学方法》，《医界春秋》1926 年第 7 期。
⑤ 张赞臣：《覆湖南曾觉叟先生书》，《医界春秋》1935 年第 104 期。

《医界春秋》为中西医之间的融会和共同发展作出了一定的贡献。

《医界春秋》作为中医近代史上持续时间较长、有着较大影响的中医刊物，在中医的生存和发展面临着严重困难之期，传播了大量的中医药知识，促进了学术之间的交流，沟通了医界消息。在其存在的 11 年中，仅因上海一·二八事变的影响而停刊 4 期，其余都能按时出版。凭借在当时的影响，该刊成为中医界宣传自己主张的重要期刊，为广大的中医界人士提供了一个学术交流的平台。《医界春秋》会聚了当时中医界的大量名中医，如杨志一、朱振声、朱寿朋、余无言、叶劲秋、许半龙等人。刊物还经常收到一些老中医的来稿来信，讨论中医的很多理论知识，进行了有益的探索和实践，为人们正确认识中医提供了丰富的知识。《医界春秋》每逢周年都会邀请名家为该刊撰稿，并出版纪念刊一册回顾过去一年的工作，从而使其在内容上更加充实，更好地为读者服务。对于部分读者提出的批评张赞臣也虚心接受，在他看来，"本刊为公共之喉舌也，自今以后，力图振作，医界同仁，幸以学术为旗，公理为鼓，共同决胜科学之沙场，赞臣虽弱，竭吾汗血，愿作先驱焉"①。

总之，《医界春秋》作为中医药界信息传播的一个重要渠道，为争取中医药的社会地位和教育权利作出了重要贡献，不仅具有重要的学术价值，而且还具有重要的史料价值。

2. 创办《世界医报》

医界春秋社自创办《医界春秋》以来，在中西医交流方面取得了一些成绩，成为倡导中西医并重的先锋，使一些中西医逐渐能够摒弃一些各自的偏见，科学、合理地来看待对方。然而，由于当时中西医两界的大部分人士仍然各持己见，相互批评与攻击，这势必将严重影响近代医学事业的正常发展。张赞臣等人鉴于这种情况，为了沟通中西医药，促进中西医学事业的共同发展，于 1930 年 3 月 30 日与余无言又一起创办了旨在沟通中西医的《世界医

① 张赞臣：《本刊十一周始刊感言》，《医界春秋》1937 年第 121 期。

报》，"所谓世界医学者，不分国界，不分畛域，汇各国之学术，弃其糟粕，成混合之医学，聚其精英，行之当时，固不可或悖，传之万世，亦不可泯灭"。同时，"于西医新知则尽量吸收于中医真理，则竭力光大，熔科哲于一炉，汇中西医为一溪，凡有可通之机，必使之珠联，有相得之处，务使之璧合"①。作为世界医学的先导，《世界医报》实事求是，不尚空谈，立论平和，不扭偏见，被称为中西学竞争时代中的"和平女神"。

《世界医报》以"发扬中国医药的真理，介绍泰西医药新知，融会中西医药学说，促进世界医学的成功"② 为创刊宗旨，每周一期，定价大洋四分，共刊行了 20 期。该刊先后刊载、介绍了金鸡纳霜、水杨酸、阿司匹林等药物的作用、性状、主治用量和处方等方面的知识，传播了大量药物学知识，增强了人们的防病、自救能力。《世界医报》上除了对中药知识的介绍外，也刊载了一些关于西药方面的知识，使人们对中西药有了一个全面的认识。为了适应社会的需要，《世界医报》还特地出版了一期"性病特刊"，为青年男女提供了一些有益的指导，登载了俞凤宾《青年男子之性的卫生三大要点》、张赞臣《国产药物与杨梅疮之治疗》、金双华《妓女口中所说的白浊来源》、余无言《横痃之两种治法》、陆清洁《阳痿及早泄之自疗法》等文章。

（二）出版、代售医学书籍

为了宣传、普及中医药知识，医界春秋社还出版了一些医学书籍（表6-3）。医学书籍不但便于读者保存，而且非常有利于医学知识的传播，使人们在日常生活中学习医学常识以增强自己的自救能力。朱寿朋也认为医学"书籍为学术精神寄托之所，学者求道之门"③，强调了医学书籍在传播医药知识方面的重要性。

---

① 《本社为创办世界医报征文启》，《医界春秋》1930 年第 45 期。
② 张赞臣：《上海医界春秋社创办的概况》，《中华医史杂志》1986 年第 16 卷第 4 期。
③ 朱寿朋：《希望于上海国医界》，《医界春秋》1932 年第 74 期。

表6-3 上海医界春秋社出版主要书目一览表

书目	作者	出版时间
《废止中医案抗争之经过》	张赞臣	1929 年
《方药考论类编》	张赞臣	1930 年
《伤寒杂病论读本》	黄维翰	1936 年
《中国诊断学纲要》	张赞臣	1930 年
《咽喉病新镜》	张赞臣	1931 年
《幼科发挥》	万全著，李之用辑	1937 年
《腧穴折衷》	［日］安井元越撰	1937 年

资料来源：根据《新闻报》《医学杂志》《健康医报》等整理而成。

表6-3中，张赞臣主编《方药考论类编》一书分方剂类、药物类两部分，收录了张锡纯、丁仲英、沈仲圭、陆士谔、许半龙、陈无咎等人撰写的中医药论文38篇，全书四万余言，由陈无咎题眉。《腧穴折衷》由日本安井元越撰，1937年由医界春秋社影印，卷首列诸穴自然所持寸法，上卷载有肺经、大肠经、胃经、脾经、心经、小肠经，下卷载有肾经、心包经、三焦经、胆经、肝经、督脉、任脉定穴法，书中引用《内经》《甲乙经》及历代经穴书，对腧穴别名和定位等加以考证，名为折衷，意在折衷诸说。张赞臣的《中国诊断学纲要》是用科学方法整理中国医学的一部巨著，由当时的法学大家罗家卫、外交部长王正廷题眉，陈无咎、张山雷、王仲奇、许半龙作序。该书内容分为望色察舌、闻声臭气、问病因、切脉搏等诊法为四大纲，阐扬国医学说，使其合乎近代的科学，并且详细论述了诊断的方法，有着独到的见解，"实为研究医学之秘诀，社会人士之医药顾问也"。张赞臣编著的《废止中医案抗争之经过》详细记载了1929年中医界各团体联合组织反抗国民政府"废止中医案"的盛况及抗争的经过，还汇编了抗争过程中的大量原始资料，如中央卫生委员会会议议决的"废止中医案"原文、各团体反对废止中医药的

宣言、上海医药界及全国各地批驳中央卫生委员会会议废止国医案致卫生部的函电等。

除了出版医学书籍外，医界春秋社还代售了很多珍贵的医学书籍（表6-4）。如陈无咎编著的《黄溪医垒》，内容分医轨二卷，以自己的临诊经验所得而写成，主要是针对当时医界"中医见证而不明者，西医明证而无药用者"的现象，是当时研究妇女生理疾病的重要著作。张赞臣著《冻疮预防治疗法》一书叙述了冻疮发生的原因及预防治疗方法，分门别类，颇为精详，文字通俗易懂。

表6-4 上海医界春秋社代售主要书目一览表

书目	作者	书目	作者
女科辑要笺正	张山雷	读内经记	秦伯未
中风校诠	张山雷	内经研究	许半龙
五期衷中参西录	张锡纯	药盦启秘	许半龙
黄溪方案	陈无咎	鸟瞰的中医	许半龙
黄溪医垒	陈无咎	历代医学发明	王吉民
清代医案菁华	秦伯未	医学见能	唐容川
外科学大纲	许半龙	疡科纲要	张山雷

资料来源：《医界春秋》第35—36期。

（三）创办中国医药书局

为了传播中医药知识，医界春秋社于1930年设立了医书代办部，受到海内外人士的热烈欢迎，委托采办者络绎不绝，每天收到的函件达100多封。后医界春秋社将医书代办部扩充为中国医药书局，地址设在上海西藏路西羊关弄503号，以"宣传国医之文化，国药之特效，以谋医界事业之进展"为主旨。该书局成立后，"举凡中医书籍，远自上古炎黄之遗著，近至当代名家之创作，凡确有真实之学理，可供社会人士之研究者，无不搜罗陈列"①。该书局不仅出版了很多珍贵的医学书籍，而且也代售了当时很多医学书籍，成为当时研究国医学术的重要参考书目。

据记载，当时患咽喉病的人很多，若得不到及时治疗将会严重影响病者的日常生活，甚至会危及生命。有鉴于此，中国医药书局恳请张赞臣编著《咽喉病新镜》一书，以有利于病者和医生。该书内容主要分为生理、总论、各论、预防法、治疗法、吹药、敷药及列方等部分。全书共一百余页，精装一册，并由张锡纯、时逸人、王慎轩、蒋文芳、沈仲圭等人作序，方公溥、许半龙题签。1931年《咽喉病新镜》一书发行后，受到病者和从业医生的欢迎。此外，《血症与肺痨全书》一书也是根据当时的具体情况编著的。当时，社会上的流行症疾病的传播非常广泛，而致人死者尤以吐血与肺痨一病最为厉害。张腾蛟根据自己掌握的医学学说和从医经验撰成此书，得到了上海名医张伯熙、张赞臣二人的赞赏与肯定，并亲自鉴定与校订。该书关于吐血、呕血、唾血、咳血、咯血以及肺痨见血，肺痿、肺胀、贫血等症之原因、症状、治疗、预防、卫生、休养等都有精确的诊例，编制新颖，印刷精美，分为上下两卷，由罗家衡、恽铁樵题词，发行之后深得医界和广大人民群众的喜爱，销量很大。《实用混合外科学总论》由余无言主编，1934年由中国医药书局出版发行，该书简要论述了中西医学的区别及相同性，"以西医理论为经，中医理论为纬，引证中医学说，混合中西医学说"，两者相互引证，治法并用，并在书后附有大量的图谱，对正确认识中西医学的区别和联系有重要的参考价值。谢利恒于1935年撰写的《中国医学源流论》一书，对中国医学的分期、变迁、医术、医方、学派、医学各科、疾病疗法及有关中西医会通等方面，都做了专题性的论述，阐述了医学的源流，是一部很有影响的医史著作。《春温伏暑合刊》由近代著名中医学家宋爱人著，以研究春温、伏暑为

---

① 《本社创设中国医药书局启事》，《医界春秋》1930年第50期。

主，1934 年由上海中国医药书局出版。该书说理与论治并重，立论新颖，切合实用，是研究春温、伏暑理论与临床的重要参考著作。

除了出版、代售医学书籍外，中国医药书局还代售了中国制药社制成的一些药品，如治咳良药之清嗽粉、治赤白痢特效药之痢敌、张治血丹、疥灵膏、八宝万应丹等。这些药品患者使用后疗效显著，一时来函征求者络绎不绝。为了治病救人，扩大影响，中国医药书局还通过在外地设立经理处，以方便大家用药。

（四）创办中国制药社

20 世纪二三十年代，由于人口的增多，人们的生活环境也发生了很大变化，加上当时新旧军阀之间的混战与近代工业所造成的环境污染，使得社会上疾病丛生，尤其是一些传染病，严重影响人们的正常生活，给人们带来了巨大痛苦。广大人民群众急需药物，这就使得一些不法的投机商人有了获取巨大利润的机会，他们贩卖假药以赚取暴利，不但骗取了人们的钱财，还严重危害了民众的身体健康。

当时的日本认识到了中药的作用，建立了许多新式药厂，不但生产各种西药，同时也兼制了一些中药。朱寿朋指出，上海国医界应力图振兴中医事业，具体到中药界方面，一方面"合组大规模制药厂"，另一方面"提倡种药事业"。[1] 作为当时上海较有影响的中医社团，上海医界春秋社同仁呼吁提倡国药以防外国经济侵略，监制一些中药以挽救人们的生命与健康，振兴中医事业，打击不法商人。张赞臣等人对于民间的单方草药实验进行了许多研究，并研究成功草药达 100 多种。

基于"为国药经济谋补救，为国医地位争光荣"[2] 的中国制药社，于1933 年 5 月正式成立。筹备处最初附设在医界春秋社内，广泛吸收全国中医

---

① 朱寿朋：《上海国药界应有的觉悟》，《医界春秋》1933 年第 77 期。
② 《本社组织中国制药社缘起》，《医界春秋》1933 年第 79 期。

药界的有识之士加入，共同研发中药。发起人主要有张伯熙、谢利恒、张赞臣、杨志一、叶劲秋、朱寿朋、朱振声、宋大仁、余无言等，由张赞臣担任经理，负责主持社内一切事务。该社成立后，先集资本三千元，每股十元，以三百股为限，凡是医界春秋社社员及有志于中国制药事业者，都可投资为股东，年后可以分红。关于该社经营之所得，"除以四成储作公积扩充于事业外，其余按股分摊于各股东"①。中国制药社成立后，自制了一些药品、药丸，将实验成功的国产秘药制成丸片膏液等药剂，其中监制的中成药有专治时疫的"三仙普济药水""辟疫救急丹"，治疗痛经的有"宁坤宝"，治疗眼病的有"八宝拨云散"，治疗小儿疳积的"小儿疳积丹"。此外，还有治疗痢疾的"痢独灵"，治疗咽喉症的"吹喉保咽丹"等，深得广大民众的信赖。以下是中国制药社出品情况（表6-5）。

表6-5　中国制药社出品一览

药名	功用	售价
独灵草丸片	行气活血止痛良药	每瓶定价洋一元
辟疫急救丹	治一切时疫恶症起死回生	每瓶定价大洋五角
点眼八宝拨云散	眼科圣药顷刻见效	定价大瓶五角小瓶两角五分
外科去腐生肌散	生肌收口外科圣药	每瓶定价大洋五角
疳积六稜草	治小儿疳积起死回生	每包三服大洋九角
吹喉保咽丹	清凉解毒急救喉病	每瓶定价大洋一元
喉症噙化丸	防腐消炎喉病之宝	每瓶定价洋一元
痢独灵	专治各种痢疾	粉每组四角片每瓶一元
宁坤宝	痛经白带七日见效	每瓶定价一元二角
乾坤正气丸	补脑增血益肾虚症圣药	每瓶定价一元两角

资料来源：《医界春秋》1933年第81期。

---

① 《中国制药社简章》，《医界春秋》1933年第79期。

关于这些药品的疗效，可通过一些实验者和使用者得到证明。《医界春秋》上就曾刊载了很多服用该社药品而恢复健康的来信，如无锡的张企景在《痢独灵治痢之经验》一文中提道，当时江苏很多地方痢疾非常流行，得知中国制药社制成的痢独灵对该病有很好的疗效，便购买了十大包临床试用，半月之内治愈了 13 人，可见此药的神奇疗效。家住新加坡的赵玉泉寄来的《关于喉症噙化片及吹喉保咽丹》的文章中指出："李望白小学教师也，去岁残冬患喉咙肿痛异常，寒热交作，吹喉噙点诸药遍试未愈。约十余日，患部化脓臭，气难堪，余以喉症噙化片与吹咽保喉丹互用，未及一周，即告痊愈，此药在临床上诚有无上之功。"[1] 日本东京市神田区华侨苏克定来文称："内人患白带症，已七年，历请东京各大医院及诸有名妇科医博，或注射，或服药，或洗涤，收效甚难。后于东京图书馆，阅中国刊物《医界春秋》内，载宁坤宝为此症良药，试购二瓶照服，果收效甚佳，旋继续连服二十三瓶，历时四月，旧病除根，而体转强健，此药之神效，出人意料之外。"[2] 像这样的来信还有很多，对中国制药社发行药品的疗效给予了肯定。

（五）创办上海国医讲习所和中医药函授部

为了培养医学专门人才，1928 年 6 月医界春秋社创办了上海国医讲习所（也称上海国医药研究所），讲习所一方面组织中医界人士编写各科讲义，以供一些中医学校采用。这些讲义大多深入浅出，取材侧重于学识经验，深得医学界的喜爱；另一方面，积极宣传普及医药知识，招收弟子，培养医学人才。此外，国医讲习所还先后举办了伤寒论讲座、针灸学讲座、传染病讲座等学术活动，每次听讲人数都在数百人以上，为普及和提高医药知识做了大量工作。

鉴于当时市场上伪药充斥，民众普遍缺乏医学知识，上海医界春秋社筹

---

① 《中国制药社药品实验报告》，《医界春秋》1934 年第 88 期。
② 苏克定：《宁坤宝治愈多年白带之报告》，《医界春秋》1935 年第 97 期。

备附设了制药、函授两部，后者主要致力于医学人才的培养。函授部归该社编辑股主持，编辑各科讲义，深入浅出，既重视理论知识，又有很强的实践性。为了培养医学人才，还招收弟子先进行函授，使其具备一定的医学常识，然后再随从师父临诊以锻炼其临床实践能力，函授部先后招收弟子二三十人。① 此外，函授部还设有学制两年的普通科和学制一年的专修科，并且招收一些医学研究人员，其中有杨俊才、黄精伟、蔡西铭、肖孟博、孙务本、王天籁、周百川等。② 1937 年随着医界春秋社的解散，函授部随之停办。

（六）其他活动

除此之外，上海医界春秋社还开展了其他活动。如 1927 年 6 月组织成立了"中医革命团"，倡议医学教育革命。首先，中医革命团组织了宣传部，在中医界中进行强有力的宣传，认为中医学说应吸收西医之长，改进自身不科学的一面。其次，组织请愿团向政府当局请愿，要求当局明定中医教育法规，力争中医学校早日加入教育系统。为了进一步传播医学知识，上海医界春秋社于 1927 年还组织了医药图书室。图书室成立后向社会广泛征求图书，凡先哲名著、中西医志和时贤创作皆可入选图书室，以供爱好医学者进行阅览。当时征得的较有名的书目主要有恽铁樵《伤寒研究》、徐相任《中国生理学补正》、康健报馆《康健报集》、张锡纯《医学衷中参西录》等书，以及各处医学团体、报社惠赠的医报杂志等。③ 对于所征得的图书，图书室盖章后进行永久保存，这不仅传播了大量的医学常识，而且也保存了非常丰富的医史资料。

---

① 王翘楚主编：《医林春秋——上海中西医结合发展史》，文汇出版社 1998 年版，第 28 页。
② 张赞臣：《上海医界春秋社创办的概况》，《中华医史杂志》1986 年第 2 期。
③ 《本社图书室志谢》，《医界春秋》1927 年第 17 期。

四、参与抗争活动

民国以后，随着五四新文化运动的开展，在西方反传统主义思潮的影响下，扬西抑中的思想也在医学界应运而生，尤其是一些留学西洋和接受一些近代科学教育的人，对传统的中医学持怀疑和否定的态度，其中以余云岫、汪企张为代表反应最为激烈。余云岫等人还组织成立了全国性的西医学术团体——上海医师公会，公开号召西医界"应组织一联合会对付中医"①。1929年2月，余云岫等人借助政府的力量，在国民政府中央卫生委员会第一次会议上通过了《废止旧医以扫除医事卫生之障碍案》，妄图消灭中医，此时中西医之间的斗争达到了最高潮。为了保存和发展中医药事业，维护中医的合法地位，上海医界春秋社多次联合当时的其他中医团体向政府发起请愿，与当时的废止中医派和国民政府展开了激烈的斗争，在维护中医合法地位的运动中起到了重要作用。

（一）反对"废止中医案"

1927年，南京国民政府的成立给中医界带来了很大的希望，他们希望借着新政府的成立来提高中医的社会地位。4月，医界春秋社向国民政府呈送了《"为扶植国医教育事"呈文南京国民政府》一文，内中提道："国医治病之功能，积数千年之经验与历史，在社会事实之保障与证明，确为国故中最精粹而切实用之学术，极有提倡与发展之必要。"② 可是事与愿违，国民政府当局为了表示对西学的重视，对中医采取逐渐淡化的政策，后来进而采取限制和消灭的政策，不但不准中医学校列入教育系统，而且还禁止中医药界办报办

---

① 上海中医药大学中医文献研究所编：《耳鼻喉科·外科名家张赞臣学术经验集》，上海中医药大学出版社2002年版。

② 《本社呈国民政府文——为请扶植国医教育事》，《医界春秋》1928年第29期。

刊，使中医面临着严重的生存危机，激起了中医界人士的极大不满。作为当时有"中医界喉舌"之称的《医界春秋》，坚定地站在中医界一方，利用其在医学界的影响，反对政府当局及废止中医派对中医的不平等待遇，竭力维护中医学术。

面对西医派对中医的攻击，中医界人士借助《医界春秋》发表了数十篇进行反驳的文章。1928 年，陆渊雷在《医界春秋》上发表了《西医界之奴隶派》一文，对西医进行了猛烈的抨击，将主张废除中医者称为"奴隶派的西医"。还有如祝天一的《反中医的感言》、杨志一的《中医诊治之特长》、秦伯未的《中医的真理》、朱松的《中医在学术上之价值》、矇叟的《驳余岩氏中医不能列入医科系统议》等文章，强调了中医具有西医所没有的长处，大力呼吁中医界要联合起来抵制西医的侵略。

1929 年 2 月 23 日至 26 日，国民政府中央卫生部在南京召开第一届中央卫生委员会会议，由卫生部副部长刘瑞恒主持。与会人士有褚民谊、余云岫、颜福庆、伍连德、牛惠生、汪企张等，都为西医界代表，且都有强烈的废止中医倾向。会议最终通过了余云岫提出的《废止旧医以扫除医事卫生之障碍案》，妄图将有数千年悠久历史的中国传统医学彻底废除。消息传出后，引起了中医界的极大愤慨。《医界春秋》全文登载了国民政府"废止中医案"的原文，又发表了《本社驳斥中央卫生委员会取缔国医议决案之通电》一文，对余云岫提出废止中医的理由一一进行了驳斥，强烈指责卫生部的这一野蛮行径："以我天下为公三民主义国民党治下之中央卫生行政，岂容有此反动性专制式之怪议案存在耶，理合环请卫生部立予取消，免使少数西医为虎作伥。"①他们向全国医界发出了通电，号召中医界团结起来，向政府请愿，要求撤销"废止中医案"。时任国民政府行政院院长的汪精卫对中医药持彻底否定的态度，企图借助政治权力废除中医中药。汪氏指责中医，说"中医阴阳五行之

---

① 《本社驳斥中央卫生委员会取缔国医议决案之通电》，《医界春秋》1929 年第 33 期。

说，学理渺茫，不合科学"①。对此，《医界春秋》不断发表评论，对汪氏进行了严词批驳，反驳了其对中医的污蔑，在当时的中医界产生了很好的舆论导向作用。

《医界春秋》还为此专门出版了专刊——"中医药界奋斗号"，刊登了数十篇反对"废止中医案"，揭露余云岫等人阴谋的檄文。如《本社对于消灭中国医药毒计之危险的宣言》指出，"中医中药问题，不是少数中医服务问题，也不是少数药商营业问题，是四万万五千万国民生存问题，应废应存，一听国民评判"②。彭荫丞在《对于中西医之我见》一文中重申："教育部偏重于西医，谓其实验具在，中医渺无系统，涂去白眼，批驳揭张，竟将数千年实验之国粹，一旦而消灭之，其自绝有如此者，君子曰此亦妄人已矣，于禽兽又何异焉。"③

1929 年 3 月 17 日，张赞臣以医界春秋社代表的名义倡导召集全国医药团体代表大会，决定在上海总商会大礼堂举行，并成立了"全国医药团体总联合会"。由来自全国的 15 个省市的 132 个中医团体 262 位代表组成，并召开了第一次会议，由陆仲安、隋翰英、蔡济平担任大会主席，谢利恒、张赞臣为提案审查委员。④ 大会喊出了"打倒余汪提案就是打倒帝国主义""中国医药万岁"的口号。推举谢利恒、随翰英、蒋文芳、陈存仁、张梅庵等 5 人组成晋京请愿团，张赞臣、岑志良为随行秘书⑤，决定在大会闭幕的当天晚上出发，向正在召开的国民党第三次全国代表大会进行请愿，要求撤销"废止中医案"。当时上海市中医中药商界人士也以罢工表示抗议，积极支持中医团体的请愿活动。这就是中国近代史上声势浩大的 1929 年"反废止风潮"，斗争几经波折，直到 12 月国民党政府迫于多方压力，终于使"废止中医案"没有

---

① 曾觉叟：《汪精卫废止中医中药之提议感言》，《医界春秋》1935 年第 107 期。
② 《本社对于消灭中国医药毒计之危险的宣言》，《医界春秋》1929 年第 42 期。
③ 彭荫丞：《对于中西医之我见》，《医界春秋》1927 年第 1 期。
④ 郝先中：《近代中医废存之争研究》，华东师范大学 2005 年博士学位论文。
⑤ 邓铁涛：《中医近代史》，广东高等教育出版社 1999 年版。

被批准实行，中医界取得了抗争的胜利。

第一次中医界的请愿抗争虽然取得了胜利，但实际上中医药的生存危机并没有彻底消除，政府及西医派对中医依然奉行打压的政策。请愿代表返回一个月之后，教育部、卫生部又发出通令，宣告中医一律不得称学校、医院，而改称传习所、医室，并禁止中医参用西械、西药。① 这再次激起了中医界的愤怒，他们决定重新组织起来，反抗国民政府的这一恶劣行径。1929 年 12 月 1 日，上海医界春秋社再次号召中医界召集"全国医药团体临时代表大会"，反抗政府的这次决议。在开幕宣言中，大会对政府的医疗政策提出了批评，并提出了几条重要议案，一致要求中医参加卫生行政，中医药一律改称国医国药，编纂中医教科书等以争得中医教育的合法权利。会后还推选了请愿代表 23 人准备进京请愿，向国民政府施压。此次请愿惊动了蒋介石，蒋不得已指令国民政府文官处答复代表，撤销了教育部、卫生部的布告。

在反对"废止中医案"的抗争中，中医界和中药界始终统一行动、团结合作。作为当时具有重大社会影响的中医社团，上海医界春秋社积极参与、领导了这两次的抗争请愿运动，为维护中医的学术地位，挽救其被灭亡的命运，与国民政府及废止中医派进行了艰苦的斗争。

（二）倡建中央国医馆

为了争取中医药的合法地位，防止中医再遭厄运，中医界急需组织一个属于自己的管理全国中医中药事宜的机构。1930 年 1 月，全国医药团体总联合会的成员裘吉生、蒋文芳、汤士彦等决定向国民政府提出仿国术馆之例建立国医馆的提案，但卫生部以章程需要修改为由，不予批准。

上海医界春秋社得知后，决定向政府施压，并借助《医界春秋》刊载了大量反对中西医不平等待遇，要求建立中央国医馆的文章，试图从根本上改

---

① 王翘楚主编：《医林春秋——上海中医中西医结合发展史》，文汇出版社 1998 年版，第 39 页。

变中医的政治地位，使中医能尽早融入国家的医疗卫生体系。成立中央国医馆的提案，得到了当时一些国府要员的支持。在1930年5月举行的国民党中执委会政治会议第226次会议上，谭延闿、胡汉民、邵元冲、陈立夫、焦易堂等人再次提出了要求设立国医馆的议案，希望中央国医馆能够早日成立，后经国民政府文官处第389号公函云："奉谕，事尚可行"。① 经过长期的策划与筹备，中央国医馆终于在1931年3月17日正式成立，陈立夫担任理事长，焦易堂为馆长，陈郁、施今墨为副馆长。

中央国医馆成立之后，全国中医药界备受鼓舞，《医界春秋》于1931年第55期为此专门出版了纪念特刊——"中央国医馆庆祝特刊"，张赞臣、余无言、蒋文芳等人都撰文给予了评述，对国医馆应发挥的作用作了展望。汤士彦在《为"国医馆"成立进一言》中指出："按国医馆之特质与宗旨，一面固以提倡中国医药，研究中国医药，检定国医，厘定药典，确定其地位，阐扬其学术；一面尤以管理中国医药，使其直接间接，相互提携，有群趋改进之机会。"② 对中央国医馆的成立给予了很高的评价，也寄予了很大的希望。医界春秋社密切关注着中央国医馆的活动，如在《医界春秋》上登载了《中央国医馆来电二则》《中央国医馆学术整理委员会分期工作计划书》《中央国医馆上海市国医分馆章程》《中央国医馆上海市国医分馆董事会章程》等大量关于其活动的信息。

（三）促使"中医条例"颁布实施

由于中央国医馆与卫生部门的职责和权力没有明确的界限，因此在中医药的管理等诸多方面，经常会造成一些分歧和混乱，严重阻碍了中医事业的正常发展。早在1930年5月，国民党政府就批准了"西医条例"，为西医的发展提供了法律上的保障，而对于"国医条例"却迟迟不予拟定。国民政府

① 赵洪钧：《近代中西医论争史》，安徽科技出版社1989年版。
② 汤士彦：《为"国医馆"成立进一言》，《医界春秋》1931年第55期。

的这一做法，实际上就是要剥夺中医的合法地位，限制中医的发展，从而使中医处于极为艰难的境地。为了争取中医的合法地位，中央国医馆于1932年发函给国民政府行政院，要求派员参加审定国医条例，承认中医教育的合法地位。此举受到了国民党元老陈果夫、陈立夫、邵力子等人的支持，终于使"中医条例"于1933年12月15日经立法院召开的第三届第43次会议通过。①按照民国时期的法律程序，条例经立法委员会通过后，就应该公布实施，然而时任行政院院长的汪精卫仍坚持废除中医中药的立场，千方百计阻挠"中医条例"的颁布。

面对汪精卫等人对"中医条例"的打压，《医界春秋》严词批驳，斥责汪氏"亡国未足，必灭种而后快"②。汪氏曾在私下里写信给立法院院长孙科，对"中医条例"进行诬蔑，竭力阻挠中医条例的公布实施，但这封信被医界春秋社的主席张赞臣设法得到，并用相机拍摄了下来。为了揭露汪精卫的这一阴谋，张赞臣冒着极大的危险，在《医界春秋》第105期上刊出了《汪精卫致孙科书》全文，并撰写了《鸣鼓而攻》的短评，激起了全国中医药界的强烈愤慨和抗议，在当时的中医界产生了重要影响，中医人士纷纷在《医界春秋》上撰文斥责汪氏的这一卑劣行径。张赞臣在《本社电一中全会请实行中西医平等待遇并促从速颁布中医条例》一文中说："南京一中全会钧鉴，医学为保护民族健康之学术，本无国界之可言。中国医学，垂数千年之历史，东西各国学者，尚深加注意，徒以政府无相当之保障与提倡，因而不能尽量发扬。五全大会，政府对中西医平等待遇，俾宏学术而利民生一案，业已通过，查中医条例，在民国二十二年十二月立法院曾经订定，行政院迄未颁布。此政令之行否，对学术民生，尤有莫大之关系，此案应请从速颁行，以慰民

①　中华中医药学会编：《中国中医药学科史》，中国科学技术出版社2014年版。
②　文庠：《移植与超越：民国中医医政》，中国中医药出版社2007年版。

望，临电不胜迫切，待命之至。"① 吴汉仙在《为汪精卫力阻国医条例案呈请中委会讨论公决书》中指出："汪氏所谓此事不但有关国内人民生命"，而且"其谓关国际体面"等谬论一一进行了驳斥。"西医未入国以前，何以四万万人民日渐增进，西医既入国以后，何以四万万人民反日渐减退……我国要人，曾经西医误治而死者，如孙总理、梁任公、黄克强、蔡松坡……其谓有关国际体面，则国医之学，已成国际化，始则有英之巴姆医士，著中医初步；法国巴黎大学，编中医讲义；俄之莫斯科，创汉医学校；美之旧金山，创立中医院……" 为此，他认为反动当局的废止中医政策由来已久，非几篇讨伐文字所能逆转，只有联合全国中医药界上书请愿，以取得国府上层人士的同情和支持，才有裨于实际。② 张治河在《为中医条例再吁同仁书》一文中称"中医条例一日不颁布，则中医在法律上，一日无确定之地位，一日无法律之保障，而随时随地，有被取缔之可能"③，建议国民政府早日颁布。为了能使中医条例能够早日公布实施，医界春秋社还去电质问国民政府，并于1934年1月决定联合中医界的力量，再次向政府请愿，要求国民政府尽快公布"中医条例"，这给了当时国民政府巨大的压力。迫于各方面的压力，1936年1月22日国民政府终于公布了"中医条例"，标志着中医终于在医药卫生系统中取得了合法地位，初步形成了中西医并存的情况下医药管理的行政体制，从法律条文上使中医的地位得到了保障。

20世纪二三十年代，是中西医冲突比较激烈的时期。作为当时国内中医界影响较大的中医社团，上海医界春秋社面对国民政府及废止中医派的打压积极抗争。为了争取中医的合法地位，唤起广大社会民众的觉醒，医界春秋社通过发行《医界春秋》，广泛进行舆论宣传，该刊成为当时研讨中医学术、

---

① 张赞臣：《本社电一中全会请实行中西医平等待遇并促从速颁布中医条例》，《医界春秋》1935年第106期。

② 吴汉仙：《为汪精卫力阻国医条例案呈请中委会讨论公决书》，《医界春秋》1935年第107期。

③ 张治河：《为中医条例再吁同仁书》，《医界春秋》1935年第108期。

沟通医界消息、维护中医合法地位的重要阵地。医界春秋社的主要成员在1929年反对"废止中医案"的抗争中，把孙中山的三民主义和维护中医药的权益结合起来，指出"废止中医药不仅伤害了中国人民自由选择的权利，而且还威胁到数十万从事中医药行业人民的民生权利"，并提出了"提倡中医以防文化侵略，提倡中药以防经济侵略"的口号。由于中医社团的联合反抗、中医界有识之士的奔走呼号，最终迫使国民政府取消了"废止中医案"，使几千年流传下来的中医得以保存，挽救了其被灭亡的命运。此外，上海医界春秋社还极力主张加强中医界之间的团结，培养中医界人员之间的互助精神，提高医德，如张赞臣在《医界春秋》上就曾发表过多篇倡导医界团结、提高中医道德和人格方面的文章。为了更好地探求中医革新与发展之路，医界春秋社的一些成员还加入了国民政府的医政体系，以探寻中医发展的方向。总之，医界春秋社在维护中医合法地位，改进、发展中医学术理论和政治抗争方面发挥了重要的作用。

第七章　西医社团之一：中华医学会

　　1915 年 2 月，伍连德、颜福庆、刁信德、俞凤宾等医师在上海成立中华医学会，以"巩固医家交谊，尊重医德医权，普及医学卫生，联络华洋医界"为宗旨，会员多为留学欧美归来的医学人士。自成立以来，中华医学会开展了一系列的活动，如发行《中华医学杂志》，出版医学书籍，定期召开年会，审查医学名词等，对我国医学研究和教育事业的发展起到了极大的促进作用。到全面抗战爆发前，中华医学会已经是国内规模最大、"全国最高医学学术团体"。以往对中华医学会的研究或侧重于学会 1949 年之后的发展，或侧重有关人物之研究，对其从成立到全面抗战爆发前的活动缺少系统性的考察。[①] 有鉴于此，本书试图系统阐述中华医学会 1915—1937 年的发展历程、组织机构变化及主要活动，以期对今天还有着旺盛活力的中华医学会及其他医学社团提供可资借鉴的经验。

[①]　以往研究成果，如陈清森《中华医学会 80 年发展历程》，《中华医史杂志》1995 年第 1 期；张斌《中华医学会医业保障委员会的建立与影响》，《中华医史杂志》2004 年第 1 期；李晓云等《20世纪中华医学会对外交往概况》，《中华医史杂志》2007 年第 4 期；刘远明《中华医学会与民国时期的医疗卫生体制化》，《贵州社会科学》2007 年第 6 期；刘远明《西医东渐与中国近代医疗体制化》，华南师范大学 2007 年博士学位论文；艾明江《中华医学会与近代西医群体研究（1915—1945）——以〈中华医学杂志〉为中心的考察》，上海大学 2007 年硕士学位论文；等等。

一、中华医学会的成立

早在 1910 年，在天津陆军军医学堂任职的医学博士伍连德，已经认识到成立全国性的中国人自己的医学组织的重要性，并为之作出了努力，"将其意见登诸报端，而当时之人皆不甚注重之"[①]。1913 年，博医会的华人会员在伍连德的倡导下，在北京组成了一个地方性华人协会，开始了中国医学现代化的步伐。[②]

1915 年 1 月，颜福庆、俞凤宾、伍连德等在上海集议筹备学会成立事宜。2 月 5 日，召开中华医学会成立大会，会员伍连德、颜福庆、刁信德、俞凤宾、许世芳、古恩康、丁福保、陈天宠等 21 人到会。在成立大会上，与会人员筹款约三百元，作为学会发展的基础。在学会组织上，推定干事 6 人，负责订定学会各项章程，并筹备 1916 年 2 月在上海召开中华医学会第一次年会。学会设立事务所于上海南京路 34 号俞凤宾医师诊所。至此，中华医学会的组织机构基本建立，为以后的发展奠定了初步的基础。

中华医学会成立后，即向教育部申请立案，寻求官方的认可。1915 年 7 月 3 日，教育部正式下达批文，批准中华医学会立案。[③] 至此，该会有了合法的身份，为以后会务活动的开展以及与政府在医疗卫生事业上的合作创造了条件。1932 年，中华医学会与博医会合并，新的中华医学会宗旨随之做了重大调整，将医界的联合、医德的维持、医师权益的保护、医学卫生知识的普及、医学人才的培养以及杂志的发行和大会的举行等作为学会发展的重要方面，并定为学会的宗旨。

---

① 《中华医学会宣言书》，《中华医学杂志》1915 年第 1 卷第 1 期。
② 王哲：《国士无双伍连德》，福建教育出版社 2007 年版，第 228 页。
③ 《中华医学会定期开会》，《申报》1916 年 2 月 6 日。

二、组织机构变迁

（一）组织机构沿革

会章规定，中华医学会设职员部，管理学会日常事务，由会长、副会长、会计、书记、文牍、编辑、庶务共7人组成，一年一任，或由年会选举，或由书记邮寄选举票选举产生。1915年2月5日学会成立时，仅有职员6人，成立当年11月出版的《中华医学杂志》，伍连德兼任总编辑。成立之初的组织机构虽还不甚健全，但正是从此起步，中华医学会逐渐发展壮大起来，并合并了更早成立的博医会。至1937年全面抗战前，其主要职员情况见表7-1。

表7-1　1915—1937年中华医学会主要职员表

职务\当选日期	会长	副会长	书记	会计	庶务	编辑
1915年2月5日	颜福庆	—	伍连德	刁信德	俞凤宾	伍连德
1916年2月16日	伍连德	俞凤宾 力舒东	西文书记牛惠生 中文书记唐乃安	刁信德	萧智吉	伍连德 刘瑞恒 俞凤宾
1917年1月30日	伍连德	俞凤宾 汤尔和	英文书记刘瑞恒 中文书记周逵	刁信德	—	伍连德 俞凤宾
1920年2月27日	俞凤宾	刁信德 全绍清	英文书记牛惠生 中文书记谢恩增	牛惠霖	萧智吉	伍连德 俞凤宾
1922年2月4日	刁信德	石美玉 牛惠霖	英文书记萧智吉 中文书记王完白	牛惠生	张道中	刁信德 俞凤宾
1924年2月12日	牛惠霖	胡兰生 李清茂	中文书记高镜朗 英文书记牛惠生	周仲衡	张道中	俞凤宾 刁信德
1926年2月22日	刘瑞恒	古恩康 郑豪 朱恒璧 陈祀邦	英文书记林宗扬 中文书记高镜朗	周仲衡	胡兰生	英文伍连德、陈永汉 中文高镜朗、王吉民

续表

职务 当选日期	会长	副会长	书记	会计	庶务	编辑
1928 年 2 月 2 日	林可胜	陆锦文 方擎 郑豪 陈祀邦 朱恒璧	英文秘书朱恒璧 中文秘书萧智吉	姜文熙	陆锦文	英文伍连德、 陈永汉、 颜福庆 中文金宝善、 高镜朗
1930 年 2 月 8 日	牛惠生	陆锦文	英文书记朱恒璧 中文书记庞京周	乐文照	萧智吉	杂志总编辑 林宗扬
1932 年 10 月 6 日	牛惠生	马理司 吴惠德	—	方嘉成	—	英文林宗扬、 马士敦 中文李涛
1934 年 4 月 7 日	林宗扬	李树芬 施尔德	—	方嘉成	—	英文林宗扬、 马雅各 中文余岩
1935 年 11 月 5 日	朱恒璧	金宝善 嘉惠霖	—	方嘉成	—	英文许雨阶、 马雅各 中文余岩
1937 年 4 月 8 日	金宝善	马雅各 王吉民	—	方嘉成	—	英文许雨阶、 E. B. Struther 中文余岩、 李涛

资料来源：此表据 1915—1937 年《中华医学杂志》制成。

1916 年 2 月 7 日至 12 日，中华医学会在上海青年会召开学会第一次大会，会上选举产生了会长、副会长、会计、书记、庶务等职员，组成职员部。还设立了 4 个分部，分别是会报编辑部、会员部、名词部、公共卫生部。① 第一次大会上中华医学会设立的机构和职员组成略显简单，有的职员一身兼多职，也由此可以看出当时医学人才的缺乏。1917 年年会时增设了研究部，由

---

① 《中华医学会职员表》，《中华医学杂志》1916 年第 2 卷第 1 期。

伍连德、廖德山、罗秀云、陈永汉、刁信德 5 位委员组成。① 1920 年在北京协和医学院召开第三届年会，把上届设立的卫生部改为卫生教育部，由刁信德、颜福庆等 5 人为委办。②

1926 年 2 月 16 日至 22 日，在上海时疫医院召开中华医学会第六届年会，在此次大会上修改了会章，规定各地分会选举一总会副会长，中英文编辑加入执行委员会为委员，以上海为学会总部，因工作需要增添执行委员 5 人。2 月 24 日与 3 月 1 日，执行委员会开会两次，因购置会所需要，推举牛惠霖、刁信德等 8 人为会所委员，进行会所购置事宜。3 月，中华医学会与中华民国医药学会合组分拨英国庚款办理公共卫生促成会，学会推举刘瑞恒、伍连德等 5 人为委员，进行请求事宜。③ 该委员会与会所委员会均是因事而设的临时机构。1928 年 1 月 26 日至 2 月 2 日，在北平召开中华医学会第七届年会，此次大会上，中华医学会与中华民国医药学会商议合并事宜，特设两会合并委员会，由刘瑞恒、俞凤宾、颜福庆、方擎、刁信德、侯希民组成，遗憾的是，两会的合并最终未能实现。会上还商定聘请一执行干事，处理会务。1930 年 2 月 2 日至 8 日，中华医学会在上海召开第八届年会，在组织机构上做了调整，学会改会长制为委员制，并添设监察委员会、法医委员会及卫生教育委员会。规定各地分会主席一律为当然执行委员，历任会长或主席一律为当然监察委员；庞京周、牛惠生、朱恒璧、伊博恩诸医师为法医委员会委员。④

1932 年 4 月 15 日，中华医学会与博医会执行委员会在上海香港路 4 号银行俱乐部开联席会议，商讨两会合并事宜，征得两会会员同意，正式宣布两会合并，合并后学会的组织机构发生了重大的调整，名词委员会已完成了历史使命，未再设立。其他组织机构或改组或增设，除执行委员会外，还有医

① 《中华医学会第二次大会记》，《中华医学杂志》1917 年第 3 卷第 1 期。
② 《本会第三次大会记要》，《中华医学杂志》1920 年第 6 卷第 1 期。
③ 黄贻清：《本会创立二十年来大事记》，《中华医学杂志》1934 年第 20 卷第 1 期。
④ 《中华医学会第七日记》，《申报》1930 年 2 月 10 日。

学教育委员会、国家医学委员会、出版委员会、研究委员会、医院注册委员会、教会医事委员会等6个专门委员会。1932年9月29日至10月6日，在上海李斯德医学研究院开中华医学会与博医会合并后第一次大会，即中华医学会第九届大会，对两会合并时所选举的职员进行了追认。① 中华医学会与博医会的合并，打破了我国西医学界的国际界限，为中西医学交流创造了更好的条件，在我国的医学发展史上具有里程碑意义。

1934年3月31日至4月7日，中华医学会在南京召开了合并后的第二次大会，即第十届大会，颜福庆、伍连德、刁信德、刘瑞恒、兰安生（J. B. Grant）、牛惠霖等6人组成董事部。设专门委员会7个，分别是公共卫生委员会、医学教育委员会、出版委员会、教会医事委员会、医院标准委员会、研究委员会、业务保障委员会。② 机构设置上的一大变化是，为适应日益增多的医疗纠纷处理，保障医师和患者权益，专设了业务保障委员会，一方面帮助会员或其他医生处理因医患纠纷而涉及的诉讼事宜；另一方面为政府或法院审理与医疗纠纷有关的案件提供专业技术支持。这一机构的设置，体现了中华医学会在社会上的影响日益扩大。1935年，学会理事会鉴于社会上花柳病盛行，委托公共卫生委员会筹备专设了花柳病委员会，于7月18日、8月9日召开会议两次，制定了专门的章程，③ 之后，理事会又于9月5日例会上议决增设药物化学委员会。④ 至此，学会常设专业委员会已达8个。1935年11月，在广州博济医院召开中华医学会合并后第三次年会，即第十一届大会。

1937年4月1日至8日，中华医学会在上海国立医学院召开了全面抗战前的最后一届大会——合并后第四次大会，即第十二届大会。在此次大会上，

---

① 《中华医学会·博医会执委会联席会议》，《中华医学杂志》1932年第18卷第3期。
② 业务保障委员会初设于1933年，是中华医学会为保障医师合法权益，处理医疗纠纷而设的一个特别委员会。见《中华医学会章程及细则》，《中华医学杂志》1933年第19卷第1期。
③ 《本会花柳病委员会成立》，《中华医学杂志》1935年第21卷第9期。
④ 《本会添设药物化学委员会》，《中华医学杂志》1935年第21卷第10期；《会务会议纪录》，《中华医学杂志》1935年第21卷第11期。

"最重之收获，厥为新成立之十二学会，均为本届大会中分组会议中产生者。此等学会，概属自主之学会，而同时属中华医学会组织内，为该会之各分组"①。12 个专科分会及职员如表 7-2 所示。

表 7-2　中华医学会 1937 年年会时成立的 12 个专门学会及职员

学会名称	会长	副会长	秘书	委员
中华皮肤病学会	陈鸿康	罗爱思、杨琳	L. Young	穆瑞五、依克伦
中华结核病学会	吴达表	柯道 (J. H. Otto)	安特生 (H. G. Anderson)	吴绍青、 G. A. M. Hall、 J. Raynal
中华公共卫生学会	伍连德	黄子方	赖斗岩	金宝善、J. B. Grant
中华小儿科学会	祝慎之	徐乃礼	富文寿	高镜朗（会计） 诸福棠（编辑）
中华内科学会	戚寿南	嘉惠霖	杨济时	狄瑞德 (F. R. Dieuaide) 乐文照
中华医史学会	王吉民	李涛	伊博恩	杨济时、鲁德馨
中华眼科学会	周成浒	林文秉	张福星	张西铭、孔伦裴 (E. R. Cunninghain)、 韩培林 (P. C. Kronfeld)
中华妇产科学会	马士敦 (J. P. Maxwell)	胡惠德	王逸慧	李士伟、丁懋英
中华医院管理研究会	颜福庆	R. M. Paty	包让 (R. E. Brown)	沈克非、王锡炽
中华外科学会	牛惠生	娄克司	倪葆春	关颂韬、谭信
中华耳鼻喉科学会	邓乐普	刘瑞华	胡懋联	李冈、王霭颂
中华放射学会	谢志光	G. Vasiliadis	丁果	苏达立、T. S. Jung

资料来源：《新成立之学会》，《中华医学杂志》1937 年第 23 卷第 5 期，第 781—784 页。

---

① 《中华医学会第四届大会记略》，《中华医学杂志》1937 年第 23 卷第 5 期。

中华医学的组织机构，从 1915 年成立时仅有的 6 位职员，1916 年第一届大会时的 4 个部，到 1937 年第十二届大会时的百余个职位设置，12 个委员会（处）以及 12 个专门学会的宏大规模，标志着中华医学会已经走出了学会初创时期的艰难处境，实现了由弱小到壮大，由幼稚到成熟的转变，尤其是 1932 年与博医会的合并，打破了西医学界国际界限的束缚，加强了中西医学的交流与合作，为学会各项会务的开展创造了契机。

（二）各地支会的建立

中华医学会成立后，在广泛发展会员的同时，各地在会员集中的地方也相继组织了各地支会。中华医学会会章规定，凡有会员 3 人以上的地区，可以设立分会。从中华医学会成立到 1937 年全面抗日战争爆发时，中华医学会会员在各地相继组建了广州、上海、北京（平）、南京、济南、开封、芜湖、杭州、清江浦、武进、成都等支会（分会），各地支会（分会）建立情况见表 7-3。

表 7-3　全面抗战前中华医学会各地支会（分会）建立情况一览表

序号	名称	建立时间	第一任会长	备注
1	广州支会	1917 年 1 月 21 日前	郑豪	中华医学会第二届年会原定在 1 月 21 日至 27 日召开
2	上海支会	1917 年 4 月 2 日	唐乃安	—
3	北京支会	1922 年 10 月 31 日	陈祀邦	—
4	南京支会	1923 年 5 月	吴谷宜	1923 年 5 月呈准前内务部立案
5	香港支会	1924 年 2 月 7 日前	—	书记胡惠德
6	长沙支会	1926 年 2 月 26 日前	—	—
7	济南支会	1931 年 12 月	侯宝璋	—
8	杭州分会	1932 年冬	王吉民	正式成立于 1934 年 6 月 14 日
9	苏州分会	1933 年 6 月 3 日	张卜熊	—
10	芜湖分会	1933 年 11 月 18 日	钟寿芝	—

续表

序号	名称	建立时间	第一任会长	备注
11	开封支（会）	1934 年 2 月 11 日	—	上官悟尘等 40 人开筹备会
12	清江浦支会	1935 年 6 月 8 日	孙志戎	会员 17 人
13	武进支会	1937 年 5 月 22 日	陈舜名	—
14	成都支会	1937 年 5 月 29 日	—	会员 50 余人

资料来源：根据《中华医学杂志》有关分会成立的记事制成。

表7-3 是全面抗战爆发以前中华医学会会员在各地所成立的主要支会（分会）。从表7-3 可以看出，中华医学会在全面抗战前的 22 年中，（支会）分会的成立遍布我国的大部分地区，显示了学会广泛的影响力。这些（支会）分会中，有的组织机构完备，会务活动较多，有较大的影响力，如上海、北京、广州、南京等地的（支会）分会。上海支会于 1917 年 4 月 2 日在南京路 34 号中华医学会事务所开成立会，到会 13 人，推举俞凤宾为临时主席，张近枢为临时书记，讨论了会章，选举了职员，唐乃安为会长，张近枢为书记，张集成为会计。在《中华医学杂志》第 4 卷第 1 期上登载的《中华医学会上海支会常会纪要》可以确知，支会常会的内容主要是学术演讲和经验的交流，以利于会员在学术和业务上的提高。1921 年 10 月 12 日，上海支会代表中华医学会公宴来华访问的美国医学会会长第许温芝与克拉克，促进了中美医学的交流。在总会年会的召开上，各地支会往往承担参会会员的招待事宜，如第五届年会的召开，会前因开会地点难于确立，南京支会的努力确保了年会的召开。在上海召开年会次数最多，抗战前已达 6 次之多；另外，在北京、广州等地年会的召开，也多赖该地分会的筹备与接待。

（三）会员情况

中华医学会会章规定，会员分为特别会员、普通会员、名誉会员三类。特别会员包括医科留学生、国内医科学校毕业生，前者"毕业于外洋医学校，经各该国政府认为优等者"，后者"通晓一种或数种外国言文者，其所入学校必须经本会认为优美者"。从特别会员的条件可以看出，这些会员是学会的精英人士，对学会的发展起着主导作用。普通会员的标准是"在中国曾经本会承认之医学校毕业，而非通西文者，得为普通会员""不论中外，凡名望素著，曾尽力于中国之医士，由职员介绍得会员三分之二之同意"可为名誉会员。从日后成为中华医学会的名誉会员来看，有的并非医界人士，还包括对学会予以支持的一些政府人士或其他团体的领袖。如1916年在上海召开第一届大会时，举定的名誉会员有10人之多，分别是：内务总长朱启钤、财政总长周学熙、上海工部局医官史旦莱、上海哈佛医学校校长胡宣德、上海青年会卫生部部长毕德辉、北京英国使馆医官德兰、长沙湘雅医学校校长胡美、杭州广济医院院长梅腾根、北京政事堂顾问官摩理循、奉天盛京施医院院长司督阁。① 1922年第四届大会亦在上海举行，大会公推颜惠庆、熊希龄、伍廷芳、聂其杰、高士兰、胡登、鲍姆7人作为中华医学会名誉会员。② 1924年第五届大会在南京召开，推定郭秉文、余日章、叩约翰为名誉会员。③ 1926年第六届大会推选仁济医院院长德文甫、博医会主笔麦斯会为名誉会员。④

　　1915年学会成立时共有会员36人，到1925年达到349人，10年的时间会员人数增加了近10倍。1931年底，学会与博医会合并前，学会会员又增加了一倍多，达到794人。与博医会合并后，学会进入了新的发展时期。至全面抗日战争前，中华医学会会员人数达到2767人，成为国内规模最大、"全国最高医学学术团体"⑤。1915—1937年中华医学会会员数量逐年进展情况如表7-4所示。

---

① 《中华医学会第六日开会纪要》，《申报》1916年2月14日。
② 《中华医学会大会四纪》，《申报》1922年2月5日。
③ 《中华医学会大会闭幕》，《申报》1924年2月14日。
④ 《中华医学会开会之第六日》，《申报》1926年2月23日。
⑤ 《中华医学会第三届广州大会会长演辞》，《大公报》1935年11月26日。

表7-4　1915—1937年中华医学会会员数量逐年进展比例表

年份	会员人数	年份	会员人数
1915	36	1927	424
1916	92	1928	477
1917	107	1929	538
1918	124	1930	652
1919	126	1931	794
1920	165	1932	1500 余
1921	201	1933	—
1922	252	1934	1700
1923	277	1935	2093
1924	332	1936	—
1925	349	1937	2767
1926	391		

资料来源：《中华医学会概括报告》，《中华医学杂志》1932年第18卷第1期，第175—183页；《本会会长牛惠生大会演词》，《中华医学杂志》1932年第18卷第5期，第874—880页；《大会记录》，《中华医学杂志》1934年第20卷第4期，第634页；史思明：《总干事报告》，《中华医学杂志》1937年第23卷第5期，第583—589页。

中华医学会主要由留学欧美的留学归国医界人士组成，如颜福庆是第一个获得耶鲁大学医学博士学位的中国人，伍连德是毕业于英国剑桥大学的医学博士。随着国内医学院校毕业生的增加，中华医学会会员构成上也随之发生了变化。1931年底中华医学会会员794人，毕业学校较多的为山东齐鲁大学108人、北京协和医校89人、香港大学89人、美国圣约翰大学68人、天津北洋医学院44人、长沙湘雅医学院35人。这表明，国内西医教育在民国时期取得了长足发展。

三、中华医学会的主要活动

中华医学会从成立到全面抗日战争爆发前，开展了大量的活动，取得了良好的社会效应，为我国的医学卫生事业的发展作出了重要贡献。

（一）召开年会，交流学术

中华医学会会章规定，年会每年举行一次，于新年前后举行，后改为两年召开一次。全面抗战爆发前，学会共召开年会12次（表7-5）。从第一至第十二届年会来看，与会会员及来宾人数逐年增加，提交论文数量和学术演讲次数逐年增多。年会的召开以及会上所讨论和关心的问题，对中华医学会的发展乃至中国医疗卫生事业的进步有着重大的意义。

表 7-5　中华医学会历届年会简表（1915—1937）

届次	时间	地点	会长（主席）	到会会员数	论文数
成立大会	1915. 2. 5	上海	颜福庆	21	
第1届大会	1916. 2. 7—12	上海·青年会	伍连德	60	讨论及演说论题24 则
第2届大会	1917. 1. 25—30	广州·青年会	伍连德	80	讨论论题20 则
第3届大会	1920. 2. 21—28	北京·协和医校	俞凤宾	96	讨论论题12 则
第4届大会	1922. 1. 31—2. 4	上海·青年会	刁信德	110 余	演讲并讨论论文18 篇
第5届大会	1924. 2. 7—12	南京·东南大学	牛惠霖	90 余	宣读讨论中英论文50 余篇
第6届大会	1926. 2. 16—22	上海·时疫医院	刘瑞恒	111	演讲或宣读论文30 余篇
第7届大会	1928. 1. 26—2. 2	北平·中国红十字会医院	林可胜	500 余	宣读论文114 篇
第8届大会	1930. 2. 2—8	上海·青年会	牛惠生	约300	宣读论文111 篇
第9届大会	1932. 9. 29—10. 6	上海·李斯德医学研究院	牛惠生	400 余	宣读论文150 余篇
第10届大会	1934. 3. 31—4. 7	南京·励志社	林宗扬	378	提交论文278 篇

续表

届次	时间	地点	会长（主席）	到会会员数	论文数
第11届大会	1935.11.1—8	广州·博济医院	朱恒璧	357	演述及讨论论文215篇
第12届大会	1937.4.1—8	上海·国立上海医学院	金宝善	1000余①	中文组论文386篇②

资料来源：根据《中华医学杂志》有关大会记事制成。

中华医学会成立大会时，决定于1916年旧历新年在上海举行大会，"以便会员离职到会"。学会对第一届年会的筹备非常重视，设立了筹备机关，由大会日程部、招待部、展览部、广告部、住宿部、游戏部等6个部门组成，为学会的召开进行了充分准备。到会者有来自北京、长沙、哈尔滨、吉林、奉天、常州、香港等地代表六十余人。会议中有演说会，请名家莅会宣讲医药问题；有讨论会，为会员贡献心得，切磋学问；有议事会，为会员提议会务、认定方针。大会每日上午及下午五时半至六时半之演讲会均可旁听。大会会期虽短，但"研究之事均属医界之巨问题，关系民生国计"，具体涉及医学教育、医学名词编译、家庭卫生、医业注册、取缔便药，还有关于"卫生餐桌之发明，活动桌椅之创制，以及外科物质之保存法"等。会上，俞凤宾宣读了教育部批文与北京医学会电报，伍连德宣读了博医会贺信。在此次大会上，共议决事件六项，包括学会对医生注册、送派医学留学生、痨病及花柳病等传染病的防治、公共卫生的推进、国家医学机关的设置、医学教育的开展等各项。中华医学会虽非国家机关，但自此在国家医疗卫生体制及医学教育方面发挥的推动作用开始显现。此次大会的召开，得到了社会各界的广泛关注和好评。

1917年1月25日至30日，中华医学会第二届年会与博医会联合在广州青年会召开。此次大会，大总统黎元洪来电褒奖，朱庆澜省长到会致欢迎词，

---

① 《中华医学会第四届大会记略》，《中华医学杂志》1937年第23卷第5期。
② 据《中华医学杂志》1937年第5—6期论文提要统计。

并设宴招待到会会员及来宾。此次大会除正常的学术会议和会务会议顺利举行外，还通过议案两条，联合呈请政府，分别是：一条呈中央设立医事行政部；二为取缔吗啡买卖之奸商。呈请中央设立统一医事机关，在第一届大会时已有决议，此次大会继续为之努力。

之后，学会分别于 1920 年在北京、1922 年在上海召开了第三、四届年会。值得关注的是，第四届年会时的一大变化是会前开始论文征集，预备大会时学术讲演。会前征集论文这一举措，以后即成为年会惯例。第五届年会于 1924 年在南京召开，因条件限制，参加会议者，"宜自备铺盖"①。中华医学会第六届大会于 1926 年 2 月 16 日至 22 日在上海时疫医院召开。会前学会请毕德辉、张廷荣两医师筹备卫生展览会，陈列各种卫生图画书籍标本模型等，供医界非医界人士参观，以期唤起社会对卫生观念的重视。② 此届大会的最大意义在于与拒毒会的合作，中华国民拒毒会③以"拒毒事功，与医学界有密切关系"，派代表参加中华医学会年会，"请求该会唤起全国医士，一致拒毒"，并致函中华医学会，提出了六项意见。④ 大会讨论后决定，对于中华国民拒毒会所建议的各条，"皆一一予以通过，但于经济一项，以自身费用浩繁，未能兼顾"⑤。这些议案的通过，对于我国的禁毒事业颇有裨益，也体现了我国西医界对禁毒事业的大力支持。

---

① 《敬告出席第五届大会者》，《中华医学杂志》1923 年第 9 卷第 4 期。

② 《中华医学会第六届大会》，《申报》1926 年 1 月 9 日；《中华医学会第六届大会预志》，《申报》1926 年 1 月 25 日。

③ 据该会致中华医学会函："本会自于民国十三年（1924）八月，由贵会发起，联合各公团组设"。载《拒毒会与医学会合作》，《申报》1926 年 2 月 1 日。

④ 分别是："一、请贵会年会，对于本会五年计划书，加以指示与认可，并予以精神及实力上之赞助；二、请贵会年会委派负责人员编订麻醉药品之科学教育教材及课本；三、请贵会年会通过议案，联络全国医药界，一致主张严禁鸦片及吗啡等一切麻醉药品，及不合药原理或含有毒质之戒烟丸药；四、请贵会年会联络全国医药界，在各地举办戒烟事业；五、请贵会年联络各国医药界一致主张，限制各国之鸦片及麻醉药品之出产，至科学及医药上需要之最低限度；六、请贵会责成上海分会办理化验戒烟药品事项；七、请贵会年会，议决各会员随时随地提倡组织拒毒分会事宜。"载《拒毒会与医学会合作》，《申报》1926 年 2 月 1 日。

⑤ 《中华医学会开会之第六日》，《申报》1926 年 2 月 23 日。

第七届年会于 1928 年 1 月 26 日至 2 月 2 日在北京中国红十字会医院举行，到会会员达 500 余人。此次大会召开时的一大变化是，为方便学术讨论，学术会议日程开始分科编排。在此次大会上，明确提出了统一我国医学学术团体问题，在会长刘瑞恒的演说辞中指出："外人所立博医学会，英文名为中国医学会，似与本会名称相抵触，而内容亦不甚符合，鄙意希望更改名称，或商请与本会并合，应请诸君研究也。"① 在此次大会上，学会与中华民国医药学会商议合并事宜，并作出决议案，选派筹备委员，与中华民国医药学会所派筹备委员共同商议合并事宜，并拟定了具体合并条款。② 为确保合并事宜的顺利进行，大会设立两会合并委员会，由中华医学会与中华民国医药学会主要成员刘瑞恒、俞凤宾、颜福庆、方擎、刁信德、侯希民组成。遗憾的是，两会最终未能合并。围绕国家医事机关及都市医政问题，大会通过了"关于呈请政府保护现有各医事机关""关于都市医政之评判标准"两个议案。关于都市医政问题，呼吁政府大力发展医疗卫生事业，希望政府能"采用本会所提之都市医政之评判标准，以为吾国各地办理医政之大纲。"③ 此次大会最终通过的议案较多，引起了社会的广泛关注。《益世报》评论说："中华医学会……各会员提出论文甚多，较之第六届大会，成绩尤为显著。"④ 《大公报》在大会结束后发表了以《中国之医药事业》为题目的长篇社评，指出："最近闭幕之中华医学会第七届年会，似有三种重要趋势：其一，将渐成网络全国医界之国民的组织；其二，提高医学教育，于上海设联合医科大学；其三，宣传国民保健之必要，促政治当局注意是也。"⑤

1932 年 4 月 15 日，中华医学会与博医会正式合并。9 月 29 日至 10 月 6

① 《中华医学会大会二十七日开幕——前昨两日学术讲演题目·会长刘瑞恒之长篇演说》，《晨报》1928 年 1 月 29 日。

② 《医学会大会之第四日》，《晨报》1928 年 1 月 31 日。

③ 《医学大会之最后一日·发表重要两议决案》，《晨报》1928 年 2 月 3 日。

④ 《医学大会昨闭幕——融化中西医学案已提出》，《益世报》1928 年 2 月 2 日。

⑤ 《社评·中国之医药事业》，《大公报》1928 年 2 月 5 日。

日，新中华医学会在上海李斯德医学研究院召开了合并后第一次大会，即中华医学会第九届大会。这次大会是两会合并后第一次大会，到会人员众多，会员达 400 余人。宣读论文 150 余篇①；大会中还与中国细菌学会、中国生理学会、中华麻疯救济会合开了有关会议。1934 年 3 月 31 日至 4 月 7 日，中华医学会在南京召开了合并后的第二次会议，即中华医学会第十届大会。此次大会与会会员有 378 人，来宾 21 人，提交论文 278 篇。会上，宋国宾作了《本会今后工作之展望》的报告，对学会今后的发展方向提出了建议，主张设立医学研究院，建议学会督促政府努力进行。此外，还有关于医师法规草案之预备、医育增长实习时间之建议、医学书籍之编译等建议的提出。②

　　1935 年 11 月 1 日至 8 日在广州博济医院举行中华医学会第十一届年会，即合并后第三次会议。会长林宗扬发表了演讲，指出"本会乃全国最高医学学术团体"，应广泛征求医师加入学会，共同发扬医学事业。③ 中华医学会于 1937 年 4 月 1 日至 8 日在上海国立上海医学院召开了合并后的第四次会议，即中华医学会第十二届年会。会中，有中国医史文献展览，"各界前往参观者，络绎不绝，中医界尤为踊跃，到会者约有三四千人"④。到会者除各界来宾及医学生 300 余人外，经注册手续者多达 1000 余人。在此次大会上，最重要的成就即是 12 个新学会的成立，均产生于大会分组会议中，新成立的学会统属于中华医学会，为学会各个分组。这些专科学会的产生，为中华医学会在医学各个领域的研究和发展创造了条件。

（二）刊行杂志，出版书籍

1. 刊行杂志

中华医学会在会章中明确提出发行学会的机关报。学会成立后，即在当

① 《中华医学会大会纪要》，《中华医学杂志》1932 年第 18 卷第 6 期。
② 宋国宾：《本会今后工作之展望》，《申报》1934 年 4 月 1 日。
③ 林宗扬：《中华医学会第三届大会演辞》，《中华医学杂志》1935 年第 21 卷第 11 期。
④ 《中国医史文献展览》，《申报》1937 年 4 月 8 日。

年的 11 月出版了由伍连德主编的《中华医学杂志》创刊号, ·中英文并列, 中文 57 页, 英文 52 页, 内容有伍连德、俞凤宾医师等论著 8 篇, 及中华医学会例言及附则、宣言书等。《中华医学杂志》第 1 卷第 1 期出版时已是 1915 年年终, 故第 1 卷仅出版一期。在 1916 年第 2 卷第 1 期出版时即改为季刊, 至 1924 年第 10 卷起改为双月刊; 1932 年, 中华医学会与博医会合并, 杂志编纂上有了重大变化, 中英文开始分别出版, 《中华医学杂志》英文部分与创刊于 1887 年的《博医会报》合并出版, 并改为月刊; 中文部分与创刊于 1921 年的《齐鲁医刊》合并出版, 至 1934 年第 20 卷起, 中文版杂志也由双月刊改为月刊。至 1937 年全面抗战爆发, 杂志出版周期上未有变化。

在杂志内容的安排上, "华文论说多通俗性质之著述, 英文论说多科学研究之论文"①。中英文两个版本各有所期望达到的目的, 中文杂志目的 "在使本志与各国国家医学杂志相配, 为医学进步之广播机关, 在使全国医界声气相通, 泯除此疆彼界, 在使无力定购外国杂志及不能读外国文字者明了近代医学之进步, 故中文杂志以能遍及全国个个医师为原则。"英文杂志的主要发行对象不在国内, "我国医师能阅英文杂志者, 仅占一小部分, 且能阅英文杂志者, 亦必阅英美杂志, 故英文杂志之目的不在普及于国内, 而在与各国交换, 俾各国明了中国在近代医学上之供献"②。由此可见, 《中华医学杂志》中英文版本在内容上各有侧重, 有利于《中华医学会杂志》传播医学卫生知识, 加强与国外的医学交流。

在编纂体例上, 杂志初刊时较简。自第 3 卷开始, 内容得到了较大的扩充, 分论说、治疗、丛谈、医药译林、卫生琐记、专件、消息等六栏。1928 年编辑部移址北平, 在体例上有所调整。1931 年第 17 卷开始, 杂志对体例进行改定的同时, 扩充了登载内容, 将内容分为原著、病例报告、讲演、评论、各科珍闻、专件、医界消息、介绍新书等九栏, 一律改为五号字出版。1932

---

① 俞凤宾:《近年会务成绩之回顾》,《中华医学杂志》1922 年第 8 卷第 1 期。

② 林宗扬、李涛:《中华医学杂志社报告》,《中华医学杂志》1934 年第 20 卷第 4 期。

年第 1 期起，中文部分与《齐鲁医刊》合并出版后，文字由竖排改为横排，并采用了新式标点符号，内容也得到了进一步扩充，分为原著、统计、综说、诊治经验、病例报告、译萃、卫生事业、医学教育、章则、专载、消息、新书介绍等十二栏。1934 年第 20 卷起移回上海出版，仍为十二栏，从第 6 期开始至第 11 期，陆续增设卫生调查、专著、医业保障、院所设备及考察报告等诸栏，栏目达到 18 个。[①] 1936 年第 22 卷，栏目调整为 16 个，增设了医史一栏，并出版了医史专号。[②] 至 1937 年第 23 卷出版，体例上未做重大调整。

在杂志的发行上，学会成立时会章规定，学会会员交足会费者，免费赠阅杂志一份。1932 年与博医会合并后，中英文杂志分别出版，凡学会会员有送阅杂志的权利，在中英文杂志任择一种，需订阅两份杂志的每年加杂志费 2 元。在非会员杂志订阅上，订阅英文《中华医学杂志》者，中国本部全年 12 元，每期 1.5 元，包括邮费；国外订阅者，全年金洋 6 元或 1 镑 4 先令，每期金洋 6 角或 2 先令 6 便士，邮费在内。非会员如欲订阅中文《中华医学杂志》者，每年应付国币洋 6 元，半年 4 元，或每期 8 角，国外全年国币 10 元，半年 6 元，包括每册 1 元邮费在内。在销量上，1932 年国内约 1200 份，国外 300 余份。[③] 1934 年，中、英文杂志各销行约 2000 份。至 1937 年，英文版前三个月全部售完，编辑部决定自第 4 期开始每期加印 500 份。由此可以看出，在全面抗战前杂志的发行量已大大增加。杂志发行在国外引起了关注，"颇受各大洲医业团体所推重，美国医学会杂志，以及他种年鉴，常有转载本会杂志论稿之举。伦敦某团体，曾拍电索阅，嘱寄百余本以上。南美诸国，亦殷勤通函，以交换见嘱，未始非杂志之幸也"[④]。杂志在国内外影响力的扩大，也是学会发展壮大的真实见证。

---

① 余岩、黄贻清：《中华医学杂志中文志编辑报告》，《中华医学杂志》1935 年第 21 卷第 11 期。

② 余岩、史伊凡：《中文中华医学杂志编辑报告》，《中华医学杂志》1937 年第 23 卷第 5 期。

③ 《大会时本志报告》，《中华医学杂志》1932 年第 18 卷第 5 期。

④ 俞凤宾：《近年会务成绩之回顾》，《中华医学杂志》1922 年第 8 卷第 1 期。

杂志对社会影响较大的疾病及其预防治疗方法尤其关注。如1932年中文版杂志第3期刊登的"疟疾专号"，旨在普及关于疟疾的一般知识。专号在内容上"皆取其切于实用，不带十分专门性者，以适合一般医师研究之资"。该专号上讨论疟疾一般问题的有世界著名疟疾专家裘葛教授、寄生物学博士许雨阶；冯兰洲医师的著作在于帮助普通医师鉴别哪些蚊类传播疟疾，文章通俗易懂；也有卫生署疟疾室所作的疟疾调查报告；还登载有不被近世医家关注的中国疟疾史研究。① 除此专号外，中华医学杂志还发行过结核专号、热带病学专号、眼科专号、医史专号等。杂志既登载有专业文章，又有通俗易懂的科普知识，在适合专业读者的同时，也关注到普通大众的接受程度，这就使得在提高医师医学水平的同时，也普及了大众的医学卫生知识。另外，中华医学杂志社还把一些比较前沿和有影响的文章以抽印的形式出版单行本，这为医学卫生知识的普及提供了便利。《中华医学杂志》从创刊到与《博医会报》《齐鲁医刊》合并出版，从半年刊、季刊、双月刊到月刊的变化，标志着杂志逐步走向成熟，同时也贯彻了学会早期所追求的宗旨。杂志即使在后来最艰难的全面抗战时期，也未停止出版，并一直延续到今天，展示了旺盛的生命力，为我国医学卫生事业的发展和医学知识的传播作出了重大贡献。

2. 著译书籍

中华医学会除了《中华医学杂志》外，还出版了大量的医学书籍。到1937年4月学会第12次年会召开时，中华医学会已出版各种书籍达60种之多。这些书籍有的是介绍我国医学卫生机关及医师情况的，有的是西方最新研究成果的翻译，有的是医界人士的新著，有的是为普及医疗卫生知识的医学科普读物，还有为医学院校编纂的医学教科书。中华医学会1915年至1937年出版部分书籍如表7-6所示。

---

① 《疟疾专刊之意义》，《中华医学杂志》1932年第18卷第3期。

表 7-6　中华医学会 1915—1937 年出版部分书籍

书名	著/编译者	书名	著/编译者
中国医界指南	萧智吉、朱恒璧等	哈氏生理学（增订）	陈延炳等
孔氏实地解剖学卷三（修订）	鲁德馨	爱克司光线引阶	苏达三、傅维德
伊氏毒理学	伊博恩	惠嘉二氏内科要览（新译）	[英]孟合理、张昌绍等
病理组织学	侯宝璋	药物详要（大部分重译）	裴伟廉、刘国华等
伊何二氏近世产科学	鲁德馨编译	（迈魏二氏）外科手术学（新译）	应乐仁
康氏生物化学	李增文	梅氏眼科附录	[英]孟合理
育儿指南（增订）	史安纳等	医学词汇补遗	[英]孟合理、鲁德馨编
护士伦理学	袁宗周、吴建庵译	中华医学会医师条诫	中华医学会编
医学用语简易读本	[英]孟合理编	避妊法	王逸慧、刘宗蕴编著
史氏病理学	[英]孟合理、鲁德馨编译	细菌学检查法	林宗扬著，李涛译
物理疗法	[英]恩薇露编译	医院食谱	沙甫（A. Shafer）著
内科临症方法	[英]孔美格、孟合理编译	痨病论	卢永春
罗卡两氏外科学	[英]应乐仁编译	骨折的疗救法	邱少陵等译
豪慈乳婴及小儿科	[英]纪立生、孟合理译	男子花柳病新编	[英]单惠泉编译
（英国红十字会）毒气急救法	樊登峰译		

资料来源：北京图书馆编：《民国时期总书目·自然科学·医药卫生》，书目文献出版社 1995 年版；《出版委员会报告（民国二十一年二十二年度）》，《中华医学杂志》1934 年第 20 卷第 4 期，第 603—607 页；《新书介绍》，《中华医学杂志》1935 年第 21 卷第 3 期，第 327 页；鲁德馨、应乐仁：《出版委员会报告》，《中华医学杂志》1937 年第 23 卷第 5 期，第 610—617 页。

表 7-6 中，《（迈魏二氏）外科手术学》一书由齐鲁大学医学院外科教授

应乐仁博士翻译。全书共 34 章 20 余万字，插图 200 幅。所有关于外科手术，都有明晰的指示。该书说理简厄而不疏漏，图彩鲜明，便于参证，是外科医师及医学生的必备参考书。《药物详要》一书原为英国溥狄二氏所著。1937年，由裴伟廉、刘国华按新版重新翻译，在该书内容上，凡法定药物，皆分条说明其形性、用量、作用及用途，篇末还将已经确定用途的中药编为附录，有较高的实用价值。经过中华医学会的努力，到全面抗战爆发前，"本部编译各书，关于大学医学院之教本，大体已可谓齐全，今后只须逐渐加以补充即足"①。由此可以看出，中华医学会从 1915 年成立到 1937 年的 22 年间，经过不断的努力，在医学书籍的出版上已经取得了突出成就。

另外，值得一提的是，《中国医界指南》一书是中华医学会编纂的关于我国西医医师、公共卫生机关、医院、医学院校及其他医学团体的名称、地址的书籍。1928 年中华医学会第 7 次大会时首刊于北京，主要介绍北京各医务机关的历史沿革、状况等，并附有国内各地医士姓名录、医院医学校一览表，共 118 页。虽属草创，但已经为更完整的医界指南的出版准备了条件。《医界指南》出版之前，中华医学会职员萧智吉经过数月的搜集整理，于 1915 年出版了首册《医士名录》。之所以出版《医士名录》，俞凤宾在 1920 年为该书增订版所写的序言中指出："自科学输入中国以来，习新医学者日众，医士济济如林，医业亦蒸蒸日上，宁非吾医学界之大幸事。顾以分道扬镳，每举姓名而未稔，或同群异地，互询踪迹而无由，非特此也，求气谊之感乎，则宜通情忆；助学术之商榷，则贵有神交。是必有道焉，以期知地址，熟闻学历，庶几订交论学，可免离群索居之感，此本会所以有编辑医士姓名录之举也。"②《医士名录》的出版为《中国医界指南》的编纂提供了必要的准备和可资借鉴的经验。至 1937 年，《中国医界指南》共出版了 6 版。在当时国家医疗卫生体制及行政机构还不完善的情况下，中华医学会《中国医界指南》的出版，

---

① 鲁德馨、应乐仁：《出版委员会报告》，《中华医学杂志》1937 年第 23 卷第 5 期。
② 俞凤宾：《中国医士人名录序》，《中华医学杂志》1921 年第 7 卷第 2 期。

为医界以及其他有关方面了解国内医疗卫生机构的分布、医学教育机构的设置、西医从业人员规模、医药卫生期刊的发行等方面提供了依据，也为学界研究当时国内的医疗卫生发展状况留下了珍贵的资料。

（三）审查名词，力谋统一

随着西方医学在我国的传播，中西医学间的名词术语翻译成了阻碍我国医学教育、医学书籍出版以及医疗实践的一大障碍，"吾国科学名词，复杂已极，往往同为一事一物，而通用之名词有多至十余种者，于译著书报及演讲教授时，深感困难，殊为科学进步之大阻力……"① 在第 2 卷第 1 期的《中华医学杂志》上，俞凤宾指出："用外国文介绍新知识，为过渡时代之一阶级，非永久不变，长此终古之事也。故用西文教授医学，实出于不得已。苟能一律用国文，则普及殊易，不必有外国文之预备功夫矣。今日不图翻译，不察名词，常用西文为媒介，则将永远沿用他国语言以介绍医学知识，使后之来者，常立于过渡时代之阶级中，得毋负疚至深乎？"② 这是中华医学会成立后，为医学名词的审查和统一所作的第一次宣言。之后，中华医学会积极推动医学名词的审查和统一，并与已经在这方面取得成绩的博医会、中华民国医药学会和江苏省教育会合作，成立了医学名词审查会，中华医学会派代表参加了以后的历次审查会议，并推动新名词在书籍出版、期刊发行和医疗实践上的应用，为医学名词的统一做了大量努力。

对医学名词做系统性的审查，发轫于后来与中华医学会合并的博医会，主要倡导者是来自英国的传教士医生高似兰。1890 年博医会成立了名词委员会，开始了医学名词的审查统一工作③，但这项工作的开展并不顺利，尤其在缺少中国医生参与的情况下，名词的审查工作进展缓慢。在 1916 年 1 月 16 日

---

① 《科学名词审查会第六届年会纪要》，《中华医学杂志》1920 年第 6 卷第 3 期。
② 俞凤宾：《医学名词意见书》，《中华医学杂志》1916 年第 2 卷第 1 期。
③ 张大庆：《高似兰：医学名词翻译标准化的推动者》，《中国科技史料》2001 年第 4 期。

召开了第二次医学名词审查谈话会，会上中华医学会代表俞凤宾报告了中华医学会成立的缘起，并指出在二月召开的年会上有研究医学名词的安排。① 在中华医学会第一次年会召开之际，各地医学界人士聚集上海，趁此机会，江苏省教育会邀集该会各职员及博医会、中华医学会诸代表在江苏省教育会开茶话会，商议审订方法。

由于医学名词审查团体的各自为战，难于协调，亟需组织一个统一的机构来进行名词的审查和新名词的推广。"然欲定统一名词，非少数人所能为力，必集合学术团体，经共同之研究，始可推行无阻。"② 有鉴于此，"在中华医学会曾出一议，拟合中华医学会、中国医药学会、博医会各推四人，江苏省教育会推二人，共组一会，公同研究审定"③。在组织统一的医学名词审查会这一过程中，中华医学会起了倡导作用，促使了医学名词审查会的成立，加快了医学名词的审查和推广工作。

医学名词审查会成立后，于1916年8月7日至14日召开了第一次会议，中华医学会推周仲衡、刘瑞恒、俞凤宾、唐乃安、王彻臣5人为代表，博医会推孔美格、聂会东、孟合理、施尔德4人为代表，莅会者还有教育部、中华民国医药学会、江苏省教育会等代表。在会上，与会代表"莫不以止于至善为鹄的，便利后进为前提，于比较译名之时，苟不得其当，虽十易之不为病。故舍己从人而务求适用者有之，苟两名各有所长，不欲蔑人尊己，则弗厌骈指而并列者有之，既无成见之阻阂，又无派别之分驰。故于一星期之时间，通过名词千又二百，于是医药名词乃有统一之希望矣"④。这就使得医学名词的审查和统一有了良好的开端。1918年，医学名词审查会"以医学名词与其他科学名词多互相关联之处"，又因"教育部欲扩大审查之范围，非此不能贴

---

① 《第二次审查名词之谈话会》，《申报》1916年1月20日。
② 《科学名词审查会第六届年会纪要》，《中华医学杂志》1920年第6卷第3期。
③ 《医学名词第三次谈话会纪事》，《中华医学杂志》1916年第2卷第1期。
④ 《医学名词审查会第一次大会记》，《中华医学杂志》1916年第2卷第3期。

助款项"①，议决扩充审查范围，改称科学名词审查会。在经费比较困难的情况下，通过中华医学会等团体的共同努力，名词审查会取得了丰硕的成果。至 1927 年底科学名词审查会停止会务，名词审查会共举行会议 12 次，审查并编辑完成了各科名词共 41 册，医学类有 17 册之多②，其中由中华医学会承担起草的有《化学器械名词》《细菌学》两种。在医学名词审查过程中，中华医学会在其会刊《中华医学杂志》上以直接刊登文章或以介绍新书的形式，积极宣传新名词的应用，推动医学名词的统一。

新定医学名词的推广，中华医学会及其会员不仅主张在医学教育过程中进行推广，在医学书籍的出版上也做了大量的宣传工作。1919 年山东齐鲁大学医科的美国施尔德博士，出版了译著《组织学》一书，《中华医学杂志》在"本会消息"栏中以《名词完善之组织学》为名，为该书做了推介，强调该书作者"历任科学名词审查会代表，竭二载之力，译著组织学一本。……且于原名，恒胪列新旧译名，以便读者推究"③。1924 年，济南齐鲁大学医科皮肤病梅毒学教授美国海贝殖博士（Le Roy Heimburger, M. D.）出版《梅毒》一书，《中华医学杂志》在推介该书时指出，其"所用名词，均系科学名词审查会中所审定者"。《中华医学杂志》在发行过程中也及时地选用新定医学名词，该杂志在当时国内医学界有着广泛的影响，这对新订医学名词的推广和医学名词的统一有着积极的作用。

（四）提倡医德，规勉会员

在中华医学会宗旨中有"尊重医德医权"一条，学会对会员的道德要求极其严格，会章强调会员如有不道德行为，违背医规，败坏学会名誉，经人告发后，"当由书记专函知照，使被告者得自行辩护或由代表陈述于职员会

---

① 俞凤宾：《近年会务成绩之回顾》，《中华医学杂志》1922 年第 8 卷第 1 期。
② 《拟呈中华民国大学院稿》，《中华医学杂志》1928 年第 14 卷第 1 期。
③ 《名词完善之组织学》，《中华医学杂志》1919 年第 5 卷第 3 期。

中。如被告者不能亲自或举代表申辩，则由职员会公决，不得以不到迟延，经职员三分之二之议决即行除名"①。可见学会对"尊重医德"这一宗旨的重视。

为提倡国内从医人员的医德医风，中华医学会翻译了美国医学会通过的《医家伦理纲要》，两次刊载于《中华医学杂志》上，以此规范医生的业医行为和提倡医德。②俞凤宾在纲要序言中说："原夫医乃仁术，期于寿世而寿人；友以义交，庶几相求而相应；假若弁髦道德，无伦理之可循，敝屣嘤呜，乏交情之相感，势将医业沦胥，学术颓坠，殊不知医家林立，医道从同，宜行慈善而体天心，必相提携而蠲人欲。""文明之社会，赖医家以维持健康，以治疗疾病，以防免流行之症，以杜绝传染之原。……以故医士之于社会、于病者、于同道、于本业，遂不得不有伦理之规定。否则，职务之旷溺，同业之抵触，将随处发现，而无轨道之遵循矣。……此伦理之不可以不明，而为医界所不可忽也。"从中可以看出加强医德的重要性。学会之所以翻译此纲要，伍连德曾指出"翻译新大陆之医家伦理，以示古神州之业岐黄者，俾潜移而默化"。中华医学会希望纲要的翻译发表，能够"果使同道者皆不悖乎斯旨，则于医士之伦理，庶几可无愧焉已"③。

针对"各地开业者，品类不齐……为保障人民生命，并提高医德起见"，中华医学会组织编印《医师条诫》一册，中英文分别装订，寄发各地会员，以资信守。规定，中华医学会会员如违反条诫，学会将予以劝告，如果劝告不从，则予以警告，警告无效，则开除出会，"以保全我全体会员之纯洁。想我会员诸公，对此必深具同情，接收条诫，身体力行，使我医业得永葆其神圣之地位也"④。从中可以看出中华医学会在加强会员及医界医德上的良苦用

---

① 《中华医学会例言及附则》，《中华医学杂志》1915年第1卷第1期。
② 分别刊载于《中华医学杂志》1919年第5卷第1期和1923年第9卷第3期。
③ 《医家伦理学纲要》，《中华医学杂志》1923年第9卷第3期。
④ 朱恒璧：《一年来中华医学会工作之回顾》，《申报》1934年4月2日。

心。在《尊重医德刍言》一文中，伍连德强调"本会立会宗旨，必兢兢以尊重医德为前提也"，"吾侪若不急起疾追，使我医学中人，稍明尊重道德，则欲睹吾国医学之丕振，能与列强媲美，不啻海枯石烂，忙不可期"。在强调医德的同时，伍连德指出医生发扬医德其实做好自己的本职工作即是最好的医德，即"第医德非类考古专家，徒尚高谈，耸人倾听，于实际毫无效果。一言以蔽之，即敬业爱人是已"①。中华医学会在当时中西医学对立严重、从医人员混乱、医生素质参差不齐的情况下，号召医界注重医德的主张，对于国内医学界风气的转变有着重要作用。

（五）其他活动

1. 力促遣派医学留学生

在促进医学教育发展方面，中华医学会不仅关注国内的医学教育，还积极促使派遣医学生出国留学。在中华医学会成立后不久，为派遣医学留学生做了两次努力。第一次是1922年，学会于第四届年会时通过议案一件，即"南洋兄弟烟草公司，近来每年派遣学生往美学习农工商三科，足证关怀后进。今大战以后，美国医学较他国医学，进步尤速，公议商请该公司每年于农工商三科外，添派医学生，至少每年三名，往美游学"②。会后，学会委托会长刁信德起草信稿，与南洋兄弟公司简照南先生函商。结果因该公司简章规定"留学生研究学科，以农工商二科为限……不得更改"③。中华医学会第一次为派遣医学留学生的努力未能成功。第二次为促使医学留学生的努力是1924年的中美庚款留学。俞凤宾主张以庚款一小部分遣派医学生。在其所撰写的《以庚款一小部分遣派医学生之商榷》④一文中，俞凤宾从"科学的医

① 伍连德：《尊重医德刍言》，《中华医学杂志》1916年第2卷第3期。
② 《派遣留美医学生之请愿》，《中华医学杂志》1922年第8卷第1期。
③ 潘越：《近代"烟草大王"简照南与留学教育》，《徐州师范大学学报》（哲学社会科学版）2008年第6期。
④ 《以庚款一小部分遣派医学生之商榷》，《中华医学杂志》1924年第10卷第6期。

学"之需要、医科程度与学费关系、国内正当医家之缺乏、美国医学在世界上之位置、遣送与补助等方面，说明了对派遣医学留美学生的重要性和可行性。俞凤宾是中华医学会重要成员，曾担任学会会长一职，俞的这一主张一定程度上代表了中华医学会的意见，该文分别在《中华医学杂志》和《科学》杂志上发表，得到了广泛的支持，最终使留学名单中有了医学留美学生。据《中华医学杂志》登载，第五届庚款留学考试中，录取25人，其中有张昌绍、李佩琳两人是医科学生。[①] 在留学名额中能够有医学留学生，这与俞凤宾等学会同仁的努力争取是分不开的。

2. 调查国内医务状况及农村卫生

1932年10月，中华医学会在上海召开常务会议，会议决定指派李廷安为中国乡村卫生调查委员会主席，从事调查中国乡村卫生状况。调查目的是调查中国乡村卫生机关的数目及其组织机构与工作开展情况，为从事乡村卫生人员和学者提供参考。中华医学会同仁认为开展乡村卫生工作，在中国有非常重要的价值，"盖不仅能保障占全国人口百分之八十五之乡村居民之身体健康，并足以影响于若辈之经济生活也"[②]。李廷安接受委托后，进行了详细的调查和资料的整理，形成了《中国乡村卫生调查报告》，在中华医学会1934年召开的第10届年会上报告。报告包括二部分，第一部分为中国乡村卫生调查纲要，分为调查之目的、调查之进行、调查之整理；第二部分为河北宛平县清河卫生实验区、河北定县试验乡村卫生、安徽和县乌江农民医院等17个乡村卫生机关的概况，包括成立经过、组织、人员构成、经费、工作计划及工作概况等。经过这次调查，报告总结了中国农村卫生状况，即卫生机关设立未普遍；缺乏统一组织，各自为政；开办时间不长；人员缺乏；经费困难；工作形式单一等6个方面。通过这次调查，使国内的医学界人士和国家卫生机关了解了国内农村卫生的现状，为研究和开展农村卫生工作提供了可靠的

---

① 《五届庚考医科录取人》，《中华医学杂志》1937年第23卷第6期。

② 《中国乡村卫生调查报告》，《中华医学杂志》1934年第20卷第9期。

依据。

1933 年，中华医学会进行了针对全国医院状况的调查。中华医学会"以我国医院漫无标准，欲从事整理，非先订定标准不可，而欲订定标准，尤非从调查入手不可"①，于 1933 年末制定了医院调查表，调查项目共分 8 目 97 项，分发全国各医院，对全国的医院状况进行详细调查。此次调查，由中华医学会调查委员会负责，对调查各项加以严密之研究，依据实际情况，制定出我国医院标准，促使各医院进行整理，使其能够适合统一的标准。

中华医学会这两次大的调查，是在我国缺乏官方资料的情况下进行的，一方面反映了我国医疗卫生体制的不健全；另一方面也反映了中华医学会对我国医疗卫生事业的关注，为我国医疗卫生事业的发展所作的努力。

3. 为国家医疗卫生体制建设所作的努力

中华医学会成立后，我国的医疗卫生事业依然缺少专门负责的机关，有关医校入学资格、毕业年限与学科程序等之釐定、医校医院之督察、医书医律之审订、医士之注册等问题成为阻碍我国医疗卫生事业发展的障碍。为此，1917 年中华医学会与博医会联合召开年会时，与会者建议政府创立中央医事行政部，以"规正全国医学校之课程及其制度，而取缔学西医之未精者"②。会后，伍连德、刁信德等联合医界人士于 1917 年 9 月 25 日上书国务院、内政部和教育部，希望政府能够"核准特派专员并召集全国卓有成效之医校及医院代表人员迅即筹办，冀早成立"③。之后，又于 1918 年 7 月 7 日再次呈文教育部，请求专设医事机关。虽然全国性的卫生行政机关——卫生部，一直到南京国民政府时期才得以设立，但中华医学会为此所做的努力还是应该得到肯定的。

在关于医生管理问题上，中华医学会于 1917 年会同博医会呈请内务部颁

---

① 《本会调查全国医务状况之实施》，《中华医学杂志》1934 年第 20 卷第 1 期。
② 《中华医学会第二次大会记》，《中华医学杂志》1917 年第 3 卷第 1 期。
③ 《呈国务院内务部教育部文》，《中华医学杂志》1917 年第 3 卷第 4 期。

布医生注册之条例，但未能实现。1922 年年会时，"公议再行条陈内务部速行注册法，以免不正当之医家，混入社会营业"。会后，中华医学会以会长刁信德，副会长牛惠霖、石美玉名义，再次呈请内务部颁行医士注册法。另外，在关于吗啡、鸦片等麻醉药的管理、医学名词审查、取缔非法招收医学生等问题上，中华医学会也及时与政府机关以呈文或其他方式进行沟通，高度关注国家医疗卫生事业的发展，为国家医疗卫生机关的决策提供指导性意见。中华医学会的努力，在一定程度上促进了国家医疗卫生体制的建设。

中华医学会从 1915 年成立后，逐渐走向成熟，并发展成为国内最具权威的一个医学学术组织。中华医学会成立与发展时期，同时也是我国社会医疗卫生事业的大变革时期，无论是医疗社会环境，还是国家在医疗卫生体制建设上的理念选择，都使得该组织所扮演的角色显得尤其重要。中华医学会是接受了西方近代医学知识的医界同仁组织的专业性学术共同体，学会通过会务开展、学术交流、医学人才培养等方面工作的开展，在一定程度上促进了我国医疗卫生事业的发展，逐步具有了医学卫生方面的话语权，也推动了以西方医学理念为主导的国家医疗卫生体制的形成。

审视学会成功经验的同时，也可以看到，学会在处理中西医关系上有所偏颇。作为国内最具影响力的一个西医群体，中华医学会主要成员多有留学欧美及日本的背景，受西方近代医学思想影响较重。在 20 世纪二三十年代关于中医存废问题的争论中，学会主要成员的观点有所不同，有的比较谨慎，主张对中医在进行科学研究的前提下加以保存，如伍连德主张从行政、教育入手，长远打算，通过中西医学优劣对比，循序渐进地管理中医的思想是理智的。[①] 俞凤宾在《保存古医学之商榷》[②] 一文中，以客观的态度分析了中医的长处和弊端，指出中医应该加以保存。1926 年，中华医学会年会时，通过了反对中医加入学校系统的议案，与中华民国医药学会及上海医师公会联名

---

① 伍连德：《医学现在之取缔及将来之挽救商榷书》，《中华医学杂志》1915 年第 1 卷第 1 期。
② 俞凤宾：《保存古医学之商榷》，《中华医学杂志》1916 年第 2 卷第 1 期。

通电教育部及全国各省区教育会，一致反对①，阻止中医加入学校系统。1932年，中华医学会年会时通过了"提议旧医不得称国医二字，以免淆惑观听"②的议案。1933年，中央制定国医馆条例，要求行政院划分所谓国医国药拨归国医馆管理，所谓西医西药则仍归卫生署管理。中华医学会认为"所谓国医，又绝无攻究科学之根柢，其不利于我国医学之前途"。学会于8月5日派牛惠生、颜福庆二人为代表先后拜见行政院院长汪精卫、立法院孙科，面陈国医馆条例不应成立的理由。中华医学会在总体上主张废除中医的立场，导致其与中医界在20世纪二三十年代纷争不断，这无异于内耗，在一定程度上限制了中国医学的健康发展。

---

① 《中华医学会开会之第六日》，《申报》1926年2月23日。
② 《中华医学会大会纪要》，《中华医学杂志》1932年第18卷第6期。

第八章　西医社团之二：中华护理学会①

古代中国医、药、护不分，护理工作多由家庭中的女性亲属负责。及至近代，中国的护理学未实现科学化与专业化，这种情况到中华护理学会成立后得以发生改变。中华护理学会成立后，致力于推进中国护理科学知识的传播与实践，力图建构中国护理体系，为我国护理事业的发展作出了重要贡献。

一、中华护理学会的成立

护理科学的发展经历了一个漫长的历史过程。公元前后，埃及、希腊、罗马、印度等文明古国的医疗活动中记录着早期的护理实践。基督教兴起之后，护理工作作为一种宗教活动多由修女执行，修女具有良好的奉献精神，

---

① 1909 年 8 月 19 日，哈特等欧美护士在江西牯岭成立"中国中部看护组织联合会"（中华护理学会的前身）。8 月 25 日，将会名更改为"中国看护组织联合会"。1914 年，中国看护组织联合会在上海召开第一次全国会员代表大会，会议决定更改会名为"中华护士会"，亦称"中国护士会"。1932 年 7 月 4 日，中华护士会在国民政府正式立案，成为一合法的人民团体。1936 年，中华护士会奉命加一"学"字，改会名为"中华护士学会"。1941 年 5 月 28 日，南京国民政府以学会会址和理事长均处于沦陷区有投降嫌疑且并未向政府报告工作和登记为由，撤销该会。7 月 6 日，经与政府沟通，该会获准以"中国护士学会"的名义重新呈报备案手续。1949 年 1 月，学会会务暂告停顿。新中国成立后，该会恢复沿用"中华护士学会"名称。1964 年，该会正式更名为"中华护理学会"，一直活动至今。为行文方便，除特定时间用当时的名称外，其余皆用中华护理学会。

但缺乏专门的训练，护理工作仅限于简单的生活照料。中世纪十字军东征中建立的"军护社团"，加深了时人对护理工作的认识，树立了护理工作的威信。14世纪开始的文艺复兴运动促进了医学领域的大发展，近代医学开始向科学方向发展，护理学作为医学的重要组成部分，质量和地位有一定的提高。近现代护理的发展主要是从南丁格尔时代开始的。弗洛伦斯·南丁格尔（Florence Nightingale）1820年5月12日生于意大利的佛罗伦萨，家庭富有，受过良好教育，其献身护理事业的故事广为流传，尤其是她在克里米亚战争前线医院显示了其卓越的才能和奉献精神，被士兵称为"提灯女神"。在她率领的护士努力下，伤员的死亡率由42%下降至2.2%，不仅震动了全英国，也改变了人们对护理的看法。1860年，依靠在战场积累的实践经验，南丁格尔女士利用英国政府的奖金在英国圣托马斯医院创办了世界上第一所正式的护校——南丁格尔护士训练学校，为近现代护理教育的开展奠定了基础。办学期间，她书写了大量日记、书信、札记、论著等。在其最著名的《护理札记》和《医院札记》中，南丁格尔阐述了她的护理哲学理念和医院管理思想，护理成为一门由科学指导的职业，赢得了医学界与社会的重视，护理行业开始步入现代化的发展之路。①

　　护理科学在中国也有悠久的历史。早在殷周时期，护理活动已经被医家所重视。随着医学分科的日渐细化，护理活动的范围从早期的观察体温、面色发展到"望、闻、问、切"等多方面。之后，《黄帝内经》《伤寒杂病论》《千金方》《本草纲目》等医药书籍也或多或少地提到了早期的护理原理与实践。早期的中医药学与护理学密不可分，"三分治，七分养"是我国古代对医学与护理学关系的高度概括。同时由于古代医、药、护不分，护理工作也多由家庭中的女性亲属负责之故，中国的护理学时至近代仍未实现科学化与专业化。近代以降，基督教第四次传入中国。众多传教士以"借医行道"等形

---

①　姚丽莎：《1909—1937年中华护士会在华事业初探》，首都师范大学2013年硕士学位论文。

式开展传教工作，由此西方近代护理科学作为传教的附属物也进入中国。

随着西医东渐的深入，中国护理事业逐步推进，以麦克奇尼、约翰逊、信宝珠为首的外国传教士发挥了重要作用。随着护理人员的增加，组建护理组织成为护理事业发展的必然选择。1907年，美国卫理公会妇女部派信宝珠入华，在福州监理会医院从事护理工作。信宝珠（Cora E. Simpson），中华护理学会的发起人之一，为中国护理事业作出突出贡献的美国护理专家，被誉为中华护理学会之母。1907年，她创立了中华护理学会注册的第一所护校——佛罗伦萨·南丁格尔护士和助产士培训学校。1908年，有感于中国护理事业落后和护士缺乏的现状，信宝珠写信给博医会的高士兰。信中说：

予为敝教会中之第一毕业护士，研究方言一年后，将入某某医院，我人在中国此处，从未训练一护士，我人常训练医学生，但予以为目下时机业已成熟，医学生可入医校受训练，而于医院之中训练护士，如在国内相同，予欲知关于训练护士之事，其已进行者如何，我人已有教科书及课程规定乎，中国已有护士公会乎，若有则予愿为一会员，予知此系一新事业，有许多华人，视护士之事为只宜于苦力，然我人必须改易其意见，而教导此辈，使知此新法则为主所施于受苦之人类之惟一方法，予信予本年即可开班教授护病，予亟欲与已成立者相接触，盖知团结则有力也。

高士兰回信说：

中国教会护士逐渐增多，而我人之事，又日益重要，则护士自行集合以组织一公会之时机，非已至乎。现因并无何种组织，故予愿为一居间之人，而代收注意此问题者之来函，但宜推定一女士暂为筹备书记，其人须有经验而所居之地点适中者，望诸君勿吝赐教为幸，又承编辑者之命言，彼甚乐于杂志中开一护士栏云。

之后，他再次复信指出：

谓尊函提及一大问题，我辈为医生者，今已颇有组织，且刊行一良好之杂志，惟护士届人数尚属寥寥，且四散相处，予以为君等集合组织，以资互助之时机已近，通信之方法，系属必要，初时或于杂志中刊载一二页已足，后可自办一小报，我人当有护士学校，惟现尚无护士会，国内亦无红十字分会，倘蒙续行赐函，至所欣慰，并望君促成此事，得获成功也。①

在信宝珠和高士兰的呼吁下，1909 年 8 月 19 日，相聚于江西牯岭山上的哈特、亨德森、盖仪贞、克拉克等欧美护士商议成立"中国中部看护联合会"（中华护理学会的前身），旋即以全国的名义更改会名为"中国看护组织联合会"，并通过了学会章程。② 自此，中国的护理事业开始有了自己的专业组织。作为学会的发起人之一，信宝珠长期担任学会总干事一职，兢兢业业，任劳任怨，为学会的创立和建设辛劳半生。1946 年 10 月，中国护士学会第二届全国代表大会高度评价了信宝珠的历史功绩，授予她"荣誉总干事"称号。高士兰因扶助护士会之成立有功，被誉为"中华护士会之父"。

二、组织机构

（一）组织机构沿革

中华护理学会成立后，选举会长、会董、书记、编辑各 1 人，哈特为会长，奥格登为会董，亨德森为书记。虽然选举职员，但是无具体办事机构，所以未能有效开展会务。1914 年学会召开第一次全国代表大会后才正式选定理事会③，盖仪贞为理事长、钟茂芳为副理事长、信宝珠为总干事，然而因各理事相距甚远，联系不便，会务开展亦多艰难。之后，理事会下设执行股，

---

① 《中华护士会之起源及发展》，《护士季报》1923 年第 4 卷第 2 期。
② 贝孟雅：《中国昔日的看护会》，《护士季报》1922 年第 3 卷第 4 期。
③ 中华护理学会编：《中华护理学会 90 年》，中华护理学会 1999 年版。

举办一切会务。成立之初的组织机构虽不甚健全，但正是从此起步，使中华护理学会逐渐壮大起来。1920年，学会在上海吴淞路内地会召开第五次全国代表大会，会上选举产生了会长、副会长、总干事、会计等职员，还设立考试股、编辑股等机构。1922年1月11日至16日，学会在汉口协和教堂举行第六次全国代表大会。鉴于会务扩充，有分工的必要，于是选定会长、副会长、总书记、编辑秘书、司库各一人，并组织看护教育委员会，分设翻译、考试、学校注册、课程等四个副委员会；设置北京考试问题的审查股、推选股、交谊文牍股、审查股、会员股、经济股分掌会务。章程规定："本会的职员和看护教育委员会的委员，均于开大会时，用投票选举，其任期以二年为限，或至新职员新委员选出后为止。"① 1924年，学会在广州召开大会，大会重新选举职员，如表8-1所示。

表8-1　1924年中华护士会广州大会所举定之职员

组织	职员	姓名	地址	附属机构	职员	姓名	地址
中华护士会	会长	施德芬	安陆	护士教育股	委员长	盖仪贞	长沙
					副委员长	顾仪华	天津
	副会长	达师奶	广州		翻译股主任	罗秀兰	济南
	总书记	贝孟雅	汉口		课程股主任	夏美德	汉口
	会计	濮乐克	上海		注册股主任	汤美思	安庆
	编辑	狄德尔	合肥		考试股主任	爱思德	怀远

资料来源：据1924年《护士季报》第5卷第2期制成。

1932年9月5日至10日，学会在北平美以美会亚斯礼堂召开第十一次全国代表大会，在组织机构上做了调整，学会设监事会、理事会以及常务委员会。1937年全面抗战爆发后，学会发展受到严重影响，各组织机构不能有效开展办公，这种情况一直持续到1942年。1942年2月，中华护士学会改组成

① 《中华护士会第四次会议记录》，《护士季报》1922年第3卷第2期。

中国护士学会，并在成都召开第一次全国代表大会，大会重新设立监事会、理事会，选举刘干卿为常务监事，罗王雅芳、陈朱碧辉为监事，孙秀德为候补监事，徐蔼诸为理事长，刘效曾、周美玉为常务理事，詹宝球、翟枕流、管葆真为理事，周家仪、于琼英为候补理事等处理会务。① 1946 年 10 月 1 日至 8 日，中国护士学会在南京召开第二次全国代表大会，大会重新修改社章和办事细则，不仅改宗旨为"以联络全国护士感情，提高护士教育，共谋会员福利及职业之发展"②，而且对组织机构进行了大幅度改革。学会继续设立监事会、理事会，监事会由常务监事、监事、候补监事组成，理事会由理事长、常务理事、理事、候补理事组成；理事长之下分设特款处理委员会、总干事、财务委员会三个职能部门；总干事之下又分设会员、总务、教育三组，其中会员组包括福利和宣传两股，总务组包括事务、会计、文牍三股，教育组包括教育、编译、信宝珠女士奖学金三股。新修订的章程和办事细则对于各个组织结构的职能做了详细规定。

1948 年 10 月 4 日至 9 日，中华护理学会在广州多宝路柔济医院礼堂召开中华人民共和国成立前的最后一届大会暨改组后第三次全国代表大会。在此次大会上，学会再一次修订章程和办事细则，改宗旨为"联络全国护士感情，研究护理学术，提高护士教育，共谋职业之发展及会员之福利"③，学会组织结构亦相应发生改变。中华护理学会的组织机构，从 1909 年成立时仅有的 4 位职员，到 1948 年第十六次全国代表大会时的 50 余个职位设置，监事会、理事会并行以及 7 组 18 个专门股的宏大规模，标志着中华护理学会已经走出了学会初创时期的艰难处境，实现了由弱小到成熟的转变。

---

① 《会务报告》，《护士通讯》1945 年第 1 期。
② 《中国护士学会章程》，《中国护士季刊》1947 年第 1 卷第 1 期。
③ 《中国护士学会章程》，《中国护士季刊》1949 年第 3 卷第 1 期。

（二）会费筹集与分会概况

学会章程规定，学会经费由会员入会费、常年费、特别费组成，此外学会的经费来源还有报刊费、广告费、书籍版权费、考试费、学校注册费、出租房屋、募捐、外籍友人和团体资助等，其中 1932 年会员入会费定为两种，一种缴纳入会费 30 元者称永久会员，入会后不缴纳常年费，普通入会费定为 3 元，入会后须按年缴纳常年费，每年 1 月缴纳，"本会收入之永久会员会费，应全数作为定期存款，或充他种投资，在本会普通收支账内，只可取用利息。理事会应常负妥善此项会款之责任"①。特别费，经会员大会或代表大会之决议并呈准南京特别市党部及南京市政府之许可方得征收。1946 年，中国护士学会第二届全国会员代表大会重新修改社章，规定普通会员按期于每年 1 月或 7 月缴纳会费 5000 元，永久会员入会时一次缴纳会费 50000 元，以后不再缴费。1948 年，学会再次修改会费标准，规定一次缴纳金圆券 40 元者为永久会员，以后不再缴纳，每年缴纳金圆券 5 元者为普通会员，会费缴纳期为每年 1 月或 7 月。会费虽有所增加，但物价飞涨，经常使学会陷于拮据状态。为了顺利开展会务，1945 年发起千元捐款运动，1946 年发起万元运动捐款，但仍不能解决经费短缺问题。为了减少经费开支，总编译特发声明："兹因物价高涨，为维持本期每册成本不超过五万，只得缩减篇幅。但又不忍摒弃佳作，只得试用六号字排出，如读者感觉行间拥挤及字体太小，尚希原谅并提供意见为盼！"② 言辞恳切中透露出无奈。因为经费缺少，该会总编译管葆真及中文文牍兼事务华志刚先后辞职，会务发展陷于停顿。可见，经费问题一直是制约学会发展的一个瓶颈。

中华护理学会成立后，在广泛发展会员的同时，各地在会员集中的地方也相继组织了各地分会。1922 年中华护士会汉口大会时，有部分职员提议

---

① 《中华护士会办事细则》，《中华护士报》1933 年第 14 卷第 1 期。
② 《总编译启事》，《中国护士季刊》1948 年第 2 卷第 2 期。

"欲中国各大城市之中国护士相联络而立分会，以便易于随时聚议，而增进护士之知识，并练达办事之才能，与大会彼此相扶佐。将来至必要时大会之职权，皆委诸于中国护士办理，故急欲各地速立分会，并委托各处之外国护士就近随时指导，但不得干预会务，意欲完全由中国护士自动办理"①。各地会员积极响应，纷纷组织护士成立护士分会。对于各地分会，《中华护士会办事细则》第八章单独规定各地分会实施细则，细则规定"各地方于可能时，均应组织分会。各分会可依总会办法组织，各分会应开常会"。同时，还规定"中华护士会所推定之会员，遇有新分会组织成立时，应通知中华护士会总干事"，以便备案联系。② 截至 1948 年 3 月，中华护理学会先后成立了北京、上海、四川、河南、广东、重庆等 20 个分会。③

三、体制化建构

中华护理学会成立后，创刊《护士季报》，出版了《护士通讯》以及大量护理类书籍；定时召开年会和举行演讲，为学术交流提供平台；发展护理教育，积极推进护理职业化；参与战地与灾害救护，践行爱国主义精神。从学会成立到中华人民共和国成立前 40 余年的发展历程中，中华护理学会积极致力于中国护理科学体制建设，开展了大量的活动，取得了良好的社会效应，为我国的护理事业的发展作出了贡献。归纳起来，主要有以下几方面。

（一）刊行杂志

中华护理学会在 1918 年召开第五届年会时，决定每季发行英文报告册一本。1919 年，执行委员会因中国护士会员增加很快，决定发行中文报纸，于

---

① 《中华护士会北京支部成立记》，《护士季报》1923 年第 4 卷第 4 期。
② 《中华护士会办事细则》，《中华护士报》1933 年第 14 卷第 1 期。
③ 王益锵主编：《中国护理发展史》，中国医药科技出版社 1990 年版。

是请韩贾美丽筹备专业刊物。次年 1 月，《护士季报》创刊号正式在上海问世。从 1920 年 1 月到 1949 年 1 月（中间的 1942—1946 年除外），共出版 25 卷 97 期，每年 1 卷，每卷 4 期。其间《护士季报》数易其名，1920—1930 年称《护士季报》，1931—1941 年称《中华护士报》，1947—1949 年称《中国护士季刊》。1945 年 10 月至 1946 年 2 月间，学会还出版了 3 期《护士通讯》。

《护士季报》刚一出版，销量与声望并增。据统计，1920 年《护士季报》订阅份数达到 480 份，寄出样本以千余记，同时获得《美国护士报》之正式承认，并蒙著论以贺中国护士公会之自办期刊。① 1922 年，中国护士会加入万国护士会。究其原因，护士会总干事如是说："尝谓使中国护士会得在万国护士会注册者，《护士季报》实为一重要之原因。"闻之，"盖足见中国护士季报，不仅为边远偏僻之地所欢迎重视，且由万国护士会认为中国护士会已经十分发达，应与以加入万国护士会之权之征也"②。

《护士季报》通过"表世上最要之护病法""相传彼此之心思意想"，不仅能"传授护病卫生之善法、救人之性命"，而且还能"增进世人之文化、增进个人之学问、进步世上之文明、使人自卑升高"③。季报刊载内容十分广泛，涉及医院护理、护校教学情况、各科护理技术、护士会动态、专论、国外护理译文、工作报告、书评等方面，基本涵盖了护理科学的各个方面。医院护理方面，如《广州柔济医院》、艾世珍《武昌同仁医院服务部报告书》、甘思乐《山西大同府北门外首善医院》、戴丽安《一个三百架床位医院护士部之组织行政责任与地位》、谢珀《医院庶务管理》《汉口普爱医院护士礼拜堂及护士宿舍落成典礼》等，其中艾世珍的《武昌同仁医院服务部报告书》一文指出，服务部成立的初衷是使"贫民患病者，得以受相当之治疗并病后之保养"；谢珀从医院庶务管理入手，强调"医院庶务需要善良妇女和优美护士担

---

① 《一年来之回顾》，《护士季报》1921 年第 2 卷第 1 期。
② 《社论》，《护士季报》1922 年第 3 卷第 4 期。
③ 《购阅护士季报之利益》，《护士季报》1924 年第 5 卷第 1 期。

任"，方"于社会有良好之贡献"；戴丽安则用图表附简介的形式介绍了医院护士部下属的各个组织结构与功用。护理技术方面，登载了田润生《脊骨病与脊受伤之护学》《精神病之护病法》、胡宣明《公共卫生护士在今日之中国》、薛美德《护士应注重临床护病之技术》、陶森《如何应付一个护病问题》等文章，内容涉及脊骨病、精神病、公共卫生等具体护理技术。在介绍国外护理知识方面，佛莱特《美国护士注册考试》《在伦敦的中国护士》《美国护士会现况》《美国之标准护士》、刘效曾《美国耶鲁大学护士学校现况》《护士缺乏及解决法——国际护士会论文选译》《全世界护士缺乏——英国护病杂志社论》《纽西兰的护士》等文章，向国人介绍国外的护士考试、护士组织、护士概况等，其中针对国际范围内护士缺乏的实际情况，《护士缺乏及解决法——国际护士会论文选译》《全世界护士缺乏——英国护病杂志社论》两篇文章深入剖析了护士缺乏的原因，并提出了解决之策。为了总结护士会早期的发展历史，《护士季报》刊发《中国昔日的看护会》《中华护士会之起源及发展》、贝孟雅《中华护士会历史的回顾》等，介绍护士会早期的历史与活动。总之，《护士季报》成为中华护理学会同仁向国内外绍介护理科学的重要阵地。

（二）译著书籍

中华护理学会出版了许多书籍，"大半是翻译外国的护病教科书，但也有特地为中国护士编著的"①，如《接产须知》《推拿法》《解剖生理学》《细菌学初编》《药科注释》《护士饮食学》《实用护病学》《看护药科学》《护士伦理学》《传染病护病法》《耳鼻咽喉科护病法》《外科护病法》《护士应用个人卫生学》《药物学疗学合编》《护士应用化学》《外科家具一览表》《溶液论》《伊氏眼科护病法》《护病须知》等。之后，学会还出版了《护士会总干事环游中国记》《护士心理学》《护病历史》《中华护士会试题汇编1927—1933》

① 贝孟雅：《中华护士会历史的回顾》，《护士季报》1927年第8卷第4期。

《内科护病》《编订护士学校课程之基本原则》等著作，其中《护士饮食学》一书从"病儿之饮食、各种胃症之饮食、肠病之饮食、泌尿生殖器症之饮食、脑经系统症之饮食"① 等22个症状之饮食予以详细讲述，不仅是护士学习之课本，亦是家庭必备之良友，可谓丰富而详备，具有重大指导意义。《细菌学初编》由盖仪贞和吴建庵合译，前后修订7版。全书共分10章，内容不仅包括"细菌学之源流、细菌学与疾病之关系、细菌之形态及其增殖法"等医学专业知识，而且还包括医学仪器的介绍，图文并茂，形象具体，具有重大参考价值。②

（三）召开年会

召开年会为会员之间交流感情、发展会务的重要举措。贝孟雅认为，聚会可以彼此"考察各人的方法，和交换各人的经验，也觉得友谊的快乐，所以必须共同享受"③，所以召开年会成为学会的一项常态化制度。从1909—1949年，学会共举行了20届年会，其中1909—1916年（1911年因辛亥革命爆发未举行），每年召开年会，1918—1949年（1938年、1940年、1944年因抗战未举行）间每隔两年召开一次年会。《中华护士会章程》第四章第二十二条规定："本会会员大会或代表大会每两年举行一次，如有会员三分之一以上之连署请求或理事会认为必要时，均得召集临时会。"④ 中华护理学会召开年会的大体情况如表8-2所示。

---

① 中华护士会：《护士饮食学》，上海广学书局1924年版。
② Mary E. Reid：《细菌学初编》，盖仪贞等译，上海广协书局1947年版。
③ 贝孟雅：《中华护士会历史的而回顾》，《护士季报》1927年第8卷第4期。
④ 《中华护士会章程》，《中华护士报》1933年第14卷第1期。

表8-2 中华护理学会历届年会情况一览表

届次	时间	地点	会长 （理事长）	备注
1	1909	牯岭	赫德	学会成立
2	1910	牯岭	赫德	
3	1912	牯岭	盖仪贞	
4	1913	牯岭	盖仪贞	
5	1914	上海	盖仪贞	第一次全国代表大会
6	1915	北京	贝孟雅	第二次全国代表大会
7	1916	上海	柏维尔	第三次全国代表大会
8	1918	福州	包德温	第四次全国代表大会
9	1920	上海	包德温	第五次全国代表大会
10	1922	汉口	顾义华	第六次全国代表大会，加入国际护士会
11	1924	广州	顾义华	第七次全国代表大会，首次采用中文作为大会的正式文字
12	1926	南京	施德芬	第八次全国代表大会
13	1928	汉口	伍哲英	第九次全国代表大会，中国护士伍哲英首次独立主持大会
14	1930	上海	潘景芝	第十次全国代表大会，与中华医学会合开
15	1932	北京	潘景芝	第十一次全国代表大会
16	1934	汉口	潘景芝	第十二次全国代表大会
17	1936	南京	林斯馨	第十三次全国代表大会
18	1942	成都	徐蔼诸	第十四次全国代表大会，重新立案后首次举行大会
19	1946	南京	聂毓禅	第十五次全国代表大会
20	1948	广州	聂毓禅	第十六次全国代表大会

资料来源：据《护士季报》登载历届年会情况和《中华护理学会90年》一书制成。

1914年，中华护理学会第一次全国代表大会在上海召开，主要议决通过"关于护士学校注册的章程"和"决定护士与护生的中文名称"[①]。英语中的

---

① 贝孟雅：《中华护士会历史的回顾》，《护士季报》1927年第8卷第4期。

nurse 刚翻译到中国时称"看护"，钟茂芳认为不妥，决定"'护士'为从事护理职业者的名称。'护'乃保护抚养之意，'士'乃指学者，'护士'乃保护抚养病人之具有知识者，亦即'护士'乃表示必须受过专业训练的人。此外，并定护校就读生为'护生'"①。

随着年会规模的扩大，年会日益规范化，年会一般包括开幕典礼、政要名人致辞、各委员会报告、会务讨论、选举职员、参观游览与闭幕式等。1936年10月1日，中华护士学会在南京金陵大学大礼堂举行第十三届年会。首先由理事长言潘景芝任大会主席并主持开幕典礼宣读国民政府贺电、蒋夫人（宋美龄）贺电，之后中央党部代表沈沛林、教育部代表钟道赞、卫生实验处金宝善副处长、军医署梅贻琳副处长、南京市马超俊市长、中华医学会代表、金陵大学代表等先后致训词，到会人员之多足见政府当局对学会的重视程度。1日下午，田粹励代表总干事报告，施锡恩代表教育委员会，陈淑珠代表课程委员会，诸葛文屏代表会员委员会等分别报告两年来各委员会工作概况。在开会过程中，会员还就护士行政、如何进展乡村护士服务之工作、中华护士学会新会所内容布置案等议题展开讨论。选举新职员是年会一项重要工作，6日上午与会全体人员投票选举中华护士学会职员，监事会由施德芬、施锡恩、伍哲英、言潘景芝、罗王雅芳组成，林斯馨当选为理事长，刘干卿、徐蔼诸当选为副理事长，此外还选出了总干事、编辑、会计以及其他委员会职员。开会之余，学会组织会员参观交通部、铁道部、中央国术研究馆及中央医院等。闭幕会由潘景芝理事长致辞，寄予护士会新的希望。"一时全场代表，掌声雷动，莫不笑容满面，欢然而散"②。

（四）举行演讲

为了进一步传播和普及护理科学知识，学会还借年会举行演讲。1932 年

---

① 杨漫华、宋淑铃：《护理学史概说》，台北汇华图书出版有限公司 1994 年版。
② 《中华护士学会第十三届全国代表大会》，《中华护士报》1937 年第 18 卷第 1 期。

年会上，周美玉演讲《乡村护士事业》，刘干卿演讲《中国男护士的前途观》，李廷安演讲《北平第一卫生区事务所》，陈朱碧辉演讲《中国何以需要公共卫生劝导员》等，其中"刘干卿护士讲今日中国男护士之出路，透彻详明，令人闻而兴起"，陈朱碧辉护士"以令人感动之态度，演讲公共卫生劝导员之重要，其姿势美妙无比，绘影绘声，使听者不易忘却"。① 1934 年年会上，上海中央大学医学院张维演讲"中国今日急切需要公共卫生护士"，"详言护士在公共卫生秩序中之地位，并谓欲学习公共卫生，惟有参加公共卫生工作，每个护生，须教以宣传公共卫生之福音"② 等，在与会人员中引起强烈反响。1946 年年会上，演讲依然是年会的重头戏。戴天佑演讲"护士教育计划"，时任卫生署署长金宝善演讲"护士行政计划"，时任国防部陆军卫生勤务训练所科长周美玉演讲"军护教育之进展"，盈路得演讲"美国护士教育之新趋势"，时任联合国善后救济总署护士主任 Miss MacBride 演讲 "Looking Forward" 等。

　　除了年会演讲外，学会在南丁格尔纪念日也举行演讲。如在 1924 年 5 月 12 日安陆普爱医院举行纪念活动中，施德芬演讲"护生对于国家之不可缺"，肖医士演讲"卫生之紧要"，刘干卿演讲"护士对于个人与国家之关系"。③ 1938 年 5 月 12 日武汉分会举行南丁格尔纪念典礼，中华护士学会代理总干事孙秀德演讲"南丁格尔之生平及其事业"，Madame Chou 演讲"组织救护队之经过"，Rev. Stephen Tsang 演说"希波格拉谛誓言"，卫生署署长颜福庆演讲"南丁格尔一生所得之教训及该署现在之设施"等。④ 1948 年 5 月 12 日司徒雷登大使的演讲格外引人注目，他从南丁格尔的生平讲起，继而讲述其现身护理事业的历程以及中国护理事业的进步，最后从"女子职业、科学时代、服务人类、爱国运动"四个方面讲述了护理事业的崇高与伟大。⑤

---

① 《中华护士会第十一次全国大会记录》，《中华护士报》1933 年第 14 卷第 1 期。
② 《中华护士会第十二届全国大会记录》，《中华护士报》1935 年第 16 卷第 1 期。
③ 方东周：《奈丁格尔纪念日记》，《护士季报》1924 年第 5 卷第 1 期。
④ 《南丁格尔纪念典礼》，《中华护士报》1938 年第 19 卷第 4 期。
⑤ 司徒雷登：《司徒雷登大使演讲词》，《中国护士季刊》1948 年第 2 卷第 3 期。

（五）发展护理教育

1912 年，中华护理学会围绕提高中国看护的地位、发达他们的练习、进步他们的教授法等议题展开讨论，次年组织了一个副委办会，"选定正式课程，预备给在中国看护学堂的采用"，后又议决"中华看护学会的考试规则"。[①] 1913 年学会组织一个分委员会管理护理教育事宜。围绕是否设立单独的"看护教育协会"，学会几经讨论，直至 1922 年在汉口召开年会时提出，"与其另外设以机关，不如组织一个固定的'看护教育股'附入本会纲列之内"[②]，这一建议得到与会者的赞同。大会选定盖仪贞为看护教育股股长，具体负责中国护理教育事务。看护教育股以"提高增进看护的程度与标准"为宗旨，以管理中华看护学会所有关于看护教育、学校、书籍、教科书等事务为责任，下设翻译、考试、学校注册、课程四股，负责学校登记、课程制定、翻译出版、考试事务等工作。[③] 之后，护士教育股又改组成护士教育委员会，以"提高护士程度，管理中华护士会关于护士教育、护士学校、护病书籍及教科书等之一切事务"[④] 为宗旨。在护士教育委员会的支持与帮助下，学校注册、课程制定、教科书出版、全国会考、证书颁发等有关护理教育的各种规章制度日渐完善。

设置护理教育奖学金又是推动护理事业进步、健全护理教育奖励机制的一项重要举措。会员可获得的奖学金包括产科奖学金、信宝珠女士奖学金、毕业护士进修奖学金等。据 1931 年《中华护士学会消息》记载，1931 年产科奖学金由山西汾州李杰英女士获得，之后赵香兰（1932 年）、赵仁裕（1933年）、韩玉梅（1934 年）、王圣韫（1935 年）、欧宝玉（1935 年）、李栋珍

---

① 《中国昔日的看护会》，《护士季报》1922 年第 3 卷第 4 期。
② 《中华护士会第四次会议记录》，《护士季报》1922 年第 3 卷第 2 期。
③ 《中华护士会第四次会议记录》，《护士季报》1922 年第 3 卷第 2 期。
④ 《中华护士会办事细则》，《中华护士报》1933 年第 14 卷第 1 期。

（1936年）、胡昌秀（1936年）等曾获得该项奖学金。1940年，美国圣公会国外妇女布道会以美金560元捐助中国护士学会。学会以此款项定为"信宝珠女士信托基金"，本金作为定期存款，利息供护士教育之用，奖学金具体分配由信宝珠女士奖学金股负责。1942年，学会又以美国医药助华会的一部分捐款设立"毕业护士进修奖学金"，"经在渝理监事会议决定，全部捐助在军队服务多年，而成绩优良之护士同志"①。1946年，中国护士学会总会第16次理监事联席会议决议，毕业护士获得奖学金须符合以下条件：（1）按期缴纳会费会员；（2）在某一机关服务五年以上者；（3）成绩优良而富有服务牺牲精神者；（4）品格优良而能作表率者。② 此外，中国护士还可获得南京圣经师范学校提供的奖学金和南丁格尔女士国际纪念基金会设立的奖学金，等等。这些奖学金的设立，为品学兼优的护士进修提供了一个平台，促进了护士专业的成长。

（六）参与战地与灾害救护

1931年夏，中国中部各省发生水灾，"其灾区之广漠，与被难人民之众多，为百年以来所仅见"。武汉一带灾民因"团聚各处，居于极不合卫生之环境中，霍乱疟疾盛行"，以致"死者日以数百计"。为了救济灾民，学会所属医院和护士会员积极参与救护工作，以防疫疠蔓延。以武昌为例，当时武昌城内共有护士49人，代表国内14个医院及护士学校，其中北平协和医院护士出力颇丰。护士在灾区进行的医护工作，主要有入院服务、临床救治、劝病就医以及注射防疫等。9月，武昌只有临时医院一所，护士6人，须照管50架病床，工作之忙可以想见。救护期间，"因灾民多无智识，不知注意一己之卫生"且"多不愿就医"，广大护士每次均以"极大之耐力""劝之入医院"，以致"唇焦舌敝"，但毫无怨言。护士对于防疫方面，也尽力颇多。9月初，

---

①　《会务报告》，《护士通讯》1945年第1期。
②　《中国护士学会总会第十六次理监事联席会议记录》，《护士通讯》1946年第2—3期合刊。

护士给武昌灾民注射伤寒霍乱混合菌疫苗者，不下 8000 人，总计受此注射之灾民，达到 36000 人。10—11 月间，武昌天花蔓延，护士即给灾民施种牛痘，人数超过 37000 人。广大护士在救护期间，"虽感受种种之不安与不便，服务辛勤，且有传染危险疾病之虞，但皆以大无畏之精神，为灾民服务，工作虽久，毫无倦容"①。护士救民于水火的报国之情，由此可见一斑。

九一八事变后，"本会各护士学校之护士护生，其热心爱国亦不亚于他人，或协助救济灾民，或作战地救护之准备"。西门附属医院所属护士护生，"爱国之心，油然而生，相率投袂奋起，冀于此国难声中，稍效绵力，以尽国民一分子之义务"。该校毕业护士，应附近某体育学校之招，担任教授急救法、制敷料法、制绷带法绷扎法、铺床法、传染病预防法、注射防病血清与菌液法等；各护生还集款购料，不仅制作绷带，而且还组织针织社，从事制衣，赠送上海的灾民。有的学校还开办了急救班。1932 年一·二八事变发生后，上海伤兵渐多。参与战地救护的寿世昌记述道 "临时伤病院之设立，恍若雨后春笋。见诸报端者，先后四十余处"。学会会员护士和护士学校纷纷组成救护队，参与此次救沪活动，"救护队之成立，不下十数处，或拯难民与灾区，或救伤兵出战汤；踏火赴汤，不辞劳瘁"，其中吴淞中央医学院学生组成第四救护队，冒着生命危险在枪林弹雨中展开救护活动。红十字总医院护士学校的殷粹和、巫云英、汤竞群、喻益寿等诸女士在此战事实发之时，"将本届毕业生，遣送他处分院服务"，参与救护伤员工作。② 此外，根据中华护士会监事施锡恩在中华护士会北平分会 1932—1933 年的报告，在华北事变期间，学会护士"有冒险赴前方作救护工作者，有在后方医院护理伤病者，有预备军用急救包者，有训练大学及中学男女学生关于急救护理法者，有捐薪补助经费者"，可谓 "各尽所能，诚善举也"。③ 全民抗战期间，学会在异常艰难

---

① 《武汉水灾中护士在武昌之救护工作》，《中华护士报》1932 年第 13 卷第 2 期。
② 寿世昌：《国难声中的救护概况》，《中华护士报》1932 年第 13 卷第 3 期。
③ 《总会消息》，《中华护士报》1934 年第 16 卷第 1 期。

的情况下，在重庆开展护士救济工作，并采取各种办法为之介绍工作、安排生活；为了有效进行战地救护，学会鼓励护士加入军护行列，同时设置奖学金奖励军护的卓越功绩。

四、理念传播

（一）形塑南丁格尔精神

弗罗伦斯·南丁格尔（1820—1910）是近代护士事业的开山鼻祖，她出生在意大利的一个富裕家庭，因在克里米亚进行护理而闻名。她是世界上第一个真正的女护士，开创了护理事业。"5·12"国际护士节设立在南丁格尔的生日这一天，就是为了纪念这位近代护理事业的创始人。她的一生就是在践行"南丁格尔誓约"，"予谨于上帝及会众前宣誓，愿吾一生，纯洁忠诚服务，勿为有损无益之事，勿取服或故用有害之药，当尽予力，以增高吾职业之程度，凡服务时所知所闻之个人私事，及一切家务，均当谨守秘密，予将以忠诚勉助医生行事，并专心一志，以注意受予护理者之幸福"。① 南丁格尔誓约即是其服务精神的集中表述。为了在素无护理职业的近代中国形塑南丁格尔精神，学会成立后在宣扬与践行南丁格尔精神方面一直不遗余力。1924年第5卷第2期《护士季报》连接刊发三篇纪念南丁格尔的文章，《南丁格尔纪念日》、方东周《奈丁格尔纪念日记》、宋瑞卿《南汀格兰之诞日》，其中方文介绍了湖北安陆普爱医院纪念活动的流程，宋文讲述了学校护生用表演话剧的形式展示了南丁格尔光辉灿烂的一生。1926年，学会第八次全国代表大会中通过"5·12"南丁格尔生辰纪念日为医院纪念日，建议当日各医院举行纪念活动，各护校举行毕业典礼，以提升国民的健康意识。据载，"我们筹备这个纪念日的时候，有三件事必须留在心上的。第一，这是个护生举行毕业

---

① 《弗罗伦斯·南丁格尔之誓约》，《中华护士报》1934年第15卷第3期。

的日子；第二，这是请人参观医院的日子；第三，要在这一日，把那护病、医疗、同卫生的工作，用演讲、游艺、演剧等方法宣布，使公众都能知道"①。护校借南丁格尔纪念日举行毕业典礼，其意义在于树立效仿的楷模，培养护生奉献服务的精神。P. J. Todd 在护士行戴冠礼上说："世间妇人之乐，莫甚于护士者。"她认为"护病事业，居百业之最高尚者，惟须具清醒之头脑，纯洁之良心，健全之体格，有以辅助之，否则必不能成一完美之护士。余身任护士之职，决不以服役病者为羞耻，假若使余重选职业，则护士而外，余亦决不愿选择任何工作也"②。这种投入与付出，鼓舞着护理工作者现身这种崇高的事业。

1934 年 7 月，南丁格尔女士国际纪念基金会成立。《护士季报》连续多次刊发文章对于其成立历史、宗旨、活动予以极力推介，如 1934 年言潘景芝《纪念南丁格尔女士国际基金委员会》、红十字会联合会《组织纪念南丁格尔女士国际基金委员会之经过》《南丁格尔国际基金临时委员会委员名单》；1935 年《南丁格尔女士国际纪念基金委员会》；1939 年王乐乐《南丁格尔国际纪念基金会》、牛门爵士《南丁格尔国际纪念基金会之分析》等。《南丁格尔国际纪念基金会之分析》一文是牛门爵士在 1937 年国际护士会伦敦大会时的演说辞。他首先从南丁格尔的生平事迹说起，继而分 18 个方面对基金会成立的时间、地点、原因、组织、资金来源以及所做工作等做了详细而透彻的讲述，使与会人员加深了对南丁格尔纪念基金会的了解。此外，中华护理学会早在 1932 年就成立了南丁格尔纪念委员会，由陈朱碧辉具体负责相关工作。学会通过在南丁格尔纪念日举行活动和以南丁格尔的名义组织基金会等方式，宣传和形塑南丁格尔精神，有利于强化社会对于南丁格尔奉献服务精神的认识。

---

① 《万国医院日》，《护士季报》1928 年第 9 卷第 1 期。
② 达师母：《护士行戴冠礼之训话》，《护士季报》1928 年第 9 卷第 4 期。

（二）以造就高质量人才为己任

护理人才是护士教育发展的核心。1932年，罗王雅芳撰文指出"自中华护理学会成立迄今，中国领袖人才之缺乏，实为二十余年来一大问题"。接着，她分析了中国护士领袖人才缺乏的原因：第一，近数年来，各护士学校之外国护士长与护士教授，多更换中国护士，其余高等教育之学识，当然有限；第二，中华护士会之毕业护士，逐渐增多，然其基本训练，既属有限，而又缺乏经验，故不能适此需要；第三，中国女子之传统思想，过于迁抑，不知努力向前。在她看来，"若不变更现有之教育制度，则欲求养成中国护士领袖人才，不可得也"，造就护理领袖人才应采取以下措施：第一，注重基本训练，提高护士程度；第二，改良教学设备，吸引高等人才；第三，聘请知名教授，担任临床讲论；第四，提倡职员教育，培养学生负责能力；第五，开展宣传活动，加深社会对护理教育的认识程度；第六，各医院院长和护士长应为护理人才成长创造条件。[①] 对于"如何训练护士届之领袖人才"，福士德有不同于罗王雅芳的见解。在他看来，"欲使中国今日之护士工作，迅速进步，有一最大之需要，即设法令资格较优之护士，得在国外最优良之机关内继续研究，并获得经验，而于回国以后，领导护士职员之前进。至其被选诸人，必须有优美之教育，护病之能力，高尚之职业思想，与优良之品格，始足为中国护士届未来之领袖"。此外，要培养护士人才，离不开医院的努力，护士学校之入学程度的提高以及护士教育程序（包括研究科、暑期补习班、讲习班、参观他医院、团体研究、团体讨论、优美之读物与鼓舞之谈话等）的制定。[②]

对于社会上广泛讨论的"中国今日是否需要高等教育之护士"的议题，胡智敏撰文予以详细解读。在他看来，"护士费不少时间以研究护病学理而无

---

① 罗王雅芳：《养成中国护士之领袖人才》，《中华护士报》1933年第14卷第2期。
② 福士德：《如何训练护士届之领袖人才》，《中华护士报》1936年第17卷第1期。

暇实习护病之技术者", "智力（脑）虽经培养，而心、性均遭忽略者"以及
"以大学学位为荣耀，而重视之过于中华护士会文凭者"，不能称为受高等教
育之护士。他认为根据中国国情而言，中国需要受高等教育之护士，但是中
国更需要受完美教育之护士。因为"中国幅员辽阔，农村区域，甚为广大，
而各地之教育机会，经济情形，与社会状况，以及其他实际应考虑之事，与
各种护病事业之实际需要，颇有不同"，所以受高等教育之护士亦不能全力担
当护病救国的重任，而受高等教育之护士如能"了解其国家与人民之卫生需
要，而以全心全力，与其所得之全部智识，以谋改善其环境"变成完美之护
士，那么"护士职业对于人类之健康，完美之护理，及病人之舒适，更有功
用，更有效力"。①

（三）建构公共卫生和乡村卫生护理体系

传播与建构公共卫生和乡村卫生护理体系是中华护理学会一向承担的职
志，为此学会发表了多篇注重公共卫生和乡村卫生建设的文章。"国家主要之
政策，在保护人民之生命，维持人民之财产，当此共和国家，民为主体，如
何可以增进人民之幸福，如何可以解除公众之贫苦疾病夭亡……公共卫生为
增进人民健康与愉快之唯一要素。"为此，政府当局应尽力举办。1925 年由中
央防疫处、京师警察厅、协和医科大学联合组成京师警察厅公共卫生事务所，
开展辖区内公共卫生的管理工作，成效显著。② 1928 年，中华护士会制定
《中华护士会之公共卫生程序》，涉及儿童卫生、学校卫生、社会卫生的工作，
希冀"各地分会及个人会员，可斟酌地方情形，加以选择，而实行其全部或
一部"③。《护士季报》还刊登了《长沙湘雅医院附属公共卫生部对于乞丐收
容所之工作》、上海妇孺医院《公共卫生》、江贵兰《北平公共卫生模范区之

---

① 胡智敏：《中国今日是否需要受高等教育之护士》，《中华护士报》1935 年第 16 卷第 2 期。
② 江贵兰：《北京京师警察厅公共卫生护士事务略报》，《护士季报》1928 年第 9 卷第 4 期。
③ 《中华护士会之公共卫生护士程序》，《护士季报》1928 年第 9 卷第 2 期。

护病事业》、麦克贝与朱碧辉《中国公共卫生劝导事业方略》、胡宣明《公共卫生护士在今日之中国》、闵华英《公共卫生事业对于我国之急需》、陈朱碧辉《中国何以需要公共卫生劝导员》、周美玉《乡村护士事业》、胡惇五《公共卫生护士训练班概况》、朱真丽《中国何以急需公共卫生护士》《城市内之公共卫生护士事业》等多篇关于公共卫生的文章，或是讨论地区公共卫生事业，或是讨论公共卫生组织工作，或是讨论公共卫生护士对于我国公共卫生事业的重要作用。

围绕乡村卫生护理，周美玉的《乡村护士事业》介绍了我国乡村护士事业的状况，对乡村护理事业的发展提出了诸多建议。该文指出，我国人口百分之八十五以上为乡村农民、农村与城市在智识上"相殊天渊"，农村经济已陷于破产，护校远离农村，乡村医药设备严重缺乏，农民生存在水深火热之中。为了改变现状，作者认为乡村护士事业"为经济起见，所以将预防医学与治疗医学同时并行"，具体包括创造医药保健制度、预防天花事务、学校卫生、家庭访视、卫生教育等七个方面的举措。① 乡村护士事业离不开公共卫生护士的参与。在《乡村公共卫生护士事业》一文中钟焕琴指出，"欲办理乡村卫生"须有公共卫生护士的加入。他以汤山卫生实验区为例，介绍了公共卫生护士工作在"卫生教育、保健预防、治疗疾病、环境卫生、家庭访视"等乡村卫生中的重要作用。② 1935 年，学会还发表了笛荷莲《男护士可担任乡村卫生工作乎》、林月兰《乡村卫生工作之门径》等文章，前者以山西某男护士在太谷地方担任公共卫生护士的成绩为例，号召男护士献身富有前景的乡村护士事业；后者以作者的亲身经历，介绍了举办乡村护士事业的办法与结果。

---

① 周美玉：《乡村护士事业》，《中华护士报》1933 年第 14 卷第 3 期。
② 钟焕琴：《乡村公共卫生护士事业》，《中华护士报》1936 年第 17 卷第 3 期。

（四）构建和谐医护与护患关系

良好的医护、护患关系是成功治疗的保障。对于如何处理医护、护患关系，中华护理学会有着自己的独到见解。医护关系"按医务一名词，实含有科学上专门医学之意味，故医务与看护，名虽有别，然其实际确系有分工互相尊重之关系"。虽然二者技艺不同，但"二者舍其一，则不易奏圆满之效果"，所以护士首先要敬重医士，然后"当如何勤慎，竭其智，运其技，以热忱服务于医生之侧"，这样护理技术不仅可以提高，而且"医士借助于护士，珍视若同工，以致协作效力于卫生事业之前途"。[①] 针对一些医院里时常发生医护人员不合作的情况，在《庆祝中华医学会年会声中给医师们的一封公开信》中管葆真指出，护士"有时在职务上偶然提醒了青年医师的忽略与错误，轻则遭受白眼，重则恶言诋辱，老羞成怒，先发制人，登报纸控诉，并闹怠工风潮"，而"很多护士也受不了医师的气，爽性不在医院中工作"，因此导致院务的停滞和病人病情的加重或死亡。[②] 殊不知"护士之于医师，犹左手之于右手。医师司诊断，护士司看护，各有专责，不容或缺。且病人之安适，病愈速缓，端赖守护得法"。所以护士的地位和医生并重，彼此是平等的关系，只是职责不同而已。[③]

照顾病人是护士的责任，"夫看护者所以奉侍病人者也"，护士照顾病人应有明确的态度："一对于病者调制汤药，奉进饮食，拊摩身体，务求和医生之命令；二对于病者之环境，务令其舒畅安适，而仍不能违背医生之命令"。[④] 凡是护士"当竭尽其所能，如知识技艺热忱，以贯注于服役病人之职务，而尽看护之天责。于职务而外，又当体谅病人，对于其家庭社会有若何之关系……

---

① 刘法成：《护士道德律之商榷》，《护士季报》1926 年第 7 卷第 4 期。

② 管葆真：《庆祝中华医学会年会声中给医师们的一封公开信》，《中国护士季刊》1947 年第 1 卷第 2 期。

③ 石祝淑慎：《护士职业之价值》，《中华护士报》1933 年第 14 卷第 3 期。

④ 《护士之责任》，《护士季报》1923 年第 4 卷第 1 期。

既能将病人之家属友谊深切之观念存于心中"，又能"注意全局之卫生，并有爱护公物之责任心。"① 盖仪贞在《护士教育》一文中指出，护士的职务不仅局限于料理病人的饮食、起居、光热、空气、被褥等日常事项，还要在病症治疗、病状改变、心神安慰等方面发挥作用。在她看来，"护士宜作病人及其戚友之教师，授以卫生家事，及职业的治疗等种种之普通常识，俾足以促进其健康，而间接有益于社会"②。当然，有的病人在护理过程中不予配合，这时护士需要明白"其人乃有病者，故与平常人不同。且须知病人之亲友，亦与平常不同"，应以"一个温婉之词或一句安慰之语"代替"一种简括之词句，与不耐烦之表示"，这样"可以大有功效"。③

（五）为男护士谋前途

男护士起源于公元前 225 年的印度。当时对于男护士的资格有着通行的标准，认为男护士"必须聪明伶俐，身心纯洁，专诚服侍病人，须知如何配合药物，有烹煮食物之才能，及为病人沐浴之技巧，善于按摩及扶掖病人，且精于铺床及清洁之法，准备，忍耐，灵巧，而无不顾担任之工作"。之后，在南丁格尔女士的倡导之下，男护士在海陆空军、普通护病、精神病护病、公共卫生事业及泌尿生殖器官病医院中发挥着不可替代的作用。④ 近代以来，护理事业在中国落地生根之后，因为许多女子仍被深闺所困，不能出去工作，所以男护士迅速发展起来，但随着新文化运动和妇女解放运动的开展，"护病事业，在现代之社会，据一般人之观念，皆视之为妇女之专门事业"，男子学护士变得"不合潮流"。⑤ 与此同时，男护士就业难的问题逐渐得以显现。

刘干卿的《中国男护士的前途观》一文介绍了中国男护士就业难的原因，

① 刘法成：《护士道德律之商榷》，《护士季报》1926 年第 7 卷第 4 期。
② 盖仪贞：《护士教育》，《护士季报》1923 年第 4 卷第 3 期。
③ 《服务之乐》，《中华护士报》1939 年第 20 卷第 1 期。
④ 《男护士之过去现在与将来》，《中华护士报》1938 年第 19 卷第 4 期。
⑤ 刘干卿：《中国男护士的前途观》，《中华护士报》1933 年第 14 卷第 4 期。

对男护士的出路提出了诸多建议。该文指出"我国人们受各种新思潮之驱使，及政治、社会、道德之紊乱，近数年来，遂将中国男护士在护病事业上所建立之美好成绩，破坏无余，以致一般男护士鉴于前途之暗淡，陷于彷徨"。在他看来，"在此万难之情形下，仍要为男护士打通一条出路，使现有的男护士，不为潮流之摧残而灰心，不为遭人之白眼而丧志"。有鉴于此，作者主张男护士应在这几个领域努力工作，具体而言：第一，全力支持男护士在男医院或普通医院中的男病房、割症房、特别外科以及门诊处等处工作；第二，在中国神经病院中，男护士较女护士更为适宜；第三，"现在之军医官中，比较能够负责干事者，能受人欢迎者，还是一般真正男护士，所以男护士充当医官，在现代中国社会之下，确是一条正当之出路"；第四，"公共卫生方面，还有许多任劳负重之特别工作，非男护士去作不可"；第五，"将来特别护士发达之后，在私家护病之工作中，有许多特别病症料理，也非男护士不可"。①

如何解决男护士的工作出路，也是中华护理学会努力的一个方向。1937年，学会第十三次全国代表大会鉴于"总会常得有各地男护士种种问题之询问，总会为解决此项问题起见，特组织一男护士问题专门委员会"。该会经过调查研究，将男护士的生存现状和建议形成报告。报告认为，男护士之所以就业难是由于以下几方面的原因：（1）护病职业合于女子之天性；（2）男护士之生活困难；（3）有一般男护士充当医生职务，破坏医师伦理；（4）女护生容易管理。但是一部分学校却认为不能因为男护士就业难就放弃培养男护士，毕竟"内地环境社会不适合于女护士护理男病人，内地之女学生教育程度很低，不容易学护士"，而且"男护士护理男病人最合宜，只有男护士才能给予男病人以真正护病"，所以培养男护士仍为将来之必须。综合各方的建议，报告最后指出男护士的出路在于公共卫生工作、精神病护病工作、各铁路医院、各医院之门诊花柳科以及各军医院等。不难看出，报告对于男护士

---

① 刘干卿：《中国男护士的前途观》，《中华护士报》1933年第14卷第4期。

存在的问题进行了细致的分析，并提出了较为合理的建议，有利于拓展男护士的就业门路。① 此外《护士季报》还刊登了《论男护士》《男护士之将来》、笛荷莲《男护士可担任乡村卫生工作乎》等多篇探讨男护士工作出路的文章，努力为男护士谋求前途。

五、学会的社会关系

社会关系包括个人之间的关系、个人与集体之间的关系、个人与国家之间的关系；一般还包括集体与集体之间的关系、集体与国家之间的关系。集体的范畴，小到民间组织，大到国家政党。② 中华护理学会作为民间组织，同样也有着自己的社会关系，它与其他医学社团、护士社团以及政府之间的关系如何，下文分而论之。

（一）学会与其他医学社团的关系

中华护理学会的成立，首先得益于中国博医会高士兰的大力支持，正是高士兰将信宝珠成立护士组织的呼吁通过《博医会报》公之于众，各地护士才积极响应，促成护理专业组织的成立。中华护理学会成立之初，各方面的组织机构和社会影响力还十分弱小，所以无力兴办报纸传播护士消息。有鉴于此，中国博医会机关报《博医会报》特别留出 1—2 页的版面，用于新成立的中华护理学会或会员刊登各地护士通讯，方便各地护士的交流。1915 年中华护理学会在北京召开第二次全国代表大会，博医会特派出一名翻译，参与会务交流与探讨。1927 年，中华护理学会会所由汉口迁往上海，因暂时未找到合适会所，中华护理学会的信件往来均由博医会转交。中华护理学会的成立与早期建设，博医会功不可没。

---

① 刘干卿：《男护士问题专门委员会报告》，《中华护士报》1937 年第 18 卷第 1 期。
② 范铁权：《近代中国科学社团研究》，人民出版社 2011 年版。

中国红十字会是从事人道主义工作的社会救助团体，以发扬人道、博爱、奉献精神，保护人的生命和健康，促进人类和平进步事业为宗旨。中华护理学会是护士群体的专业组织，会员均为护士。两会在人员和工作间存在交叉。《护士季报》刊发曾德光《上海中国红十字会救护队拯灾东渡记》《北京红十字会之工作》、贝孟雅《第二次东方红十字会大会纪事》《红十字会成立史》等有关红十字会的多篇文章就是其中一个很好的例证。曾文讲述了中国红十字会的医生护士赴日本抗震救护的过程与所见所闻，其中日本护士的敬业负责给中国救护队留下了很深的印象，具体表现在：（1）院招收护生，非得中学文凭，及大学程度，不得考入，非品行端正、性情慈和耐苦者，不得列入正式护生，是日本之高贵护士主权，促起护士之人格耳；（2）护生之耐于劳苦，勤于工作，凡关于病房病人料理之事，无不尽力细心为之，如地板之刷洗，门窗之揩拭，亦无不精力勇为，如此，又可见日本青年女届之诚心工作，不耻劳动也；（3）节俭顺服，其爱惜物品，虽系残物破件，亦无不保存，再求其该做他种之利用，如写污之残纸，必另剪成长形小条，作为索线之类，用以订书或系何轻小之物，顺服二字，更是勤守，尊敬长上，顺服命令，虽经责罚亦仍笑容称谢。可见日本护士精神之优美、事业之高尚，实由于学校之造就，且各护士之有真资格耳，所以"提笔略记之，以供吾护士各界同胞之一览也"①。言下之意，中国红十字会、中华护理学会等护士群体组织须以此为镜，改良和提高护士的职业素质。1926 年 11 月 15 日至 25 日，第二次东方红十字大会在日本召开，中华护士会派出伍哲英、信宝珠出席，伍哲英当选为大会副会长及护病委员会主席。② 伍哲英不仅是中华护理学会的骨干领导，也是中国红十字会的领导人之一。

1936 年春，中国红十字会总会会长王正廷，请中华护士学会协助组织训练班，训练救护人员。为应对非常时期的准备，中国红十字会请中华护士学

---

① 曾德光：《上海中国红十字会救护队拯灾东渡记》，《护士季报》1924 年第 5 卷第 1 期。
② 贝孟雅：《第二次东方红十字会大会纪事》，《护士季报》1927 年第 8 卷第 1 期。

会等其他 15 个团体的代表，共同组织"中国红十字会总会救护委员会"。中国护士学会推定张祖华和言潘景芝为中华护士学会代表，参与救护委员会。救护委员会之下分设训练、人事、供应三个委员会，其中中华护士学会参与赞助和合作的有训练委员会和人事委员会。训练委员会的职责包括编制普通护病学讲义；供应护士教员以训练高中及大学生，准备于非常时期充当红十字会救护人员。人事委员会的职责是请中华护士学会供应护士于非常时期充任护士、护士长及护士行政人员和分发救护委员会调查表。其间，张祖华和言潘景芝"觉予等不能单独进行之事甚多，爰请本埠曾在中华护士学会登记之护士学校及医院之护士主任，与护士学校校长或教务长，共商教学方法，及编制讲义等工作"，并组成课程委员会和制服委员会。之后，中国红十字会救护委员会执行委员会，请中华护士学会推派教员，负责讲授普通护病科目。对于救护委员会中的工作，"本会（中华护士学会）各委员，莫不深具合作精神，愿负艰难，代中国红十字会训练救护人员，为备非常时期之急需，此乃至可欣慰者也"[1]。同年 9 月，中华护士学会第 13 次全国代表大会正式成立"中华护士学会救护委员会"，与中国红十字会共同办理，其会务之进行，与组织之程序，一切权限，全归中华护士学会救护委员会负责。并由大会推定中华护士学会救护委员委员：华东陈刘效曾，华南林蔚芳，华西李继玉，华中刘干卿，华北罗玉麟和史洪耀。[2] 1947 年，学会召开改组后的第二次全国代表大会，中国红十字会总会代表、中国红十字会南京分会会长沈慧莲（时任南京市长马超俊夫人）分别致辞。可见，中华护理学会和中国红十字会因为工作和人员的交叉关系，在护士素质培养、护理技能培训和共同参与救灾等方面的合作呈现的关系十分密切。

国际护士会的前身万国护士会创立于 1899 年，创始人为英国护士芬维克

---

① 言潘景芝：《中华护士学会与中国红十字会总会联合工作报告》，《中华护士报》1937 年第 18 卷第 1 期。

② 《中华护士学会第十三届全国代表大会》，《中华护士报》1937 年第 18 卷第 1 期。

(Fenwik，1856—1947）。前三届代表大会分别在美国、德国、英国举行，中国无护士团体派员参加。在1915年万国护士会的一次事务会议中，中国籍护士钟茂芳出席，并当选为荣誉副会长，这是中国护士首次在国际护士节崭露头角。1922年，万国护士会第四届代表大会在德国召开，中国护士会正式被接纳为第11名会员国。1925年在芬兰召开第五次国际护士会代表大会，中华护理学会正式派盖仪贞、伍哲英、信宝珠、施德芬等4人参加，盖仪贞作了题为《中国护病教育问题之商榷》的演讲，在与会者中引起了强烈反响，该文刊载于1926年第1期的《护士季报》上。盖仪贞还向大会赠送《护士季报》，颇得与会者好评。在盖仪贞等代表的努力下，大会决定，万国护士会第六次大会在北京召开。因当时中国军阀混战、时局不定，后改在加拿大举行，会上盖仪贞当选为万国护士会会长，任期1925—1929年。这是中华护理学会会员在国际护士会上再一次担任领导职务，充分说明国际护士会对中华护理学会工作的肯定和支持。

1929年，中华护士会派出盖仪贞、伍哲英、施锡恩、郭荣勋、盈路得等参与国际护士会在加拿大举行的第六次代表大会。盖仪贞为大会主席，潘景芝为私家护病委员会委员，李丽英为公共卫生护病委员会委员，孔美玉为公布委员会委员，施德芬为精神护病及卫生委员会委员。这样的委员阵容，在国际护士会议中很少见，可见中华护理学会在国际护士会内地位之重要。中华人民共和国成立前，中华护理学会又连续三次派出理事长、总干事、护士代表等出席万国护士会代表大会，并在其中发挥了重要作用。之所以能得到国际护士界的认可与尊重，和中华护理学会在中国取得的护理科学成就紧密相连。通过参加万国护士会，中华护理学会加强了与国际护理组织之间的联系和交流，有利于增进彼此了解，也为中国护理科学走向世界作出了积极的贡献。此外，中华护理学会还与其他医学社团保持了良好的合作关系。1920年，中国护士会参与由博医会、中华医学会以及基督教青年会等联合发起的公共卫生教育联合会，向国人宣传预防疾病、个人卫生、公共卫生知识。1930

年，中华护士会与中华医学会共同在上海召开年会，商讨会务合作与开展学术交流。

（二）学会与其他护士团体的关系

除了中华护理学会这个护士组织之外，民国时期还拥有几个专门的护理组织，如北平特别护士会、护生会、护士公会等。上述社团是在中华护理学会的影响下成立的，其组成多系中华护理学会会员。这些社团在中华护理学会的指导之下，通过制定会章、开展活动，致力于推进护理事业的发展。

"特别护士之任务，即对于病人行床边之服务与精密之调护"①。特别护士诞生之初，多在家庭内施行护理工作。后来随着时代的发展，特别护士的人数逐渐增多，工作范围逐渐扩大到医院内部，但是各种问题也随之而来，比如特别护士的工作量、薪资、责任、质量以及测评等。为了更好地管理特别护士群体和维护特别护士利益，1928 年 11 月中华护士会北平护士分会倡议成立北平特别护士会，并推举董事部。董事部由主席、医士、普通人士、协和医院护士学校校长、特别护士等 5 人组成，北平护士分会会长为主席，负责规定护士工作之时间及薪金与规则。北平护士分会会长任北平特别护士会董事部主席这一规定意义重大，决定了北平特别护士会会务的开展间接受中华护理学会的领导。

通过其章程可知，北平特别护士会入会的第一资格必须具有中华护士会颁发的文凭证书，这就保证了特别护士会会员的质量。会章第二条规定，在特别护士会注册并缴纳会费后，中华护士会会费、护士分会会费、《护士季报》订报费不再缴纳。仅从会费这一项，就说明了特别护士会与中华护理学会具有一脉相承的关系。一次性缴费规定，不仅减轻了护士重复缴费的负担，而且还为更多中华护理学会会员加入特别护士会提供了优惠条件。

---

① 邵振德：《北平特别护士会之报告》，《护士季报》1930 年第 11 卷第 3 期。

护生是在护士学校学习护理专业且未毕业学生的统称，护生会是由护生组织的护理团体。伍哲英和贝孟雅指出，民国时期护生会的成立缘起在于："（甲）观其时势潮流，人人必要分门入会；（乙）本会护士们既有本会范围，无甚大难；（丙）惟护生们学未毕业，无一定会所归属，本会如不设立位羁置止，则护生必要他工会，或洋务工会等，倘一旦工会罢工，护生听令，不得已而放弃职务，可怜病人，忽经失护，苦无可言。所以在本会成立护生会支部，安置护生"。护生会临时办公处暂附中华护士总会内，欲入会者填写入会志愿书，由司事委办发给徽章。① 从护生会成立原因、从属地位及入会资格可以看出：第一，护生会的成立是大势所趋，符合历史发展潮流；第二，护生会要以中华护理学会为样板，才能起到团结护生、联系护生的作用；第三，护生会要担当一定的社会责任，一方面安置护生，一方面照顾病人；第四，护生会是中华护理学会的支部，受学会领导；第五，护生入会必须到中华护理学会登记，且以司事委办颁证为凭。可见，护生会与中华护理学会有着千丝万缕的联系。

护士公会是以"精诚团结互助，推进护理事业，并保障护士合法权益"为宗旨的护士职业团体。至于护士公会成立的主要原因，翟枕流在《为什么要组织护士公会？》一文中认为，近代以来，护理教育日渐由教育部和卫生部负责，学会归社会部管辖，学术性日益凸显，而职业性日益弱化，这就导致学会对于护理教育、护士合法地位的争取以及护士职业的保障等方面爱莫能助。成立护士公会成为维护护士职业权益的必然选择。对于护士公会和学会的区别与联系，翟枕流指出："护士公会的工作是职业性而广泛的，他能包括学会的工作，而学会却不能越俎代庖的包括公会的工作，这是一个重要的分别。因此，在工作的外形空间上，学会与公会是不可分割的，尤其是政府颁布行宪后，公会已有合法的地位，在整个意义上说，公会的会员有选举权和

---

① 伍哲英、贝孟雅：《中华护士会通告》，《护士季报》1927 年第 8 卷第 2 期。

被选举权，若当选后，就有在议会发言之权，这样就给了我们很大的保障"①，这也是学会不能替代公会的重要原因。护士公会与护士学会同为护士团体，护士公会专司职业利益，学会专营学术研究，两者是职责明确、分工合作的关系。但是截至中华人民共和国成立前，成立的护士公会十分有限，包括天津护士公会、蓉护士公会等，他们虽然以公会命名，实则受中华护理学会领导，并未形成与学会的分庭抗礼之势。

（三）学会与政府的关系

中华护理学会成立后，致力于推进中国的护理科学事业，扩大社会影响，从而获得政府的认可与支持。1915 年，学会召开第二次全国代表大会，袁世凯派其秘书海军上将蔡廷干莅会致欢迎辞②，会议期间袁世凯又在其府邸欢迎与会代表③。1922 年，学会召开第四次全国代表大会，湖北督军萧耀南、湖北省长刘镇华、外交特派员陈介、官矿局督办何佩镕、汉黄镇守使杜锡钧、夏口知事侯祖畲、美国总领事 Mr. P. S. Heintzleman 等官员莅会。萧耀南在致辞中说："贵会的同志这一次会集在汉口，我们又能到会瞻仰，这实在是非常荣幸的。因为护士的工作，不但对于中国人民，有很大的价值，就是对于世界人民，也是这样。诸位现在正打算未来的计划，我们虽然非常忙碌，但若有需要帮助的地方，不但我们自己，就是我们湖北的同僚，也都愿意尽力的。"④ 1924 年，学会召开第五次全国代表大会，广东省长廖仲恺原定召开欢迎会，但因公事繁忙，特派其夫人何香凝代为欢迎。⑤

1927 年，国内工会运动骤起，部分医生护士加入工会后导致部分病人失疗失护，造成严重影响。为此，中华医学会、博医会、红十字会、中华护士

---

① 翟枕流：《为什要组织护士公会?》，《中国护士季刊》1948 年第 2 卷第 1 期。
② 贝孟雅：《中华护士会历史的回顾》，《护士季报》1927 年第 8 卷第 4 期。
③ 王益锵主编：《中国护理发展史》，中国医药科技出版社 2000 年版。
④ 《中华护士会第四次会议记录》，《护士季报》1922 年第 3 卷第 2 期。
⑤ 《广州大会的一瞥》，《护士季报》1924 年第 5 卷第 2 期。

会四团体各上一书于国民政府要求立案，中华护士会函云（部分）："总以护士加入工会种种困难情形合理合函呈政府诸公鉴核伏乞，俯赐谅詧绳衍纠谬，俾工会不致强制护士加入工会，以维医院以恤病人，公便德便，又护士等向已成立一护士会为研究护士学及促进护士业之机关，更无再入他会之必要。"国民政府复函："经启者顷奉，中国国民党中央执行委员会函开据中华医学会陈述工会人员以种种规则，限制医院职员，影响医务极大一案，经本会政治委员会第四次会议决议交外交部审查后，提出意见讨论，相应函知贵部请凡查照办理等，因到部相应函请贵会推举代表一人，并代表姓名及通信处，于四月十日以前报部以便再行指定开会日期，会同本部代表共同商议解决办法，为荷此致中华护士会。"① 护士会函和国民政府复函是学会与政府互动的一个渠道。护士会希望通过政府立案立法来保护其利益，而国民政府也希望通过与社会组织的交流会谈来解决社会存在的突出问题。虽然后因时局改变，国民政府的计划未实行，但这对民间团体来说无疑是很好的肯定与支持。

1930 年，学会召开第十次全国代表大会，卫生部部长刘瑞恒莅会并发表演说。他指出，学会自成立至今在统一课程、考试、提高中国医院的训练水平等方面成效卓著，令人敬佩。国民政府各项组织机构逐渐完善，涉及考试、课程、护士学校管理等方面的职能，政府卫生部、教育部等将予以接管，"政府实行管理护士的职权后，贵会可以减轻许多责任，同时可以扩充各会员工作的范围"。同时，鉴于学会在具体办理执行护士职权方面的丰富经验，刘瑞恒表示："贵会的总会所最好迁至南京或与首都相近的地方，因为护士规则公布后，卫生部必实行全国护士之总登记，各位护士爱同胞、爱政府，自然必要照章注册，贵会多年的记录可就近借资参考，贵会如有意见，亦可就近接洽。"刘恒瑞的演讲标志着学会代行管理护士职权的"准政府"职能将由政府管理，学会将在政府的领导下发挥助手的作用。②

---

① 伍哲英、贝孟雅：《中华护士会通告》，《护士季报》1927 年第 8 卷第 2 期。
② 刘瑞恒：《中华护士会第十次大会卫生部刘瑞恒演说词》，《护士季报》1930 年第 11 卷第 2 期。

1932 年中华护理学会完成向政府立案注册，标志着学会成为一合法的人民团体。学会为此特发社论《中华护士会已立案矣》，该文认为："国民政府于此时承认本会，亦足使我侪鼓舞兴奋，继续努力，已达到护病之最高理想，并为国民规划最好之健康，而为我国最忠实之公民。"① 这标志着学会正式获得政府的认可，学会将被纳入政府管理的范畴。同年，学会召开第十次全国代表大会，国民政府内政部卫生署长刘瑞恒、卫生署卫生实验处副处长金宝善发来贺电。大会全票通过"接受中华护士会向政府立案一事"，并依据立案标准修改会章。会章规定，学会呈准南京市党部转呈中央后得设分会于各地。②

1934 年 7 月 11 日，教育部、内政部同时公布"护士教育委员会章程"，标志着管理护士教育的国家行政机关——护士教育委员会正式成立。护士教育委员会的成立经过了一段艰难的过程。国民政府成立之后，"组织护士教育委员会，以便统筹推进护士教育计划，及有关于护士教育一切兴革事项，因种种关系，迟迟未能实现"。学会本着对中国护士教育事业和护士职业负责的精神，上书教育部应统一全国护士教育设施与管理，"所幸自此意见书呈教育部审查后，结果认护士教育委员会确有成立至必要。同时面晤教育部王世杰部长，详述护士教育之近况，与管理之程序，当荷同意，起草护士教育委员会章程"③。章程如下：

第一条　本会为规划及改进护士教育起见而设立，定名为护士教育委员会。

第二条　本会委员暂定七人致九人，以左列各员充任之。

（一）　由教育内政两部各派二人；

（二）　由教育内政两部会同聘任专门人员三人至五人。

---

① 《中华护士会已立案矣》，《中华护士报》1932 年第 13 卷第 4 期。
② 《中华护士会章程》，《中华护士报》1933 年第 14 卷第 1 期。
③ 《护士学校学制及课程暂定标准草案》，《中华护士报》1935 年第 16 卷第 2 期。

第三条　本会以委员一人为主席，由各委员互选充任之。

第四条　本会委员为名誉职，任期二年。

第五条　本会每六个月开会一次，但遇必要时得由教育内政两部会同召集临时会议。

第六条　本会职权如左：

（一）　拟定护士教育计划；

（二）　审定护士学校课程及设备标准；

（三）　建议与护士教育有关之一切兴革事项；

（四）　审查护士学校立案事项；

（五）　协助办理护士会考事项。

第七条　本会为执行前项执务，认为有须特别调查之情形时，主席得于委员中指定专员调查之。

第八条　本会设秘书干事各一人，由教育内政两部于部员中指派，分掌会议记录文书及一切杂务事宜。

第九条　本会决议之事项，须经内政教育两部核准施行。

第十条　本会会议细则另订之。

第十一条　本会章程如有未尽事宜，得由教育内政两部随时会商修改。

第十二条　本章程自公布日施行。①

《护士教育委员会章程》的颁布是中华护理学会不断奔走呼号的结果，是政府当局管理护理教育事业的实质性步骤。从章程可知，护士教育委员会的主管单位是教育部和内政部；护士教育委员会的职责是拟订教育计划、审定课程、审查学校立案和办理护士会考等事项。这就意味着中华护理学会代行管理护士教育职责将由政府正式管理，这种职责的转换是中华护理学会积极

————————

① 《护士教育委员会章程》，《中华护士报》1935年第16卷第2期。

主动争取的，目的是"使护士教育走入正轨，则护士本身有相当地位，庶可适合社会实际之需要"①。政府全面介入护理教育事业，是政府职能的扩展与延伸，是护理教育事业稳定发展的保障。

1934年，学会召开第十二次全国代表大会，张学良、汉口市长吴国桢、卫生署代表张维均参加大会并相继致训词。会上，总干事发表审查中央护士教育委员会所定课程之委员名单，用以审查《护士学校学制及课程暂定标准草案》。②此外，推选潘景芝、施锡恩、刘干卿、朱碧辉、胡惇五作为学会代表，参与中央护士教育委员会工作。1935年，学会会员聂玉蝉被教育部护士教育委员会委任为秘书一职。1936年1月18日卫生署公布《护士暂行规则》③，规定了护士的从业资格和违反规则的惩罚措施等。对此，《护士季报》刊发陶胜《护士在中央政府登记之利益》、普美德《护士向政府登记之利益》等文章，表达对《护士暂行规则》的支持。陶胜认为"护士职业，是用精练的技能，服务社会，得到政府的许可与监视，更是所需要的"④；普美德认为"政府规定护士教育之标准，以助护士职业之向上"，同时"向政府登记，可增高每一个登记护士之地位，因以增高护士业全体之地位"。⑤ 1936年9月30日至10月7日，学会在南京金陵大学礼堂举行第十三次全国代表大会。大会受到政府的重视，国民政府和宋美龄分别致贺电，中央党部代表沈沛林、教育部代表钟道赞、卫生实验处金宝善副处长（兼代表卫生署）、军医署梅贻琳副处长、南京市马超俊市长等均参加大会并致训词。颜福庆表示，"社会对于医学之需要，无可否认，因此政府成立医学教育委员会，内分为医师、护士、药师、产科士、助产士、牙科士各分委员会，虽其工作不同，目的实为整个之医学，大家应同心协力，联合办理，以谋人类之幸福"。大会上，就"国民

① 《护士教育委员会章程》，《中华护士报》1935年第16卷第2期。
② 《中华护士会第十二届全国大会记录》，《中华护士报》1935年第16卷第1期。
③ 《护士暂行规则》，《中华护士报》1936年第17卷第2期。
④ 陶胜：《护士在中央政府登记之利益》，《中华护士报》1937年第18卷第2期。
⑤ 普美德：《护士向政府登记之利益》，《中华护士报》1937年第18卷第2期。

大会团体选举应否继续争议案",与会代表决定组成"中华护士学会国民代表大会竞选委员会",推选陈朱碧辉①、邵成英、陈刘效曾、言潘景芝、胡惇五为委员。②

1946 年,中国护士学会在南京鼓楼双龙巷 11 号学会大礼堂召开改组后的第二次全国代表大会。南京市长代表——南京市卫生局长王祖祥、中央医院院长姚克方、卫生署署长金宝善等分别致辞,天津市卫生局局长陆涤寰、教育部医学教育委员会发来贺电。10 月 5 日,中国护士学会名誉会长宋美龄在南京励志社举行茶会招待全体代表,并与全体代表摄影留念。③

1948 年,学会召开改组后的第三次全国代表大会,卫生部部长周诒春、教育部医学教育委员会发贺电,广东省政府宋主席代表、广东省党部代表、卫生部代表、社会部代表、教育部代表、广州市政府教育局代表、广州市政府卫生局、岭南大学医学、柔济医院等分别致训词。④ 贺电、训词如下:

卫生部周诒春部长贺电:贵会开幕,敬祝成功。

刘瑞恒贺电:盛会宏开,群贤毕集,启学铰之奥宇,惠福利于兆民,特电驰贺,并祝成功。

上海市卫生局张维局长贺电:大会宏开,各地代表济济一堂,共商发展会务,对于职业及教育水准必能获致成果,迅付实行,谨电驰贺,敬希鉴照。

考选部代电:护病济众,夙加惠于人群,砥学厉行,更造福于社会,特电致贺,即希查照。

教育部医学教育委员会代电:行宪伊始,贵会在穗举行年会,群贤济济,共研护教,推进大策,曷胜欣忭,遥祝大会成功,共谋

① 朱碧辉与陈朱碧辉,为同一人,只是不同的文章中表述不同。有的加了夫姓,有的没有加。
② 《中华护士学会第十三届全国代表大会》,《中华护士报》1937 年第 18 卷第 1 期。
③ 《中国护士学会第二届全国会员代表大会记录》,《中国护士季刊》1947 年第 1 卷第 1 期。
④ 《中国护士学会第三届全国会员代表大会记录》,《中国护士季刊》1949 年第 3 卷第 1 期。

护教前途之拓展，发扬服务人群之真谛，以配合整个建国大业，是所企祷，谨电驰贺。

卫生部部长周诒春训词：

中国护士学会第三届全国代表大会会员公鉴：查卫生事业关系民族健康至深且巨，年来国家人力财力，异常艰困，各级卫生机关尚能逐渐普遍设置，各项卫生事业，得顺利展布，实赖全国各地卫生工作同仁努力本位工作所致，至为欣幸。我护士同仁，平素各就属位，或致力于医院临床之护理，或致力于公共卫生之推进，工作辛勤，尤属嘉慰。惟值兹战乱建国之际，医药卫生，需要殷切，如难民之医药救济，疫疠之防治，与夫一般保健工作之推进，实有待于加强努力。此次贵会召开第三届全国会员代表大会，深望能集思广益，对于今后之护理业务之如何配合推进，获得具体结论。又我国护理人员平素即感缺乏，年来因业务推展，需才尤为殷切，宜如何加强培育，以应需要，实为一亟待解决之问题。希望详为研讨，以期贡献于政府采择施行。至现代医学，日新月异，护理学术亦日有进步，应如何专精研习，以期造福人群，贡献社会，尤望与会同仁，悉心研讨，获得圆满之结论。

……

以上政府部门的贺电、训词，基本透露出这样的信息：一方面，表明了政府承认学会对于推进中国护理事业的重要作用，并对其工作予以肯定和赞赏；另一方面，又把发展护理科学的重担寄托在学会身上，希冀学会在政府主管的护理事业中扮演助手角色，和政府一道协力推进护理科学大业。

作为民间组织，中华护理学会在护理事业具体的政策制定和实施中，俨然扮演了"准政府部门"的角色，对国家护理事业的发展导向发挥着较大的影响力。作为政府和护士群体之间沟通的渠道、媒介和桥梁，中华护理学会起到纽带作用，方便了上策下达和下情上传。也正是通过这个中介，中华护理学会成为政府行政管理的有机环节。在政府的支持下，中华护理学会的影响力逐步扩大，社会空间得以推展，某些护理事业发展规划付诸实施。鉴于中华护理学会与政府发展中国医疗卫生事业在动机、目标等方面的一致性，政府对学会工作予以支持，但其支持有时又是相对的。国家在制度层面和政府监管环节给予书面支持，但在事关学会发展的经费问题上支持有限，这也制约了学会各项工作的充分展开。

综上所述，作为中国近代存在至今超过百年的学会，中华护理学会在中华人民共和国成立前 40 年的发展史上作出了令世人赞叹的业绩，为我国护理学后继事业的发展奠定了坚实的组织与学理基础，但是囿于自身因素与国情等各种因素的影响和制约，学会的发展可谓步履维艰。这些成功的经验与发展的桎梏，值得总结、反思与借鉴。

第九章 西医社团之三：中国防痨协会

民国时期社会动荡不安，战乱不断，疫灾频繁发生，对国家和民众产生极大影响。近年来，不少学者将目光转向了疾疫史的研究，但对于肺结核病及其防治，相关研究成果还较少。1933 年成立的中国防痨协会，以其持续时间长、会员众多、影响巨大，在民国医疗卫生史上占有重要地位。该组织的出现及其一系列活动的开展，在一定程度上遏制了肺结核病的肆虐，促进了卫生防疫事业的发展。

一、成立与发展历程

（一）民国时期中国痨病概况

结核病，又被称为痨病，从古至今一直是威胁人们生命的最主要传染病之一，它"曾使四分之一的成年人死亡，这种有——白色鼠疫之称的杀手一直使人闻风丧胆"[1]。民国初期，随着城市工业化的进行，痨病患者日趋增加，中华医学会于 1932 年对北平、天津、济南、南京、上海、汉口、长沙等大型城市的 17 所医院的 100355 名病人进行调查，调查结果见表 9-1。

---

[1] 余凤高：《飘零的秋叶：肺结核文化史》，山东画报出版社 2004 年版。

表 9-1　中国各种传染病与寄生病例之比较

疾病种类	例数	百分率
花柳病	6744	6.7%
结核病	5304	5.3%
其他传染病或寄生病	2325	2.3%
其他肠病	1994	2.0%
流行性感冒	1220	1.2%
疟疾	976	1.0%
痢疾	641	0.6%
黑热病	530	0.5%
伤寒及副伤寒	433	0.4%
麻风	372	0.4%
各病总数	100355	100%

资料来源：赖斗岩：《关于中国结核病之几个统计》，《防痨》1934 年第 2 期。

从表 9-1 可以看出，在民国时期的众多传染病中，痨病排名第二。痨病不仅传染性强，且死亡率极高。1933 年出版的《申报年鉴》中就有对南京、上海、汉口、天津、杭州五大城市肺痨死亡情况进行的统计（表 9-2）。

表 9-2　五大地区都市肺痨死亡统计

地名	调查年月	死亡总数	因肺痨而死亡的人	百分率
南京	1933 年 1 月	956	179	18.7%
上海	1933 年 1 月	1748	203	11.7%
汉口	1932 年 12 月	1427	145	10.5%
天津	1932 年 10 月	634	73	11.4%
杭州	1933 年 1 月	630	23	3.7%

资料来源：申报年鉴社编印：《申报年鉴》，上海申报馆 1933 年版。

从表 9-2 可以看出，痨病是当时致人死亡的重要原因之一，特别是在南京、上海这些大型城市，死亡率居然达到总数的 10% 以上。北平第一卫生区也对1926—1931年结核病死亡情况进行了统计（表9-3）。

表 9-3　北平第一卫生区历年结核病死亡率比较（以十万居民计算）

年度	肺结核死亡率	其他脏器结核死亡率
1926 年	435	89
1927 年	328	172
1928 年	376	88
1929 年	258	49
1930 年	200	50
1931 年	223.4	39.4
平均	303.4	81.2

资料来源：《北平市公安局第一卫生区事务所第七年年报》1932年第7期。

从表9-3可以看出，1926年至1931年北平地区的结核病死亡率每年略有浮动，平均每十万人中有384.6人，每百人中约计6人死于结核病。北平地处我国北方地区，气候干燥，比起潮湿的南方地区，并不适合结核菌的生长，因此该地区的结核病死亡远数低于南方各地区。由此推断，全国每年死于痨病的人数是非常可观的。

上文所及还仅是结核病的死亡人数，而当时人们结核病感染数量更是庞大。1929年冬至1934年春，国立上海医学院赖斗岩、高镜朗、钱彭年医师在上海各学校及婴孩保健会，对4703人进行结核素的皮内注射试验，60%呈阳性反应；婴孩一岁以下，均呈阴性；一岁以上，年龄愈增，呈阳性反应者，亦随之而增，成人竟达94%。[①] 1935年，上海市卫生局沪南区卫生事务所协同红十字会第一医院高镜朗医生，举行小学结核素试验，参加者有旦华、和安、松雪等校的学生，其中这三所学校的试验结果如表9-4所示。

---

① 赖斗岩、高镜朗、钱彭年：《上海本国人患痨病之研究——4730个结核素试验报告》，《中华医学杂志》1934年第20卷第4期。

表9-4　上海市卫生局对旦华、和安、松雪三校学生的结核素试验结果

校名	被检验学生总数	呈阳性反应人数	百分率
旦华	426	347	81.4
和安	1037	837	80.7
松雪	197	156	70.2

资料来源：乔树民：《防痨运动与中国民族复兴运动之关系》，《防痨月刊》1936年第2卷第1期。

由表9-4不难看出，当时结核病在上海传染人数比例很大，特别是青少年，感染率达70%以上。

结核病高的患病率和死亡率给民国时期的民众带来了极大的恐惧。小说是每个时代社会现象和人们心态的最直接反映，民国时期越来越多小说作品中出现结核病患病后的悲惨，可以直观地体会到人们对结核病的恐惧，如鲁迅《药》中采用民间偏方吃了人血馒头而死的华小栓，《明天》中接受中医诊治服保婴活命丸死的宝儿，或者是《孤独者》中没有采取任何治疗措施的魏连殳。郁达夫小说中患结核病的人物更是不胜枚举，如《南迁》中的伊人和、《银灰色的死》中的亡妻、《茫茫夜》中的吴迟生、《迟桂花》中的翁则生、《过去》中的李白时、《蜃楼》中的陈逸群和叶秋心等，此外还有张爱玲《花凋》里的川嫦、《十八春》中的曼璐，巴金《寒夜》中的汪文宣都是结核病患者。小说作品中的结核病者大都步向了死亡，这些都可以体现出当时人们对于结核病的恐惧，认为患了结核病就意味着死亡。

（二）成立背景

近代以来，痨病为害甚巨，对于经济社会发展影响颇大。在《中国防痨协会缘起》中，吴铁城指出："痨病祸人，由来久已，尤以我国为最烈！查国人死于斯疾者，年约百二十余万，患者达千万以上，且类皆为壮年生产份子，

影响于社会经济者至大且巨！"① 对于结核病的治疗，国内一直没有切实有效的方法。西方国家自德国科学家罗伯特·科赫于 1882 年发现结核杆菌，证明了其为结核病的病原菌，彻底结束了一直以来医学家认为结核病是源于遗传的错误观点，认识到结核病是由于结核杆菌的传播导致的传染病，只要预防了结核杆菌的传染，就可以有效抑制结核病的出现。因此，西方各国政府都开始出台相关法律、政策，禁止人们随地吐痰，防止将结核菌传染给他人，并引发了各国的公共卫生运动，西方各国结核病死亡率大大下降。

在近代中国，大部分人还停留在结核病源于遗传的观念上，不知注重个人和公共卫生，"将污物或脏水，任意向街心瞎倒，结果是使途中群蝇丛集，腐臭不堪"②。随地吐痰者更是到处可见，"患痨者每日可自痰中吐出痨菌无数，名医郭纳德氏曾查得一患者每日吐出七十二万多枚痨菌。苟患痨者之痰唾如不慎消灭，随意散唾各处，及其干而飞扬，无论极细之，为风所扬，为帚所拂，遂皆游行空气之中，为人吸入口鼻，痨菌入人之体，致人精神疲乏，真元消耗，病即易成。上海公共租界内共有华人 475000 人，每年因痨病而死者共计 1000 余人"③。正是因为国人不懂得防痨常识，不注重个人和公共卫生，导致我国结核病死亡率远高于其他西方国家。

南京国民政府成立后，重视卫生建设。1928 年，南京国民政府颁布《传染病预防条例》；同年，卫生部和内政部公布了《传染病预防条例施行细则》《种痘条例》《传染病预防之清洁及消毒方法》及《污染物扫除条例》等法律法规。上海市政府也先后颁布了《预防传染病办法》《公共租界工部局卫生处卫生规例传单》《上海各界联合防疫分工合作实施办法》等法律法规。国民政府对于传染病防治的逐渐重视，为中国防痨协会的成立提供了良好的政治环境。与此同时，《申报》《新华日报》等报刊也开辟宣传"卫生"专栏，刊登

---

① 吴铁城：《中国防痨协会缘起》，《防痨》1934 年第 1 卷第 1 期。
② 沈齐春：《卫生学 ABC》，世界书局 1928 年版，第 20 页。
③ 《警察应干涉行路人之随地吐痰》，《申报》1923 年 6 月 9 日。

各地卫生事业信息，使卫生常识为越来越多的人了解与接受，并充分认识到防疫的重要性，中国防痨协会正是在这一背景下诞生的。

（三）成立与发展历程

中国防痨协会成立于 1933 年，以"健康民众体魄，预防痨病发生"① 为宗旨。早在 1932 年，上海红十字会医院心肺科主任医师布美博士（奥地利籍）鉴于"患痨病之市民日见增加，而痨疫既易于传染，且患痨病者，小则有损健康，大则致伤性命，自不得不亟谋防御之策，故有组织防痨会之议"②。他与市卫生局长李廷安及海港防疫处处长伍连德，多次往返磋商。在上海市卫生局的倡议下，上海市市长吴铁城联络中外各界领袖共同发起，于 1933 年 10 月 21 日举行中国防痨协会成立大会，到会者有孔祥熙、刘鸿生、虞洽卿、牛惠生、袁履登、赵晋卿、程潜等二百五十余人。③ 吴铁城在会上指出，"今我国痨病死亡率，据调查所得，超过英国四倍以上，而十四岁以下之儿童，受其传染者竟有百分之四十！若不积极预防，民族民生，何堪设想？职是之故，乃与在沪中外名人，及医界巨子，联合发起中国防痨协会，筹谋预防方法，俾得强健民族之体魄"④，号召社会各界人士踊跃参加。成立大会上，选举产生了领导机构。会议还决定，以上海市池滨路 41 号为学会事务所，这使得会务的展开和会员的活动有了固定地址，为以后学会的发展壮大奠定了基础。

中国防痨协会的活动，大致可分为三个时期：第一时期，1933 年成立至 1937 年，因日本的大举侵略而中止会务；第二时期，1948 年复社至 1950 年，办公驻地仍在上海；第三时期，1950 年 1 月由上海迁入北京，一直活动至今。

---

① 《中国防痨协会章程》，《防痨》1934 年第 1 卷第 1 期。
② 《华租卫生当局发起防痨会》，《申报》1933 年 3 月 29 日。
③ 《本会成立经过》，《防痨》1934 年第 1 卷第 1 期。
④ 《本会成立经过》，《防痨》1934 年第 1 卷第 1 期。

在第一时期，鉴于中国的卫生体系尚不健全，国民公共卫生常识较为缺乏，中国防痨协会站在了中国防痨事业的最前线，肩负起了防痨的崇高使命。这一时期，中国防痨协会在组织机构上不断健全，筹办了各地分会，社员人数日益增多。为了宣传防痨常识，中国防痨协会创办《防痨》杂志和各种防痨画册，在各地开展防痨知识演讲。为了治疗结核病患者，还创设诊疗所、疗养院等，为防痨事业的发展作出了积极的贡献。1937 年 8 月，随着日本侵华战争的不断扩大，上海也沦为日本的势力范围，中国防痨协会被迫中止会务。

1945 年抗战胜利后，各地开始恢复和建立防痨协会，至 1947 年底已经成立防痨协会的有上海、南京、青岛、湖南、昆明、平津、成都、重庆、广州、芜湖、苏州、宁波等 11 处。① 随着各地防痨协会的恢复，中国防痨协会的重组成为当务之急。1947 年 7 月，上海防痨协会联合各地防痨协会召开代表大会，重组中国防痨协会，并于 9 月 15 日向各地方防痨协会发函，征询各方意见。1948 年 1 月 28 日，上海、南京、青岛、湖南、昆明、平津、成都、重庆、广州、芜湖、苏州、宁波等 12 处地方代表齐聚一堂，在上海市青年会正式召开中国防痨协会成立大会，选举周诒春为名誉会长，颜惠庆为理事长，中国防痨协会至此正式复会。② 学会复会后呈请社会部登记，在完成各项立案手续后，成为正式合法的全性社会团体。③

第二时期的中国防痨协会继续前期的防痨宣传活动，发展壮大组织，积极在各地发展分会，招募会员，至 1948 年底在全国已有分会 18 处。为加强防痨知识宣传，中国防痨协会恢复防痨期刊，改名为《防痨通讯》，发行防痨纪念章。从 1949 年起，该会向市学龄儿童免费注射卡介苗，至 1950 年 2 月结核

---

① 中国防痨史料编写组编：《中国防痨史料》（第 1 辑），中国防痨协会 1983 年版，第 43 页。
② 《中国防痨协会成立经过》，《防痨通讯》1948 年第 1 卷第 1 期。
③ 《中国防痨协会的工作动态》，《防痨通讯》1948 年第 1 卷第 1 期。

测验 21794 人，卡介苗接种 12044 人。①

中华人民共和国成立后，中国防痨协会继续开展活动，并于 1950 年 1 月由上海迁往北京，改由朱继圣任理事长，裘祖源任总干事，此为第三时期的中国防痨协会。此时的中国防痨协会在中国共产党的领导下，工作范围更加全面，组织机构也更加健全。学会不仅继续开展防痨教育活动，组织防痨学术研究，还积极配合政府的各项防痨活动，编印《肺结核病临床类型（苏联分类法）》《结核病的疗养》等 350 余种图书，1200 余万册宣传资料，并对链霉素、胺柳酸、异烟肼、氨硫脲四种抗结核药进行了临床试验。

作为民国持续时间最长的专业防痨社团之一，中国防痨协会在宣传肺痨知识、结核病治疗与防治等方面作出了突出的贡献，促进了近现代医学的健康发展。

二、组织机构变迁

（一）组织机构沿革

成立初期的中国防痨协会，设立会员大会和理事会。会员大会包括名誉会长 1 名、名誉副会长 5 名，理事 50 人、常务理事 11 人，常务理事中设理事长 1 人、副理事长 1 人、书记 1 人、会计 1 人、总干事 1 人、监事 11 人。中国防痨协会最核心的部门——理事会，由会员大会（或会员代表大会）选举产生，任期三年，可连选连任，包括理事长及 10 名常务理事。设总干事 1 人。《中国防痨协会章程》规定，理事的职权主要包括：（1）关于会员大会之决议事项；（2）关于预防痨病之计划事项；（3）关于民众健康之推进事项；（4）关于征募经费之筹划事项；（5）关于督促各分会之进行事项；（6）关于其他进行事项。监事会成员 11 人也由会员大会（或会员代表大会）选举产生，每届任

---

① 中国防痨史料编写组编：《中国防痨史料》（第 1 辑），中国防痨协会 1983 年版，第 47 页。

期三年，可连选连任。监事的职权包括：（1）关于经费收支审核事项；（2）关于事业之监察事项；（3）关于分会之经费审核事项；（4）关于其他监察事项。① 会员大会每年召开大会一次，理事会每季召开一次，常务理事会每月开会一次，必要时可由理事长或常务理事二人之连署召集临时会。理事会下设总务、财务、医务、宣传四组，各设主任1人。

1933年10月21日，中国防痨协会在上海市霞飞路政府招待所举行成立大会。会上选举吴铁城为名誉会长、刘瑞恒等人为名誉副会长、牛惠生为理事长、李廷安为副理事长、朱恒璧为书记、翁之龙为会计、颜福庆等为常务理事、杜月笙等为监事、刘鸿生等为理事。12月14日，聘请张君俊为总干事，并请李兆璋等辅助一切。② 1933年底，又增设立医务委员会和月刊编辑委员会，包括医务委员会9人和月刊编辑委员会9人，并各设委员长一名。学会的具体职员见表9-5。

表9-5 中国防痨协会1933年主要职员一览表

职务	姓名
名誉会长	吴铁城
名誉副会长	刘瑞恒、孔庸之夫人、王晓籁、虞洽卿、徐新六
理事长	牛惠生
副理事长	李廷安
书记	朱恒璧
会计	翁之龙
常务理事	颜福庆、伍连德、J. A. Snell、吴铁城、布美、萧智吉夫等
监事	杜月笙、丁福保、梁小初、陆伯鸿、史量才、蔡香荪、庞京周、褚民谊等

① 《中国防痨协会章程》，《防痨》1934年第1卷第1期。
② 《本会成立经过》，《防痨》1934年第1卷第1期。

续表

职务	姓名
理事	刘鸿生、邝富灼、陆干臣、黄任之、林康侯、顾毓琦、朱庆澜、吴蕴初、丁淑静、李登辉、许建屏、郭顺、许世英、董显光、胡筠秋、潘公展、李祖蔚、金叔初、卢永春、刁信德、陈志方、陈万里、李大超、谭世鑫、王淑贞、何炽昌、刘王立明、金宝善、吴醒亚、王孝英、胡宣明、宋国宾、钱慕韩、J. Rabute、S. M Gunn、G. A. Fitch、C. M. Van Allen、J. H. Joradan、E. C. Lobenstine 等
总干事	张君俊
医务委员会委员长	李延安
月刊编辑委员会委员长	刘德启

资料来源：吴铁城：《中国防痨协会缘起》，《防痨》1934 年第 1 卷第 1 期。

1935 年 6—7 月间，首任理事长牛惠生因身体原因辞去理事长职务，改由陆伯鸿担任。总干事张君俊也于 1935 年辞职，改由童星门继任。[①] 此外，理事和监事人数也有所增减，副会长人数增加为 6 名，常务理事改为陆伯鸿、李延安、翁之龙等 10 人，监事改为杜月笙、姚慕莲、丁福保、褚民谊、庞京周、蔡香荪 6 人。理事人选一直持续至 1937 年中国防痨协会会务中止，再没有大的变动。

1948 年 1 月 28 各地防痨协会代表在上海召开大会，大会商定重组中国防痨协会，并进行了大会选举，选举结果如下[②]：

正名誉会长：周诒春

副名誉会长：吴国桢

理　事　长：颜惠庆

理事：张维、陆干臣、欧阳静戈、吴达表、朱恒璧、郭致文、

---

① 《本会职员更调消息》，《防痨》1935 年第 1 卷第 9 期。
② 《中国防痨协会成立经过》，《防痨通讯》1948 年第 1 卷第 1 期。

袁贻瑾、高鲁雅、陆梅僧、吴绍青、李之郁、宋保罗、吴怡芳、裘祖源、缪安成、张嘉甫、施肇基、郭德隆、严欣淇、艾德敷、胡适、赖斗岩、曹伯闻、陈湘泉

监事：沈克非、章元善、徐振东、张孝骞、刘永纯、朱章赓、方颐积

常务理事：艾德敷、陆梅僧、张维、朱恒璧、袁贻瑾、严欣淇

常务监事：章元善、沈克非、徐振东

财务委员：潘垂统、徐振东、徐国懋、严欣淇、张嘉甫

出版委员：余新恩、郭德隆、陈湘泉

标准委员：袁贻瑾、裘祖源、蔡同方

新年防痨章义卖委员：欧阳静戈、艾德敷、陆梅僧、潘垂统、袁刚中

研究委员：谷镜沂、刘永纯、汤穆司

此次是中国防痨协会在1950年前进行的组织改革。常务理事由10人减至6人，理事人数不得超过25人，监事由6名增加到7名，设立常务监事3人。在组织机构上，废除医务委员会和月刊编纂委员会，增加财务委员会、出版委员会、标准委员会、新年防痨章义卖委员会和研究委员会。学会重组后对于理事和监事任期及理事监事会的召开时间也作出更改，任期由三年改为两年，可以连选连任。代表大会每两年举行一次，理事监事会每年召开一次，常务理事会每三个月召开一次，监事会每六个月召开一次。经过此次改革，中国防痨协会组织机构得到进一步完善，各方职能更加明确，为以后会务的展开奠定了良好的基础。1950年迁入北京前，学会的组织机构未变动。

（二）经费来源

中国防痨协会由民间医界人士和社会人士创办，经费多靠会费、各方捐

款、发行《防痨》月刊及刊登广告的收入。中国防痨协会第一大收入来源，便是每年的会员会费。中国防痨协会的会员众多，根据会员等级的不同，征收的会费也不相同。永久会员每年征收会费100元以上，维持会员每年征收会费10元，普通会员每年征收2元，大学生会员每年征收1元，小学生会员每年征收5角，团体会员每年征收50元以上。[①] 据中国防痨协会发行的《防痨》中每月刊登会费收入统计，自1933年12月至1934年9月共收会费205003.65元。此后，防痨协会会员人数不断增加，至1935年6月仅仅八个月期间增加会费收入1288.5元，会费收入成为中国防痨协会的最重要收入来源。

中国防痨协会第二大收入来源是来自社会各界的捐款。中国防痨协会自成立之日起至1937年会务暂时中止，几乎每年都会举办大型的募捐大会。自1933年12月15日中国防痨协会举行第一次会员征求大会，之后总干事张君俊还联络各界举行募捐运动大会，并向电车公共汽车公司交涉张贴义务广告，同时敦请医学专家借福音广播电台播送防痨知识。1934年3月14日，名誉会长吴铁城在市政府招待所宴请各界领袖，到会者有杜月笙、史量才、荣宗敬等人，讨论募捐办法，与会者或慷慨解囊，或努力劝募，颇具成绩。[②] 1935年4月6日，在海格路464号（今集山路）吴铁城市长私邸，举行第二届征募大会。1934—1935年，中国防痨协会获得的主要捐款统计如表9-6所示。

---

① 《中国防痨协会章程》，《防痨》1934年第1卷第1期。
② 《本会成立经过》，《防痨》1934年第1卷第1期。

表 9-6　中国防痨协会社会各界部分捐款统计表（1934—1935）

时间	捐款人	金额
1934 年	蒋介石	一万元
	吴铁城	五千元
	证券物品交易所联合会	两千元
	杜月笙	一千元
	河南省政府	一千元
	五洲药房	一千元
	上海银行	五百一十元
	张学良	五百元
	萧智吉夫人	五百元
	卫生署	两百元
	南京行政院	两百元
	孔祥熙	两百元
	交通部出纳科	两百元
	商务印书馆	一百元
	张继光	一百元
	叶鸿生	一百元
	钱新之	一百元
1935 年	上海市政府	两千元
	慈善跳舞会	一千六百七十五元
	上海银行	五百元
	德侨侨沪协会	四百元
	交通部	二百元
	杨虎城	二百元
	沈鸿烈	二百元
	内地自来水公司	二百元
	华商电器公司	二百元
	邵力子	一百元
	关北水电公司	一百元
	潘公展	一百元
	陈济棠	一百元
	浦东电气公司	一百元
	戴傅贤	一百元

资料来源：根据 1934—1935 年的《防痨》统计制成。

根据《防痨》每月刊登的《捐款及会费征信录》统计，自 1933 年 12 月至 1934 年 9 月，中国防痨协会共收到社会各界捐款 18454.15 元[1]；自 1935 年 1 月至 6 月共收到捐款 1817 元[2]；自 1935 年 6 月至 1935 年 8 月共收到捐款 2944.48 元[3]；自 1935 年 8 月至 9 月共收到捐款 10 元[4]；自 1935 年 9 月至 10 月共收捐款 2095 元[5]；自 1935 年 12 月至 1936 年 4 月总共收到捐款 1060 元。捐款所得构成中国防痨协会收入来源的第二大部分。

中国防痨协会的第三项主要收入，来自发行《防痨》月刊及杂志广告刊登方面。《防痨》月刊从 1934 年 11 月开始发行，每月一册，每册售价大洋 1 角，订购全年 12 册大洋 1 元，《防痨》月刊发行范围很广。因此，商家纷纷在期刊上刊登广告，其中刊登时间最长的是新亚药厂出售的"利亢命"保肝药、"新亚钙剂"补钙药和五洲药房的"地球牌"麦精鱼肝油等，自《防痨》创刊起便一直刊登。此外，还有新亚药厂的"百咳定""肺而舒"等。当时的许多期刊，如中华医学会出版的《中华医学杂志》、中央日报社出版的《中央时事周报》、上海市卫生局出版的《卫生月刊》、北平医刊社出版的《北平医刊》、北平众志学社出版的《众志月刊》、中国社会问题研究会出版的《中国社会》、东流杂志社出版的《东流》等都曾在《防痨》上刊登过广告。关于广告费用，在《防痨》上有具体的价目表（表 9-7）。

表 9-7 《防痨》月刊广告刊登价目表

位置	全面	半面	1/4 面
底封面	60 元		
底封面之里面	50 元	30 元	

---

① 《捐款及会费征信录》，《防痨》1934 年第 1 卷第 1 期。
② 《会费及捐款征信录》，《防痨》1935 年第 1 卷第 8 期。
③ 《会费及捐款征信录》，《防痨》1935 年第 1 卷第 9 期。
④ 《会费及捐款征信录》，《防痨》1935 年第 1 卷第 10 期。
⑤ 《会费及捐款征信录》，《防痨》1935 年第 1 卷第 12 期。

续表

位置	全面	半面	1/4 面
正封面之里面	50 元	30 元	
封面底面之里页之对面	45 元	25 元	15 元
目录前	40 元	22 元	12 元
其余各篇之间	35 元	18 元	10 元

资料来源：据《防痨》1935 年第 1 卷第 4 期《本刊广告价目表》一文制成。

（三）会员状况

中国防痨协会规定，"凡志愿加入本会者，均为会员，不分国籍，不分性别"。会员分为两种：（1）团体会员，以合法团体为限；（2）个人会员，又细分为普通会员、维持会员、永久会员、学生会员四种。[1] 会员根据级别不同，缴纳的会费也不相同，团体会员缴纳会费 50 元以上，永久会员缴纳会费 100 元以上，维持会员缴纳会费 10 元，普通会员缴纳会费 2 元，大学生会员缴纳 1 元，小学生缴纳 5 角。[2] 至 1936 年底，学会的永久会员有李经迈、吴铁城、张毕、沈长广、刁信德、吴蕴初、杨文镐、褚民谊等 17 人。

鉴于中国防痨协会宽松的入会条件和当时社会各界对于结核病的重视，一时间社会各界人士纷纷加入，在 1934 年 9 月成立还不到一年的时间里，会员人数就达到 229 人，其中永久会员 10 人、维持会员 56 人、普通会员 136 人、大学生会员 8 人、小学生会员 19 人。

中国防痨协会自 1933 年至 1937 年共举办三次大型的征求会员大会。第一次征求会员大会于 1933 年 12 月 15 日在香港路银行公会举行，到会者有名誉会长吴铁城、理事长牛惠生、副理事长李延安、常务理事朱恒璧、伍连德、颜福庆、李大超、黄任之、虞洽卿等及各男女队长、队员八十余人。[3] 会上杨

---

① 《本会成立经过》，《防痨》1934 年第 1 卷第 1 期。
② 《中国防痨协会章程》，《防痨》1934 年第 1 卷第 1 期。
③ 《本会成立经过》，《防痨》1934 年第 1 卷第 1 期。

怀僧报告征求办法，当即推定各队队长，分为 35 队，由队长分头介绍，征求会员。第二次征求会员大会于 1935 年 4 月 6 日在海格路 464 号（今集山路）吴铁城市长私邸举行。① 会议宣布，征募大会自 4 月 6 日开始至 5 月 6 日结束，所有会员分为 72 队，每队设队长一人组织宣传招募，目标是招募会员 5000人。1936 年 4 月 18 日于八仙桥青年会举办第三届征求会员大会，到会者有名誉总队长吴铁城、理事长陆伯鸿、副理事长李延安、征募队长颜福庆、李大超、刘忆德、刘步青、范恩光等人②，此次大会预定征求会员 2000 人。

1948 年中国防痨协会重组后，对会员类别进行重新划分，分成团体会员、终身会员、个人会员和名誉会员四类。③ 团体会员包括各地防痨协会及其他有关防痨机构，规定团体会员入会费一次缴纳国币 300 万元，每年年费暂定国币200 万元；终身会员指赞助本会而一次性捐助 1000 万以上金额者；个人会员指志愿协助学会工作者，个人会员每年缴纳会费 20 万元；名誉会员指热心防痨工作并有相当贡献的社会人士。④

（四）各地分会情况

中国防痨协会成立不久就筹划在各地建立分会，1937 年由于全面抗战爆发不得不暂时停止。1938 年，上海防痨协会成立，代行中国防痨协会的部分职能。各地分会为中国防痨协会重组贡献颇多，重组后的中国防痨协会对于各地分会的成立给予及时帮助，并规定了各地分会筹建的必备条件：（1）须有防痨技术专门人才；（2）医务上之基本设备（如 X 光机等）；（3）联络地方各界士绅热心人士及有关医药团体共同发起，按照政府规定，先行组织筹

---

① 《本会第二届征募大会之回顾》，《防痨》1934 年第 1 卷第 7 期。
② 《会务消息》，《防痨月刊》1936 年第 2 卷第 5 期。
③ 《中国防痨协会章程》，《防痨通讯》1948 年第 1 卷第 1 期。
④ 《中国防痨协会章程》，《防痨通讯》1948 年第 1 卷第 1 期；《中国防痨协会成立经过》，《防痨通讯》1948 年第 1 卷第 1 期。

备会，其一切手续，可向当地政府主管社会部门索取章程，逐步进行。① 至
1948 年，中国防痨协重组前，已有上海、重庆、苏州、青岛、芜湖、宁波、
平津、湖南、昆明、广州、四川等 11 处成立分会。② 到 1950 年中国防痨协会
迁入北京，全国各大中型城市基本都成立了防痨协会，中国防痨学会的组织
不断发展壮大（表9-8）。

表 9-8　1950 年前中国防痨协会各地分会建立情况一览表

	名称	成立时间	地址	理事长	备注
1	上海防痨协会	1938 年 11 月	上海池滨路 25 号	颜惠庆	富文涛为总干事
2	苏州防痨协会	1947 年 12 月	苏州西美巷 13 号	严欣祺	袁刚中为秘书长
3	重庆防痨协会	1947 年 4 月	重庆中华路 232 号	李之郁	
4	青岛防痨协会	1947 年 2 月	青岛德县路 9 号	李先良	
5	宁波防痨协会		宁波孝闻路传染医院	王文瀚	李友聪为总干事
6	嘉兴防痨协会	1947 年 6 月		陈召恩	陈德献为总干事
7	杭州防痨协会	1948 年 6 月	杭州卫生局	周象贤	翁文渊为总干事
8	芜湖防痨协会	1948 年 1 月	芜湖戈矶山医院	宋保罗	赵书平为总干事
9	平津防老协会	1948 年 5 月	北平北池子 36 号	周诒春	郭德龙为总干事
10	湖南防痨协会	1936 年 10 月	长沙湘雅医院	曹博文	邓一为总干事
11	昆明防痨协会	1948 年 5 月	昆明东寺街西寺巷 19 号	缪安城	孙建毅为总干事
12	广州防痨协会	1948 年 3 月	广州 623 路 28 号楼	朱广陶	欧阳驹任会长
13	四川防痨协会	1947 年	成都卫生处	董炳奇	姚寻缘为总干事
14	陕西防痨协会	1950 年 3 月	东大街 166 号	石解人	吴霁棠为常务理事
15	兰州防痨协会	1948 年	兰州甘肃卫生处	杨云青	姚寻源为总干事

---

① 《中国防痨协会的工作动态》，《防痨通讯》1948 年第 1 卷第 1 期。
② 黄伞：《中国防痨协会简史》，《中国科技史料》1985 年第 4 期。

续表

	名称	成立时间	地址	理事长	备注
16	武汉防痨协会	筹建中	汉口市里卫生医院内	孟夫唐	
17	内蒙古防痨协会	筹建中			
18	台北防痨协会	筹建中	台湾卫生处		

资料来源：据《防痨通讯》1948年第1卷第1期《各地防痨协会通讯录》一文以及《中国防痨史料》（第1辑）制成。

至1950年，中国防痨协会的分会基本已经遍布我国大部分地区，还有武汉、台北等多处正处于筹备中。在这些分会中，有些分会的组织机构已经相当健全，会务活动广泛，如上海防痨协会成立于1938年11月，首任会长施肇基，后由颜惠庆继任会长，总干事富文涛，后改为黄嘉历。学会设总干事、副总干事各一名，下设秘书、会计、出纳、对外联系等各科。① 上海防痨协会在抗战期间依然开展活动。

三、知识传播

自成立以来，中国防痨协会开展了大量的活动，大致可分为知识传播、防痨实践两方面。本节主要考察中国防痨协会在知识传播，即卫生宣传方面的主要活动。

（一）创办《防痨月刊》

为传播结核病知识和防治结核病常识，中国防痨协会在1934年7月举行第八次常务理事会时，决定发行一种防痨刊物，内容关于防痨论文，阐发防痨学理、防痨方法及儿童健康，特请丁福保、伍连德、翁之龙、谭世鑫、褚

---

① 中国防痨史料编写组编：《中国防痨史料》（第1辑），中国防痨协会1983年版，第71页。

民谊为特约编辑人，并由张君俊负责①，最初定名为《防痨》，后更名为《防痨月刊》，"以收集思广益之功，而兼宣传远播之意"②。创刊号于 1934 年 11 月出版，主编张君俊。第二期总编辑为牛惠生，副总编辑为李廷安。《防痨月刊》因全面抗战爆发暂时休刊，1948 年复刊后改名为《防痨通讯》。该刊是中国第一份关于结核病常识的专业期刊，发行范围遍及全国。

在内容编排上，《防痨月刊》创刊号以学会创办情况为主，从第二期开始分为以下几个栏目：

（1）论著栏 刊登关于结核病原因，预防，治疗，预后恢复等方面的文章。

（2）演讲栏 刊登医学界人士关于结核病各方面的演讲。

（3）会务栏 刊登学会章程，会议纪要，活动，会员招募，捐款等方面的情况。

（4）杂俎栏 刊登关于结核病的各种感悟，结核病小故事等。

后又增加特刊、医界消息、痨病顾问、调查等栏目，特别是"痨病顾问"栏目，选择结核病方面的专家回答来自全国各地结核病患者的来信提问，使位于各省的患者都能得到有效的治疗建议，为结核病患者提供了切实可靠的咨询平台。至 1936 年停刊前，《防痨月刊》的编排基本没有太大的变动。

除了伍连德、丁福保、牛惠生、谭世鑫、翁之龙、赖斗岩等当时医界著名人士担任特约撰稿人外，《防痨月刊》多数文章来自外界投稿。关于来稿要求，刊物有明确规定："（1）本刊欢迎外来投稿，不拘文言白话，但以关于防痨文字及民族健康为目标。（2）来稿务请缮写清楚，并加标点符号。（3）来稿如系翻译请将原文寄下，倘有不便，请详示原文出处。（4）编辑者对于来稿，有酌量删改之权，不愿删改者请先声明。（5）来稿一经刊登，酌以现金或本刊为赠。（6）稿件如须加印单行本者，应请预先认定所需册数，其费照

---

① 《中国防痨学会常务理事会》，《申报》1934 年 7 月 29 日。
② 谭世鑫：《发刊词》，《防痨》1934 年第 1 卷第 1 期。

原价计算。（7）来稿登载与否，概不退还，但预先声明而附足邮票者不在此限。（8）来稿请寄上海爱文义路池浜路四十一号中国防痨协会编辑部。"① 此外，为了鼓励投稿，还举办有奖征文活动，题目从"防痨运动与中国民族复兴运动之关系""防痨与教育""从中国民族体质说到防痨运动"三个中任选其一，论文需在500字以上，不拘文言白话。聘请牛惠生、李延安、颜福庆、朱恒璧、翁之龙、丁福保、伍连德为评审，第一名奖金50元，第二名30元，第三名20元。②

除了外界投稿外，杂志上曾用连载的方式刊登结核病著作数十部（表9-9），为广大读者提供更全面了解结核病的途径。著作多为结核病防治专家所写，涉及结核病的病因、预防、治疗等方面，详细论述了关于结核病的专业医学知识，不仅为市民提供结核病知识，也成为众多医生的主要参考书籍。

表9-9 《防痨月刊》刊登著述一览表

书名	作者
肺病浅说	丁福保
结核病看护法	欧阳鑫、谭美珍合译
结核常识	谭世鑫
肺结核浅说	胡嘉言
痨病论	卢永春
痨病免疫法	卢永春

资料来源：根据各期《防痨月刊》制成。

《防痨月刊》杂志登载的内容，主要包括以下几个方面。

其一，结核病常识。民国时期，许多国人对于结核病并不了解，多是"谈痨色变"，认为患了痨病就如同听到法官下达了无期徒刑或死刑的判决一

---

① 《本刊征稿简约》，《防痨》1934年第1卷第1期。
② 《中国防痨协会悬奖征文简章》，《防痨》1934年第1卷第1期。

样，并且多数人以为结核病是遗传病，对结核病的病因和传染性不甚了解。对此，杂志刊登了许多关于结核病常识的文章。关于结核病出现原因，如欧阳鑫、谭美珍合译《结核病看护法》详细介绍了结核传染源结核杆菌的发现历史以及人类、畜类、鸟类三种结核杆菌的不同形态①；卢永春《痨病论》介绍了结核杆菌的特性和消灭结核杆菌的方法②；谭世鑫《结核常识》从总论、结核病之传染方法、结核病之预防方法、结核病早期诊断之重要等多个方面介绍了结核病的相关知识。③　翁之龙《痨病与社会经济》指出："痨病对于国家及社会有密切的关系，这一种病又叫做'贫民病'，大凡社会经济状况愈穷，那么，穷人就愈多。穷人愈多，痨病也就多了起来了。何以呢？因为经济不良的缘故，必定是饮食不良，起居不良，心境不良，痨病就容易发生。贫穷的人得了病，无钱医治，因此愈穷愈病，不可救药，这不是因穷而病吗？反过来说，痨病一多，社会的经济必定更穷，因为患痨病的人多了，他们不能去工作，必至失业，国家多一个失业的，就多一个分利的，少一个生利的。这种情况下，国家和社会的经济怎得不受损失呢？"④　谢筠寿《痨病是否可恐的疾病？》叙说了结核病的发生原因，除了有结核杆菌外，还需有其他使身体抵抗力减弱的种种原因，同时说明结核病也不是必死疾病，告诫人们对于结核病不用过于恐惧，要保持良好心态。⑤　卢永春《痨病的病因学》从痨病的诱因之重要、牲畜的痨病、婴儿有痨病之严重、痨病由传染而来与体质无关系等若干个方面介绍了痨病产生的原因，并着重说明"痨病发生与人的先天无有关系，病的发生与否，全视沾染的痨菌之多少，与人的环境如何，如分外劳心劳力，与妇女的生孕，饮食起居的不规则，皆可为痨病导火线"⑥。李澄

---

① 欧阳鑫、谭美珍合译：《结核病看护法》，《防痨》1934 年第 1 卷第 2 期。
② 卢永春：《痨病论》，《防痨》1935 年第 1 卷第 3 期。
③ 谭世鑫：《结核常识》，《防痨》1934 年第 1 卷第 2 期。
④ 翁之龙：《痨病与社会经济》，《防痨》1934 年第 1 卷第 1 期。
⑤ 谢筠寿：《痨病是否可恐的疾病？》，《防痨》1935 年第 1 卷第 7 期。
⑥ 卢永春：《痨病的病因学》，《防痨》1935 年第 1 卷第 11 期。

波《女子对于肺结核（肺痨）之关系》从青春发动期、月经期、婚姻问题、妊娠问题、分娩期、哺乳期六个不同阶段讲解了患结核病的症状表现，同时提出了四条应对举措。①

其二，关于结核病传染和分期。胡嘉言的《肺结核浅说》介绍了空气吸入、食物、皮肤创伤和接触四种结核病传染方式，说明了结核病三个分期的病症发展状况。② 丁福保的《肺病浅说》③ 详细介绍结核病三个分期的主要症状表现形式，语言通俗易懂，有助于患者根据描述清楚了解自己所处病症的时期，进行合理治疗。

其三，关于结核病的预防与治疗的方法。汤书年《痨病之预防》说明了痨病早期防治的重要性，指出加强自身抵抗力对于预防痨病的必要性。④ 谭世鑫的《结核常识》中主要讲解了禁止随地吐痰，加强自身清洁和消毒传染物等方面对于预防结核病的作用。尤济华、樊侃如《痨病预防法》详细列举了预防痨病的方法，认为只有两大方面相互结合、相互促进，才能更有效地预防结核病。⑤ 李延安《肺痨病之预防》讲述了勿随地吐痰、患者自身注意、定期检查、按时测量体重四种预防结核病的方法。⑥ 丁福保、樊侃如《防痨之要点》认为，防痨需从以下几个方面入手：（1）饮食方面，"多食动物性食物，不如多食植物性食物为佳"，"滋补之物，亦尽可食之，白塔（普通面包上所涂之白塔油）功效极佳"。（2）空气方面，"多吸新鲜之空气，较多食滋养丰富之食物，更为有益。预防肺病，莫妙于作深呼吸，每日于洁净之空气中，朝暮可作二回，每回可做廿余次"。（3）精神方面，"勿因琐细之事而烦恼，勿因世之毁誉而介意，超越环境，务使心无系累，精神常觉愉快为最要"。

① 李澄波：《女子对于肺结核（肺痨）之关系》，《防痨月刊》1936年第2卷第1期。
② 胡嘉言：《肺结核浅说》，《防痨》1935年第1卷第3期。
③ 丁福保：《肺病浅说》，《防痨》1935年第1卷第3期。
④ 汤书年：《痨病之预防》，《防痨》1934年第1卷第1期。
⑤ 尤济华、樊侃如：《痨病预防法》，《防痨》1934年第1卷第2期。
⑥ 李延安：《肺痨病之预防》，《防痨》1935年第1卷第5期。

（4）安静方面，"盖惟充分安静，可防结核病变之扩大，可使热下降，而易于痊愈也"①。丁福保《治肺痨之新疗法》详细介绍了人工气胸疗法、人工气胸的效果、施行方法和注意事项等。②丁惠康《两肺空洞之治疗》介绍了人工气胸与横膈膜神经阶段术及肋骨解除手术合并施行的方法。③此外，还有袁文鑫《痨病之预防及疗养》④、厉绥之《结核预防观》⑤等。

《防痨月刊》还刊登了各类帮助结核病患者在家中进行治疗的方法。谭世鑫《肺结核治疗法与病者新愈后之生活方法》介绍了在家中治疗所需的环境和食物，认为"养病之房，至少应有一向外之窗，以便空气之流动，宜面南而立，以便日光照耀"，"食物之要，贵在滋养，如能容易消化，不致有伤肠胃者，任何食物，均可取用"⑥。伍连德《治疗肺痨新法》介绍了空气日光疗法。⑦郭人骥《日光可以增加防痨之抵抗力》中更是详细介绍了日光浴的历史、日光浴的抗痨效果、实行方法和注意事项等。⑧伍连德《痨病患者须知饮食摄生之常识》详细介绍了对结核病治疗有效的食品及每日的摄取量，最后还给出了结核病患者每日的食品单。⑨可以说，期刊上关于结核病治疗方面的文章涵盖了外科治疗、术后疗养、自身调养等各个方面，内容翔实，简单易懂，适合结核病患者的阅读与疗养。

其四，痨病与民族复兴关系。范国声《防痨运动与中国民族复兴运动之关系》中认为"痨病猖獗为我国民族之根本大害"。在他看来，"要复兴民族以防痨为第一义"，如果"不去注意防痨，一切计划，一切希望，最后终将归

---

① 丁福保、樊侃如：《防痨之要点》，《防痨》1935 年第 1 卷第 5 期。
② 丁福保：《治肺痨之新疗法》，《防痨》1934 年第 1 卷第 1 期。
③ 丁惠康：《两肺空洞之治疗》，《防痨》1935 年第 1 卷第 4 期。
④ 袁文鑫：《痨病之预防及疗养》，《防痨》1935 年第 1 卷第 9 期。
⑤ 厉绥之：《结核预防观》，《防痨》1935 年第 1 卷第 10 期。
⑥ 谭世鑫：《肺结核治疗法与病者新愈后之生活方法》，《防痨》1935 年第 1 卷第 3 期。
⑦ 伍连德：《疗治肺痨新法》，《防痨》1935 年第 1 卷第 4 期。
⑧ 郭人骥：《日光可以增加防痨之抵抗力》，《防痨》1935 年第 1 卷第 7 期。
⑨ 伍连德：《痨病患者须知饮食摄生之常识》，《防痨》1935 年第 1 卷第 11 期。

诸泡影"。① 乔树民《防痨运动与中国民族复兴运动之关系》中指出，"是故民穷财竭，不足深忧；失地千里，不足痛哭，独细检国人，求其体躯雄健精神振作朝气盎然者，不可多得，此其令人惊心动魄者也！著者非寓于此短篇文字，浪费笔墨，故作危词以耸听也，盖事实上所昭示吾人民族之前途者，已殆矣。星星之火，可以燎原；况痨病杀人于无形，蔓延于无既乎？常此以往，中原为墟，此不待智者而知其必然也，我中国民族，其将固循苟且而随之灭亡矣欤？"，建议国人共同参与"防痨运动"。② 李涵的《防痨运动和中国民族复兴运动之关系》认为，"要一个国家强，先得使一国的国民富，国民经济的充裕。中国的积弱，原因就在民贫，要民富，然后才能国强。要提高国民的经济能力，便当减少死亡率，增长寿命，以及国民的健康"，防痨和国民经济的关系由此可见一斑。③ 王君纲的《防痨与教育》一文阐明了教育对于防止结核病的重要性和在教育上应实施的防痨措施。④

（二）发行防痨书籍、宣传册

除了创办杂志外，中国防痨协会组织编纂防痨图书和宣传册，主要有《危机潜伏阁下知道吗?》《怎样预防肺病蔓延》《防痨家庭疗养法》《肺痨画册》《人工气胸》《为什么肺部要照 X 光片?》《探病必读》《若要痨病好不要忘了休息营养和新鲜空气》《新年防痨章手册》《知识测验》等（图9-1）。这些书籍内容丰富，语言力求通俗易懂，便于普通国民对结核病的了解和治疗，为防痨知识的传播和民众卫生观念的转变作出了积极贡献。

---

① 范国声：《防痨运动与中国民族复兴运动之关系》，《防痨》1935 年第 1 卷第 12 期。
② 乔树民：《防痨运动与中国民族复兴运动之关系》，《防痨月刊》1936 年第 2 卷第 1 期。
③ 李涵：《防痨运动和中国民族复兴运动之关系》，《防痨月刊》1936 年第 2 卷第 3 期。
④ 王君纲：《防痨与教育》，《防痨》1935 年第 1 卷第 11 期。

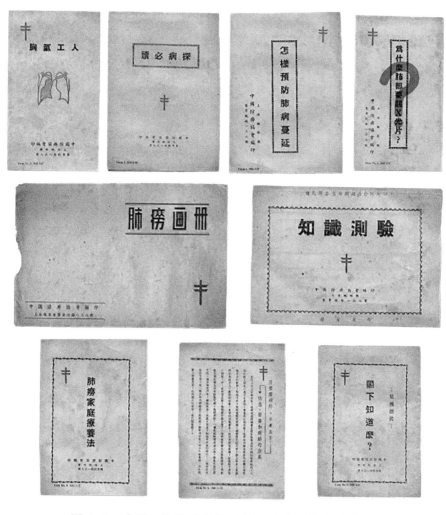

图9-1　中国防痨协会发行的部分防痨图书和宣传册

（三）举办防痨演讲和防痨展览

为了进一步宣传防痨知识，中国防痨协会成立后多次开展各类演讲及防痨展览活动，其中演讲分为广播演讲和校园演讲两类。1934年中国防痨协会不仅在福音广播电台敦请专家演讲，而且还"派员前往大中学宣传民族之健康，为防痨之方法"，全年举行演讲共计五十余次，"听众异常踊跃"。1935年

1—3 月，中国防痨协会先后邀请李延安、颜福庆、翁之龙、布美、张维、张君俊等在福音广播电台广播演讲关于预防痨病及疗养之方法，"深得市民之注意"①。同年，总干事张君俊先后前往暨南、大厦、复旦、光华、交通等大学，及中国科学社演讲，"对于民族之衰老与民族健康之恢复，作扩大之宣传，听者无不动容"②。

1935 年 10 月 5 日，中国防痨协会在四川路青年会举办防痨展览。③ 展览得到了上海市各机关和团体的协助，共搜集结核病各项统计标语、图表、漫画、模型等不下百件，还包括世界各国痨病死亡率比较、中国各地痨病死亡数、成人儿童痨病死亡数、我国痨病死亡所受损失等方面，应有尽有，吸引了大量市民参加，当日参观展览者有五六百人。

（四）组织劝止吐痰运动

"国人随地吐痰之习惯，不特有害个人健康，亦且影响公众卫生，而对于痨菌之传播，关系尤为重大。"有鉴于此，中国防痨协会在 1935 年 2 月 18 日的第 12 次常务理事会上决定发起劝止吐痰运动。自决案通过后，协会积极联络上海市各机关各团体共同组织，得到了社会各界的积极响应和赞助。至 3 月，起草章程，拟订工作计划及其他推进事宜均顺利完成。12 日下午 2 点在爱文义路池滨路 41 号召开上海市劝止吐痰运动筹备会，会上主席李延安报告了发起劝止吐痰运动的旨趣："本会鉴于痨病之于中国，其猖獗情形，并未稍煞，兹为促进防痨效能起见，特发起劝止吐痰运动。"④ 会上宣布运动日期由 3 月 28 日至 31 日共 4 天，推定张君俊为总干事、胡昌治、胡天僧为副总干事，干事若干人执行活动的各项事宜。活动主要包括：（1）张贴标语，选择

---

① 张君俊：《本会成立经过及一年来之工作回顾》，《防痨》1935 年第 1 卷第 7 期。
② 《会务消息》，《防痨》1935 年第 1 卷第 3 期。
③ 《会务消息》，《防痨》1935 年第 1 卷第 11 期。
④ 《本会举办劝止吐痰运动纪》，《防痨》1935 年第 1 卷第 6 期。

各学校、电车公共汽车、马路、游艺场、茶馆、商店粘贴；（2）散发传单，函请公安局分派警察会同新生活服务团按户分发，童子军也参与分发；（3）幻灯片，在各大戏院放映。为了在活动当天能达到更好的宣传效果，中国防痨协会还制作了各类标语，标语内容包括：（1）吐痰应在痰盂，手帕或纸上；（2）吐痰无异杀人；（3）吐痰能传播痨病；（4）痰能充满痨菌；（5）禁止在马路，车上及公共场所随地吐痰。① 为劝止吐痰运动的顺利举办，中国防痨协会做了全方位的准备。

为了充分调动社会各界的积极性，中国防痨学会专门将4天划分为学生日、工友日、商民日和各团体日。② 第一天学生日，上午九时在假丽都大戏院举行开幕式，到会者有市长吴铁城、卫生局长李延安、市党部执委邢琬、社会局长吴醒亚（张秉辉代）、教育局长潘公展（周尚代）、市商会主席俞佐庭（朱伯元代）、新生活运动促进会胡天僧、中华慈幼协会刘億德、公共租界工部局卫生处沈定夷等五百余人。③ 代表演讲完毕后，开始放映电影《痨病自述》，影片表演痨菌如何染人、肺结核之如何作成、抵抗力如何控制痨菌、痨病治疗方法等，影片由北平卢永春寄来。各学校分别举行劝止吐痰运动仪式，由各校校长报告运动意义或由教师演讲防痨常识，"俾学生有所警惕而觉悟也"④。第二日工友日，由上海市总工会督率各工会工友总动员，除印发告工友书外，并分别派员往各大工厂向工友劝导告诫，各工会同时分别集会，宣传演讲。第三日商民日，由市商会通饬各商号于柜窗内张贴标语宣言等，借机宣传，同时在公馆、马路、北火车站暨南京路永安公司、先施公司等处张贴"不准吐痰"⑤ 等横跨马路大幅标语，以唤起市民之注意。第四日各团体日，这是劝止吐痰运动的最后一天，全市各民众团体总动员，进行扩大宣传。

① 《中国防痨协会禁止吐痰运动》，《申报》1935年2月23日。
② 《本会举办劝止吐痰运动纪》，《防痨》1935年第1卷第6期。
③ 《本会举办劝止吐痰运动纪》，《防痨》1935年第1卷第6期。
④ 《本会举办劝止吐痰运动纪》，《防痨》1935年第1卷第6期。
⑤ 《本会举办劝止吐痰运动纪》，《防痨》1935年第1卷第6期。

由工商学术各民众团体，在租界各处进行分头演讲，并且悬挂标语，分发关于结核病防治的各种图书刊物，并日夜轮流放映《痨病自述》教育片，增加民众对结核病的了解，使其认识到不随地吐痰的重要性。在劝止吐痰运动活动期间，上海市党部特派员分别检取地上所吐的痰液，交由卫生局加以化验，再将化验结果制成含菌比例的详细报告公开发表，让更多人了解到了随地吐痰的危害性，引起了当时市民的极大重视。此外，为了便于人们记忆，达到更广泛的宣传效果，中国防痨协会专门创作了禁止吐痰歌，供各界传唱。①

禁止吐痰歌

贺绿汀作

3 2̲3̲ 5 — | 3̲5̲ 6̲1̲ 5 — | 1 2 1 — | 6̲5̲ 6̲1̲ 5 — |

小弟兄　要记牢　小姊妹　要记牢
痨病菌　真可恶　我们要　将他扫除

3 5 2 3 | 5 6 5 — | 6 6 5 6 | 3 2 1 — |

不要随便乱吐痰　　乱吐容易　患痨病
扫除方法无别的　　就是吐痰　有定所

3 2 1 2 | 3 2̲3̲ 5 — | 2 3̲ 2 1 | 6 1 5 — |

痨病毒菌虽然小　　害起人来不得了
路上吐痰有阴沟　　家里吐痰有痰盂

5 3 5 6 | 1 2 3 — | 2 3 2 5 | 6̲1̲ 2̲3̲ 1 — // |

有的终身变废人　　有的染病　就死了
大家都能如此作　　痨病毒菌　永灭除

　　中国防痨协会举办的劝止吐痰运动，虽然只有四天的时间，但在社会各界掀起了极大的反响。新闻报严独鹤认为，劝止吐痰是防痨的初步工作，因为痰是传播肺痨菌的唯一媒介物，而中国人随地吐痰的习惯，至今还没有完

---

① 《禁止吐痰歌》，《防痨》1935 年第 1 卷第 6 期。

全革除，有扩大宣传设法劝止的必要。① 对于劝止吐痰运动，外界也给予许多建议，如裴耐松指出："防痨会应与各地团体合作，劝导和指教在公共场所，或公共娱乐场内多多设置痰盂，以便游众吐痰；和宣传队向各住户劝说家庭内必须设置痰盂以重卫生。"② 上海市闸北区沪南区市立小学校长指出："学校中对于吐痰设备利用废纸如报纸等剪成方块，悬挂各处，由学生应用等情，敝会以为废纸不免肮脏，不如改用洁白之纸为妥，是否有当，尚乞明教。"③ 这些建议为劝止吐痰运动的开展提供了良好的帮助。

中国防痨协会组织的劝止吐痰运动，虽然只有短短的四天时间，其影响基本遍及上海市及周围地区，是我国近代防痨事业的一项重要尝试，特别是经过各大报纸的宣传，活动让更多市民了解了劝止吐痰的重要性，促进了国人卫生观念的转变。中国防痨协会此后每年都举办劝止吐痰运动，一直持续到 1937 年全面抗战爆发才暂告一段落。

抗战结束后劝止吐痰运动又重新开始，1948 年 2 月重组中的中国防痨协会与上海公益协进社共同倡导劝止吐痰运动，联合上海扶轮社、市卫生局、市警察局、基督教男女青年会等，组成劝止吐痰运动委员会。④ 此次劝止吐痰运动决定分两个阶段进行，第一阶段从宣传教育着手，第二阶段依照违警条例逐步强制执行。此次劝止吐痰运动总计策划了十项活动内容，前后历时五个多月，具体包括：

（1）电线柱上漆刷标语——通过电力公司、电话局、公用局、警察局，协助在旁边电线柱上漆刷"吐痰害人传染痨病"标语。

（2）招贴画——分大中小三种。小型招贴画 18000 张，分贴于火车、轮船、飞机、公共汽车、电车及商店橱窗、学校、银行等处；中

① 《运动后之响应》，《防痨》1935 年第 1 卷第 6 期。
② 《运动后之响应》，《防痨》1935 年第 1 卷第 6 期。
③ 《运动后之响应》，《防痨》1935 年第 1 卷第 6 期。
④ 中国防痨史料编写组编：《中国防痨史料》（第 1 辑），中国防痨协会 1983 年版，第 47 页。

型招贴画 20000 张，分贴于全市 2630 辆人力车及 17000 辆三轮车的背部；大型招贴画 3600 张，贴于公共汽车、电车背部及大楼电梯两旁。

（3）报纸宣传——在当时上海中外报纸上刊载劝止吐痰运动的新闻。

（4）厂商广告中附加宣传——各大报纸的厂商广告中附加《吐痰害人传染疾病》标语。

（5）汽车广播——由警察维持交通秩序的汽车在街道上流动广播劝止吐痰。

（6）电台广播——有两种方式：一是全市二十三家民营广播电台，在各项节目前后，插播《奉警察局谕禁止随地吐痰》的口号。一是防痨讲座，由医学专家（吴绍青、钱慕韩、欧阳靖戈、余新恩等）每月广播三次，自二月至七月，前后共十八次。

（7）电影院宣传——全市四十五家电影院，在正片放映前，放映防痨幻灯片，并播放上海防痨协会会长颜惠庆的录音防痨唱片。

（8）剧场幕前立标语牌——全市一百五十家大小剧院，在舞台幕前竖立《奉警局谕禁止随地吐痰》的木牌。

（9）学校宣传——通过教育局由 336900 名小学生遇有随地吐痰之人，即客气的送奉宣教传单一纸。另在全市小学校举行防痨比赛（演讲、作文、书法等），由各团体商店赠送奖品。

（10）防痨邮票——这是一种"资助邮票"，每枚附加防痨资费法币 2000 元，商得邮政总局同意，于 1948 年 6 月 5 日起在全国各地邮局发售。图案为万里长城，票式直形，1.6×1.2 寸，票值分 5000元（青莲色）、10000 元（凌茶色）、150000 元（蓝灰色）三种。

中华人民共和国成立后，中国防痨协会组织的劝止吐痰运动，活动内容更加丰富，参加的社会团体数量也很多，运动从解放前多以工厂、学校宣传为主，转变为社会各界的共同参与。活动时间增至五个月，使禁止随地吐痰的口号真正深入人们生活中，活动影响的深度和广度大量增加。劝止吐痰运动也不仅仅局限于上海一座城市，北京、南京等地也纷纷效仿，开展劝止吐痰运动。

中国防痨协会还积极参与政府组织的卫生运动。1934 年 6 月 19 日和 1935 年 7 月 9 日，中国防痨协会先后参加了上海市第 13、14 届卫生运动大会，并承担了其中防痨组的工作，主要是进行大规模的防痨宣传：（1）组织防痨演讲；在大会进行的一星期内邀请上海市各界领袖及各名流专家分头讲演防痨问题，其中总干事张君俊在 6 月 20 日下午 7 点前往沪西公社演讲，报告吸引听众三四百人，场面十分踊跃。同日，邓青山医师前往浦东劳工新村青年会演讲，演讲题目《防痨》，听众众多。（2）函请上海市医师公会，让其转告各注册医士，免费为市民检查身体，半费照 X 光，各医院医生均积极响应。（3）函请本市各医院，免费为市民检查身体，半费照 X 光。①

（五）发行防痨章

为了宣传防痨常识，中国防痨协会还发行防痨章。防痨章最早起源于丹麦，后在欧美各国广泛盛行，按各国防痨协会惯例，每年耶诞义卖防痨章，因此又称为"耶诞防痨章"（chrismas seals），将其贴于贺卡或邮件上，寓防痨宣传与筹募经费双重意义。防痨章最初于 1938 年由上海防痨协会发售，名为"耶诞防痨章"，1947 年改为"新年防痨章"。② 自 1949 年起，由中国防痨协会发行。防痨章由中国防痨协会统一印制，分由各地防痨协会负责推销。推销之前，协会发动当地各界热心社会人士组织推销队，按职业性质，如学校、工商、教会、医药等分类组建推销小组，聘请德高望重的人士担任队长，并利用图书、文字、无线电、报纸等在各地作大规模宣传，使当地人士均能明了防痨之意义及重要性。

---

① 《本会在上海市第十三届卫生运动大会之工作报告》，《防痨》1934 年第 1 卷第 1 期。
② 中国防痨史料编写组编：《中国防痨史料》（第 1 辑），中国防痨协会 1983 年版，第 50 页。

对于"防痨章"这个新鲜事物，许多市民还并不了解情况，中国防痨协会为此专门列举了它的使用方法：（1）请将新年防痨章，加贴信件上，不但可以增加信件的美观，并且可以协助防痨的工作，但防痨章不能代替邮票用。（2）请贴新年防痨章在你寄给亲友的圣诞片上，更显示你对于他们恭贺的热情。（3）在你圣诞礼物或新年礼物的包装上，请加贴新年防痨章，可使你的礼物更加珍贵美观。（4）各大公司和商店用新年防痨章，封寄货物，既可向你的主顾祝贺新年，更可以表示你提倡防痨的精神。[①]防痨章的发售，一方面起到宣传防痨常识的效果；另一方面也为协会的发展提供了一定的经费，可谓一举两得。

总之，通过发行《防痨月刊》、编写书籍、举办演讲和展览、卫生运动等途径，中国防痨协会在民众之间普及了大量的防痨常识，促进了其卫生观念的逐渐转变。

四、卫生实践活动

知识传播之外，中国防痨协会还积极开展卫生实践活动，如建立结核病诊疗所、组织儿童健康营等。以下择其要者述之。

（一）建立结核病诊疗所

民国时期，结核病流行，国人因为缺乏常识，不懂预防的重要性，每年因结核病死亡的患者数倍多于其他国家，并且"肺病症状，千变万化，重者固极易诊断，轻者每与常人无异，则不得不以科学方法，详细检查"[②]。为了进一步帮助结核病患者确认和治疗结核病，中国防痨协会自创立开始就积极组织筹建诊疗所。

---

① 欧阳静戈：《新年防痨章与防痨》，《防痨通讯》1948 年第 1 卷第 3 期。
② 刘德启：《本会诊疗所之任务》，《防痨月刊》1936 年第 2 卷第 3 期。

第一诊所于 1934 年 6 月 14 日正式开诊，地址位于上海市西门方斜路西林路口 306 号，房屋由上海市卫生局慷慨出借，诊疗所"本慈善之目的，负救济之使命"①，聘请美国医学博士汤书年为主任医师，祖德培、沈宗英女士为护士，进行各项诊断与治疗工作。诊疗所还购入 X 光机一台。诊疗所主要对患者采取痰化验和 X 光检查等手段进行初期检查，还派护士定期对患者进行家访，掌握患者情况并向患者家属讲解预防传染方法。患者患病程度不同，个人经济情况也有所不同，诊疗所对于不同患者实行不同疗法："（1）病人经济能力充裕有住居医院或疗养院之必要者，即转送附近医院或疗养院医治。（2）病征显著，但无能力住院，而乡间有相当之住屋可居者，告其疗养知识，劝令回乡调摄。（3）病征轻微而确实受有传染者，即劝令其就地休养，每星期来所检视诊疗。（4）病征显著，但既无能力住院，又无乡间住屋可居者，则嘱其于短期间来所诊疗。"②

诊疗所工作报告主要登载于《防痨》月刊上，从第一期开始每隔几期都会刊登。现将 1934 年 6 月至 1935 年 12 月诊疗人数统计于下（表9-10）。

表 9-10　第一诊疗所自 1934 年 6 月至 1935 年 12 月诊疗人数统计

		初诊病人	复诊病人	共计	探访病人	摄 X 光人数
1934 年	6 月	31	36	67	无	
	7 月	39	56	95	8	
	8 月	74	104	178	14	
	9 月	50	133	183	24	
	10 月	42	116	158	无	
	11 月	29	107	138	无	
	12 月	28	82	110	无	

---

① 《本会创办第一诊疗所之缘起及报告》，《防痨》1934 年第 1 卷第 1 期。
② 《本会创办第一诊疗所之缘起及报告》，《防痨》1934 年第 1 卷第 1 期。

		初诊病人	复诊病人	共计	探访病人	摄 X 光人数
1935 年	1 月	14	58	72	无	
	2 月	15	75	90	无	
	3 月	31	198	229	无	
	4 月	116	292	408	44	
	5 月	116	324	440	41	
	6 月	67	231	298	55	9
	7 月	122	294	416	50	23
	8 月	111	313	424	39	13
	9 月	55	240	295	38	8
	10 月	59	322	381	53	10
	11 月	41	224	265	43	8
	12 月	46	153	199	35	7

资料来源：根据《防痨》月刊中第一诊疗所报告总结制成。

报告不仅记载了每月初诊和复诊病人人数，并且还将诊所的患病者根据其结核病状态的不同，加以详细区分记载。根据病情不同，分为肺痨之尚未到第一期程度者、第一期程度者、第二期程度者和第三期程度者四大部分。每一时期又详加区分，如尚未到第一时期的分为无结核病传染者、有结核病传染者、有结核性传染之疑问者、有结核性传染而兼有并发病者、无结核症但为其他心脏等症者5种。第一时期的分为无活动状态者、有活动状态者、兼有并发病者3种；第二时期的分为有活动状态者、兼有并发病者2种；第三时期的分为无活动状态者和有活动状态者2种。处于第一期者属于恢复时期，只要经过长时期的疗养基本可以痊愈。

由于病人人数的不断增加，第一诊疗所远不能承担大量的诊治工作，于1935年4月2日设立第二诊疗所，地址位于上海南市三泰码头多稼路市立上海医院内①，后于 1936 年迁往闸北。刚开始时由上海医院另派医师担任诊疗工作，总干事张君俊前往指导，但因为管理系统不能一致，诊所的发展受到很大的阻碍。1935 年 10 月聘请自欧美结核病专科考察后回国的刘德启医生为指导，采用欧美的新式方案作为诊疗所进行的方针，1936 年从美国购回的一台 X 光机，置于第二诊疗所内。之后，中国防痨协会又于 1936 年 1 月 7 日设立第三诊疗所，地址位于上海市西藏路。

诊疗所除了做 X 光照射收取相应费用外，其余诊疗均免费。X 光收费方面每照射一次收费 7 元，凡属会员及贫苦者赠以优待券，仅收费 3 元。除了诊断病患、照射 X 光、家庭探访外，诊疗所还在小学进行结核菌素试验，1934 年第一诊疗所对上海中学、实验小学的 385 名学生进行了结核杆菌素试验，调查儿童感染率，受测者年龄均在 5 岁至 16 岁之间②，检测结果如表 9-11 所示。

表 9-11　1934 中国防痨协会诊疗所对 385 名小学生的诊疗结果

年龄	总数	阳性反应	阴性反应	阳性反应百分比
五岁以下	3	1	2	33.30%
六岁至十岁	180	98	82	54.40%
十一岁至十五岁	194	152	42	78.35%
十六岁以上	5	4	1	80.00%

资料来源：根据《防痨》1934 年第 1 卷第 4 期《本会第一诊疗所报告》一文制成。

由表 9-11，从检测结果可以看出，在 385 名检测者中呈阳性反应者高达 255 人，特别是 11 岁到 16 岁的青少年，感染率近 80%。之后，学会又对呈强烈阳性反应者 103 人之肺部检查，"无肺结核症者 65 人，有肺结核嫌疑者 38 人"③。第一诊疗所的结核杆菌测试不仅使感染学生了解到自身病情，得以尽

---

① 张君俊：《本会成立经过及一年来之工作回顾》，《防痨》1935 年第 1 卷第 7 期。
② 《本会第一诊疗所报告》，《防痨》1935 年第 1 卷第 4 期。
③ 《本会第一诊疗所报告》，《防痨》1935 年第 1 卷第 6 期。

早进行治疗，也让当时各界人士看到中国结核病的严峻形势，有利于防痨运动的进行。

1937年中国防痨协会会务中止后，上海防痨协会担当起了组办诊疗所的重任。上海防痨协会增设一所肺病医院和四个诊疗所，员工83人。第一肺病医院设立于1938年，位于梵黄渡白利南路，借用的是中央研究院撤离后的房屋，所长是海森德博士，初设床位100张，免费收治患肺结核病患者，1941年和1945年通过大规模募捐两次扩建，病床增至180张。中华人民共和国成立后，又从第一肺病医院中分离出来第一肺病诊疗所，所长沈槐森。第二肺病诊疗所设立于1942年，位于愚园路1223号，床位46张，所长章臣楣；第三肺病诊疗所设立于1943年，位于池滨路25号，所长徐继河；第四肺病诊疗所设立于1944年，位于岳阳路天主教圣心医院内，所长张亮惠。四个诊疗所均配备X光机和专业的医护人员，举办免费X光胸部透视工作，免费为市民检查。为了方便社会团体，1948年诊所又装置X光流动车一辆，每月可以检查2500余人，仅1948年一年时间检查总计13175人，大大方便了各工厂团体人员的检查。

（二）组织儿童健康营

民国时期结核病感染者众多，其中青壮年的结核病感染者数量最多。结核病最容易被感染的时期，为6—15岁的儿童。据苏州1091人之Mantoux结核素测验报告显示，测验人员主要来自苏州东吴大学、景海女中及附小、振华中学三所学校（表9-12）。

表9-12 苏州1091人之Mantoux结核素测验结果

年岁	受测验人数	阳性反应人数	百分率	阴性反应人数	百分率
2—5岁	43	1	2.3%	42	97.7%
6—10岁	136	36	26.4%	100	73.6%
11—15岁	455	292	64.2%	163	35.8%

续表

年岁	受测验人数	阳性反应人数	百分率	阴性反应人数	百分率
16—20 岁	419	318	75.9%	101	24.1%
21—	38	34	89.5%	4	10.5%
总计	1091	681	62.5%	410	37.5%

资料来源：陈王善继、孙剑夷：《苏州一〇九一人之 Mantoux 结核素测验报告》，《防痨》1934 年第 1 卷第 10 期。

　　从表 9-12 可以看出，6 岁以下的幼年时期，结核菌感染者数量很低，只有 2.3%，而到了 15 岁，结核菌的感染者就达到 75.9%。虽然统计只是针对 1091 人的检验，并不能代表全部人群，但也可以推测我国大多数人群是在 6—15 岁的儿童时期感染结核菌的。鉴于儿童感染结核病的严重现状，中国防痨协会决定创办儿童健康营。

　　中国防痨协会举办的第一届儿童健康营于 1934 年 7 月 6 日正式开营，为期一个半月，选择夏天开营是因为"夏令时节，痨病每易丛生"[1]。中国防痨协会干事李兆璋为健康营营长，营地位于吴淞国立同济大学中学部。同济中学位于吴淞地区，环境幽静，背村面水，空气清新，学校优越的环境状况成为健康营的不二选择。活动一开始就受到了各界的关注，上海市教育局、卫生局、儿童幸福会、晨报社均要求加入合办，因此第一届儿童健康夏令营由五团体共同筹办，总共加入男女儿童 60 人。夏令营指导人员，包括医师 2 人、看护 2 人、教员 2 人、助教 6 人、干事 2 人，共计 14 人。指导人员常驻学校，并敦请医学、教育各科专家，襄助办理。

　　第二届儿童健康营于 1935 年 7 月 2 日开营，主办单位除中国防痨协会外，还有上海市教育局、市卫生局、中华慈幼协会、晨报社、中西药房、中法药房、家庭工业社、儿童书局、茂昌眼镜公司、虎标永安堂、冠生园、闸北水电公司、商务印书馆、中华书局、三友实业社、南阳兄弟烟草公司、新亚药

---

[1]　李兆璋：《本会筹办夏令儿童健康营之缘起及经过》，《防痨》1934 年第 1 卷第 1 期。

厂等。① 第二届营地地址依旧设于吴淞国立同济大学中学部，淞沪卫生事务所所长李宜果为营长，南市卫生事务所学校卫生主任张祖琪和中国防痨协会干事李兆璋为副营长。参加儿童共计 180 人，是第一届的三倍之多，规模不断扩大。第三届儿童健康营于 1936 年 7 月 5 日开营，由中国防痨协会主办，参办单位包括上海市政府、教育局、卫生局、财政局、公安局、工务局、上海市儿童年实施委员会、上海市儿童幸福委员会、中华慈幼协会、上海女中等 50 个团体②，营址位于吴淞国立同济大学中学部，参加儿童共计 220 人。可以看出，相比前两届，第三届健康营的主办单位大幅增加，也可以看出当时夏令营的影响力以及各界对于防痨运动的关注。

儿童健康营对于参营儿童采取自愿报名原则，于开营前一个月开始报名。第一届报名处位于池浜路 41 号中国防痨协会，第二届报名地址分四处：（1）池浜路 41 号中国防痨协会；（2）山东路 205 号晨报社；（3）方斜路西林路口 306 号卫生事务所；（4）西宝兴路 789 号慈幼诊疗所。第三届报名地址也是四处：（1）爱文义路池浜路 33 号中国防痨协会；（2）西门方斜路西林路口 306 号卫生事务所；（3）八仙桥青年会；（4）四川路青年会。③ 参加者每人需缴纳营费 12 元，第二届时特设 100 名半费名额，使家境清寒的子弟也有入营机会，普通会员和团体会员子女按八折收费，永久会员和维持会员子女按半价收费。每名参加儿童在入营前都要先接受体检，中国防痨协会在西门卫生事务所检验各入营儿童，经各医生严格检验，认为许可后，才可以缴费入营。

健康营内各项设施十分齐全，学习方面的有图书馆、健康教育挂图、卫生图解、画报、小说等，娱乐方面有教学玩具、收音机、钢琴、桌上高尔夫、乒乓球、飞机等，各方面力求达到完善，使儿童在营内能愉快健康的生活。开营前，对每间宿舍进行全面消毒，力求安全，每间房间住十名儿童，派一

---

① 樊侃如：《第二届夏令儿童健康营的消息》，《防痨》1935 年第 1 卷第 8 期。
② 《上海市第三届夏令儿童健康营简章》，《防痨月刊》1936 年第 2 卷第 6 期。
③ 《上海市第三届夏令儿童健康营简章》，《防痨月刊》1936 年第 2 卷第 6 期。

名护士管理，夜间有夜班护士巡视，避免蚊虫叮咬及受寒等事。营内儿童的生活均由专家详细研究后进行制定，营内日常生活分为身心检查、卫生习惯和教育活动三项。（1）身心检查：营内儿童每天必须接受两次体温检查，一次在上午六时，一次在下午二时半；每周测量一次体重，检验粪便及血液，同时进行心理卫生测验，对有心理问题儿童及时进行校正。（2）卫生习惯：健康营最为重视的是对儿童卫生习惯的培养，要求儿童日常生活，均有秩序。在日常生活上规定营内儿童每天六点起床，八点吃早餐，九点大便，十点喝滋补品豆浆，十一点休息，十二点午膳，一点午睡，四点喝滋补品牛奶，五点洗澡，七点晚餐，七点半听音乐，八点半睡觉，力求让儿童在一个半月的时间内都能养成良好的卫生作息习惯。① 对于营内儿童的早中晚餐，健康营在专家的指导下制定了专门的菜单，在保证营养的前提下，周一至周日菜单每日都不相同。（3）教育活动：营内儿童按照年龄分成三个班，7—8岁一班，9—10岁一班，11—13岁一班。② 科目包括升旗、日光浴、大肌肉活动、假期作业、常识、音乐、夏令卫生、姿势矫正操、野外生活、团体游戏、爱国思想教育等，把教育融入各项活动中，养成儿童健全的体魄及团体生活的习惯。

儿童入营期间，允许家长前来探望，营内特派一名招待接待，随时向家长报告情况，解释各项问题。后避免儿童过于依赖家长，改为星期六下午2点至6点和星期日上午8点至12点为家长探望时间。③ 健康营定时给家长寄《营务旬刊》和健康记录的报告，让儿童每星期寄信给父母，报告营内的生活和个人感想。在健康营的最后一天举行恳亲会，在会上向各位家长报告儿童缺点，希望家长能随时设法矫正，在儿童归家后继续其营中的良好生活习惯。此外，在会上进行健康比赛，有专家选择十名健康的小朋友进行如刷牙、饮食、唱歌等各项比赛，奖励获胜者奖品。比赛不仅可以让儿童延续健康的习

---

① 樊侃如：《第二届夏令儿童健康营的消息》，《防痨》1935年第1卷第8期。
② 樊侃如：《第二届夏令儿童健康营的消息》，《防痨》1935年第1卷第8期。
③ 《上海市第三届夏令儿童健康营简章》，《防痨月刊》1936年第2卷第6期。

惯，也可以引起家长们对子女健康的注意。

至 1937 年中国防痨协会暂停活动，儿童健康营共举办三期，招收儿童近五百人，活动得到了各界的积极帮助及宣传，在上海地区的儿童防痨领域都产生了深远的影响。

（三）接种卡介苗

卡介苗又被称为 BCG（Bacillus Calmette-Guérin Vaccine 的简称），是用来预防儿童结核病的预防接种疫苗，接种后可使儿童产生对结核病的特殊抵抗力。它最早由法国科学家卡尔梅特（Calmette）和介朗（Guérin）研制成功，即将有毒力的牛型结核分枝杆菌在甘油胆汁马铃薯培养基上长期培养传代，得到减毒菌株，可用于预防结核菌感染。卡介苗正式在人类应用开始于 1921年，在我国比较广泛的应用大约到中国防痨协会重组后。

BCG 疫苗的制作方法，与一般疫苗相比要相对复杂，一般疫苗多为死菌，而卡介苗则需生菌细菌，而且此种菌苗制成之后大约十日功效即大减，故须要应用新鲜菌苗，并且不能加防腐剂，所以制作卡介苗菌苗时需要加倍小心，即使在欧美等国家，也只有政府所设机构得以制造。在中国使用卡介苗对儿童注射的第一人为著名医学专家王良。1925 年至 1930 年期间他从法国期刊上了解到关于卡介苗做动物实验和人群接种的安全性和预防效果的论文，认为"想到若真能预防结核病，取回应用，实是大幸事"[1]。在此想法的影响下，王良于 1931 年搭客轮赴欧，在巴斯德研究院学习卡介苗培育相关知识，1933 年时取得卡介苗菌种及其他菌种回国。回国后，他按照巴斯德研究院的培养方法独自制造出了卡介苗，他制作的卡介苗分为两类，有口服的，每毫升含 10毫克卡介菌，每个小儿连服三次，隔日一次，每次一毫升；注射的每毫升含0.5 毫克，每人注射 0.1 毫克。由于个人力量有限，自 1934 年至 1936 年的两

---

[1] 中国防痨史料编写组编：《中国防痨史料》（第 1 辑），中国防痨协会 1983 年版，第 7 页。

年多时间内，只有 180 多名小孩接受了疫苗接种。①

中国防痨协会重组后，卡介苗接种问题再次获得重视。1948 年，国际 BCG 会议邀请中国防痨协会出席在法国巴黎举行的大会，中国防痨协会选派刘永纯出席。② 中国防痨协会的另一项工作重点是协助政府卫生部门进行各地卡介苗的接种，因为当时中央对全国已有全面的计划，因此接种活动主要由各地分会根据本地具体情况进行。上海防痨协会下属肺病中心，自 1947 年 10 月起至 1948 年 10 月间，在联合国卫生组织劳利医师的指导下，做 BCG 接种试验——共接种干燥 BCG 苗 373 人，比较组 279 人。③ 1950 年，上海防痨协会与上海市结核病防治院等有关单位及专家共同成立了"上海市卡介苗接种推行委员会"，分期分批培训全国及上海卡介苗接种人员，随后在全市设置一百多个卡介苗接种站，短期内接种卡介苗儿童 2 万余人，为全市普及卡介苗接种奠定了基础。为了配合卫生部的接种计划，陕西防痨协会成立卡介苗接种人员培训班，由各公私立医院选派驻医护士和助产士 30 多名参加学习。接种卡介苗，有效预防了结核病的发生，也使得国民逐渐认识到结核病防治的重要性。

鸦片战争让已闭关多年的东方大国在不得已中打开了国门，西方文化如潮水般涌进，"一部分人对西方医学由开始的逆反心理，逐渐转向某种顺向心理，西医的手术、药物等疗效明显，也日益被人们所接受"④。越来越多的人注意到，不良的生活习惯，如随地吐痰、随处乱丢垃圾等正是造成痨病广泛传播的途径。鉴于肺痨防治的紧迫性，中国防痨协会应运而生。协会通过出版防痨刊物、刊印防痨书籍、举办劝止吐痰运动、举办各类防痨演讲和展览活动、建立痨病诊疗所、创办夏令儿童健康营等，让国人开始渐渐了解痨病

---

① 中国防痨史料编写组编：《中国防痨史料》（第 1 辑），中国防痨协会 1983 年版，第 8 页。
② 《中国防痨协会工作动态》，《防痨通讯》1948 年第 1 卷第 2 期。
③ 王德里：《上海肺病中心诊所的集团防痨检查》，《防痨通讯》1949 年第 2 卷第 1 期。
④ 邓铁涛、程之范主编：《中国医学通史·近代卷》，人民卫生出版社 2000 年版，第 5 页。

的病因，认识痨病的防治方法，为防痨知识的普及作出了突出贡献。与此同时，协会还力所能及地开展了一些实践活动，如建立结核病诊疗所等，也取得了显著成效。不可否认，新中国成立前的中国防痨协会活动范围相对狭小，多集中于上海和其周边地区，影响的范围主要是长江沿岸地区，对整个北方和南方的较偏远地区的影响十分有限。尽管如此，中国防痨协会的功绩仍值得铭记。

第十章　西医社团之四：中华麻疯救济会

　　麻风①在中国早期历史上早有记载。民国时期，中国麻风病人数量相当庞大，但由于经济条件和医学技术的限制，对于麻风病的预防和医治举步维艰。有鉴于此，社会一部分精英分子筹划成立本土的麻风组织，以便铲除中国麻风，"中华麻疯救济会"正是在这一背景下诞生的。中华麻疯救济会成立后，着手于中国麻风问题的解决，开展了一系列的活动，也取得了突出成绩。②

---

① 根据最新《通用规范汉字表》，麻风病已经成为规范用字。为尊重汉字演变规律，在本书中凡是所涉及的近代史上相关机构名、期刊名、文章名及引用的原始文献，原作"麻疯病"的一仍其旧。在具体行文中用"麻风病"。

② 对于中华麻疯救济会的研究，如于玲玲《作为社会行动者的中华麻疯救济会》，《历史教学》（下半月刊）2010年第2期；庄辉《美国何以影响中国？——以20世纪20年代中华麻风救济会创建与前期活动为例的讨论》，《宗教与美国社会》2016年第1期；庄辉《从排斥到救济——基督教信仰与中华麻风救济会的创建》，《基督教学术》2017年第1期；Skinsnes O. K《从中华麻风救济会到中国麻风协会》，《中国麻风杂志》1985年。关于其刊物的研究，如杜教科《〈麻疯季刊〉的办刊宗旨与编辑特色》，《中国科技期刊研究》2013年第3期；许春燕、彭伟《试论早期〈麻疯季刊〉的历史价值》，《中国麻风皮肤病杂志》2015年第5期；刘少航《〈麻疯季刊〉中反映的民国云南麻风病史料及其防治状况》，《保山学院学报》2014年第4期。

一、中华麻疯救济会的创建

（一）创立的社会背景

中国疾病防治历史上，麻风病有着独特地位。古代社会常将麻风病称为癞或疠，麻风病人多寄居在寺庙或村外政府所设的窝棚内。晚清时期，广东、福建、广西等地已建有麻风院，因医学技术、经济条件的限制，这类麻风院主要任务是将麻风病人与社会大众隔离开，救治一事得不到足够重视。民国时期，受西方医学影响，国内医学技术得到较大程度的发展，为麻风病的治疗和铲除提供了可能。1926年，中国一群地方精英开始组织中华麻疯救济会，以彻底铲除中国麻风为目标，进行了一系列宣传、救治活动。

1. 民国时期麻风病传染情况

麻风病又称大风、癞病、疠病等，1873年挪威医学家阿莫尔·汉森（Armauer Hansen）发现了麻风杆菌，才逐渐揭开其神秘面纱。麻风病的病原体是麻风杆菌，传染源主要是未经治疗的麻风病人。麻风能通过接触、飞沫等方式传染，从而损害人体皮肤和四肢，与梅毒、结核并列为世界三大慢性传染病。中国古今医学书籍关于麻风病的记载多如牛毛，中国早期历史上便有麻风出现，孔子弟子伯牛所染之疾便是麻风。此后历代对于麻风病都有记录，但因朝代更迭，麻风病的称呼也存在着差别，具体情况如表10-1。

表 10-1 古代医书麻风称呼一览表

名词	书籍	成书年代
大风	素问	春秋战国前（约公元前 722—前 221 年）
疠风	灵枢	春秋战国前（约公元前 722—前 221 年）
疠	素问	春秋战国前（约公元前 722—前 221 年）

续表

名词	书籍	成书年代
癞病	肘后备急方	东晋（约公元 341 年）
癞	巢氏病源	隋朝（公元 610 年）
恶疾大风	千金方	唐朝（公元 652 年）
大风疠疾	圣惠方	宋朝（公元 992 年）
麻风癞疾	卫生实鉴	元朝（公元 1343 年）
疠风成癞	卫生实鉴	元朝（公元 1343 年）
天刑	医学入门	明朝（公元 1624 年）
麻风	景岳全书	明朝（公元 1624 年）
疠疡	薛立斋医案	明朝（不详）
乌癞白癞	证治准绳	明朝（公元 1602 年）
麻风	证治准绳	明朝（公元 1602 年）
大麻风	医宗金鉴	清朝（公元 1742 年）

资料来源：王吉民：《中国麻疯之简史》，《麻疯季刊》1930 年第 4 卷第 4 期。

民国时期，麻风病的称呼才有了统一标准，"始称大麻疯，或曰麻疯"①。患麻风的民众，早期毛发掉落、手足畸形，如不加以治疗，晚期就会出现断手断脚、鼻塌眼陷等症状。此病的厉害程度，时人有一形象的比喻，称"癞魔强悍善战，吃人如麻"②。20 世纪初期，该病在欧洲地区已得到明显控制，麻风患者数量日益减少，反观中国，麻风传播之势相比古代更甚，麻风患者数量惊人，"实数虽不可得而知，大约当有一百万之谱。据此而论，则在中国四百人中，即有一患麻疯者"③。

麻风病常被视为热带病，多发现于南方炎热地区，"我国西南诸省染此症

① 高明强：《人人应有之麻疯病常识》，《申报》1933 年 5 月 15 日。
② 年：《社言》，《麻疯季刊》1930 年第 4 卷第 3 期。
③ 李俊昌：《中国的麻疯问题》，《麻疯季刊》1927 年第 1 卷第 3 期。

者甚多，数千年来流毒，几莫能御"①。近代以来，交通条件不断改善，给麻风病迅速传播提供了便利，其分布范围不再局限于南部热带地区，"中国之江苏及山东一带，患者之众，亦不亚于其在热带区者"②。人口的流动助长了麻风病在各地区之间的快速散播，"湖南之中南部各县、流布尤广，良因该地接壤广东，大约此症即由该省传入"，"上海麻疯亦复不少，大都来自江北，集中于闸北"③。时任中华麻疯救济会的医药顾问傅乐仁医师将中国划分为五个部分：一、沿海六省：广东、福建、浙江、江苏、山东、河北。二、扬子江流域五省：湖北、江西、安徽、河南、湖南。三、西北四省：甘肃、山西、陕西、四川。四、西南三省：云南、贵州、广西。五、其他特区：新疆、满洲、蒙古、西藏。通过对五个部分的考察，发现都存在麻风病例，"总括起来，中国沿海六省的麻疯，以广东为最多，福建次之，浙江最少，江苏也很多，山东比她还多，河北最少"④。中华麻疯救济会总干事邬志坚在对全国进行麻风考察后，得出相似的结论："大抵南部诸省最为流行，中部次之，北部又次之。闽粤湘鲁皆为麻疯特盛之省，云贵苏浙皖赣诸省，癞民亦多，其余各省无不沾染麻毒，惟患者较少耳"⑤。

麻风传播大致路径为"初仅及两广，继传于闽浙，今流入长江流域，而更有蔓延黄河以北之势"⑥。中国麻风病的分布呈现出南方地区多，北方地区较少，沿海地区多，内陆地区少的特点，"沿江沿海，运河湖泽之地，及旅游便捷，湿气凝重之区，麻疯滋蔓最甚"⑦。这虽然受病理因素的影响，但与地区间的差异性也存在一定关联，即南方、沿海地区人口密度、交通条件、社会流动较内陆地区更甚，所以麻风的散播也更为迅速。

---

① 余日章：《中华麻疯救济会季刊小引》，《麻疯季刊》1927年第1第卷1期。
② 海深德：《世界麻疯带》，《麻疯季刊》1940年第14卷第1期。
③ 《长江流域麻疯问题之严重》，《申报》1933年4月30日。
④ 傅乐仁：《中国麻疯之调查》，《广济医刊》1929年第6卷第7期。
⑤ 邬志坚：《最近二年内之救济麻疯工作》，《麻疯季刊》1931年第5卷第2期。
⑥ 李景畴：《上海卫生局之麻疯调查》，《麻疯季刊》1929年第3卷第1期。
⑦ 海深德：《中国麻疯史》，《麻疯季刊》1936年第10卷第4期。

2. 社会大众及政府对于麻风的认知情况

民众欠缺麻风常识，成为麻风病传播猖獗的主要原因。中华麻疯救济会未成立前，不论是上层精英分子，还是下层民众都"从未一思防御救济之策"①。加之当时各地信息流通不畅，市面上普及麻风知识的刊物寥寥无几，民众缺少获取麻风知识的渠道。时人或政府对于麻风认知几乎处于空白状态，这体现在三个方面。

第一，民众不知麻风病的传播途径，政府缺乏应对措施。麻风病极易传播，而民众对于麻风病人不知道杜绝，反而让其混迹于社会之中，"有晚期之麻疯人，方就食于饭馆，最令人不解者，则过往在行人，竟熟视之若无睹，盖亦未知麻疯为害之烈之故耳"②。负责公共卫生的政府人员，或不知麻风为何物，或视麻风为不治之症。一些大城市在卫生管理方面存在许多漏洞，如缺乏麻风病人收容所，没有制定相关的管控条例。如上海地区有很多来自闸北地区的小贩，虽已身患麻风，依然在街头巷尾乱窜，卫生部门不予以控制，使其混杂于常人居住之所，任由他们流散，"于是无端被传染者，遂亦不知凡几"③。麻风治疗多是在麻风疗养院内进行，采用隔绝法，病人对此抱着怀疑态度，"他们将病掩藏起来，躲避起来……失去了初期易治的机会"④。病人亲友也帮着隐藏相关病情，"他们的友人怕他一入病院，终身不能自由，也不劝他早日医治"⑤。

第二，厌恶麻风病人，恐惧麻风病。麻风病患者的相貌十分丑陋，"初则失知觉，继则断肢指，厥状之惨，不忍见闻"⑥。邬志坚南游发现麻风病人

---

① 邬志坚：《最近二年内之救济麻疯工作》，《麻疯季刊》1931 年第 5 卷第 2 期。
② 《鄂赣游记》，《麻疯季刊》1928 年第 2 卷第 2 期。
③ 明强：《建筑上海麻疯医院之地址问题》，《麻疯季刊》1931 年第 5 卷第 1 期。
④ 汪企张：《铲除麻疯的我见：对本会上海妇女后援会演讲》，《麻疯季刊》1929 年第 3 卷第 2、3 期合刊。
⑤ 李俊昌：《铲除广东的麻疯》，《麻疯季刊》1928 年第 2 卷第 3 期。
⑥ 明：《一般人对于麻麻疯之错误观念》，《麻疯季刊》1932 年第 6 卷第 1 期。

"或沈疴不起幽锢终身，或辗转道途流为乞丐"①，惊叹这是人间地狱。日常生活中，麻风病人被排斥，被不平等对待，"凡是人类所天赋的人权完全丧失，他没有再得的机会"②。时人对麻风病人的处理，无所不用其极，"将他们枪毙的有之，活活埋葬的有之，用火烧死的有之，眼看他们饿死的有之"③。麻风患者因缺乏治疗，多数失去劳动力，成为社会的寄生分子。政府为了整顿市容，将麻风病人驱逐到郊区角落中，实施强制性隔离，这种做法不仅使麻风问题难以解决，更让麻风病人不敢轻易到诊所医治。④ 不论是健康民众，还是患有麻风病者，均对此病十分恐惧。受过医学教育的学生，也未能摆脱麻风为绝症这一旧说。某大学的一位医学生，学习刻苦努力，研究医学方面，孜孜不倦，可当检查出患有麻风病时，"这位同学不听犹可，一听麻疯二字，好像失去了灵魂一般，不知所措"⑤。时人对麻风所怀的恐惧观念，已经深印于其脑海之中。

第三，迷信思想浓厚。民众对麻风病十分畏惧，与大量迷信传说的存在有着很大的关系。麻风病在安癞药未发明之前，治疗起来非常困难，"昔人视麻疯为天刑，以为系由罪恶或误食毒物所致，视为不可救药"⑥。普通民众一旦患病，便将道听途说来的方法视为救命稻草。南部地区"过癞"之说在当时盛传，认为麻风病是通过性开始传播的，麻风病人可通过性爱的方式使自己身上的麻风转移到别处，《丽泽随笔》中便有一则相关记载：

> 南方两广地面，传有山神魈神。种种怪事，然犹曰事出鬼魔，
> 无足深究。乃人生大有麻疯一症，闺女身上即具。此毒不泄，妇女
> 即不能卖。地方人见此女，皆远避之，外省年幼之人，经商游学，

---

① 邬志坚：《中国的麻疯问题与本会今后之计划》，《麻疯季刊》1927年第1卷第2期。
② 李俊昌：《重生》，《麻疯季刊》1929年第3卷第4期。
③ 邬志坚：《为什么吾们要救济麻疯？》，《麻疯季刊》1927年第1卷第3期。
④ 志：《农村与麻疯统制》，《麻疯季刊》1939年第13卷第3期。
⑤ 俞程：《来鸿去雁：某大学学生一对缠绵悱恻的请求信》，《麻风季刊》1939年第13卷第3期。
⑥ 《一般人对于麻疯之错误观念》，《麻疯季刊》1932年第6卷第1期。

血气未定，一遇此女，即受麻疯。此女从此病愈，其男子即发落皮枯，气拥血滞，便身发疮。轻者延命，重者死亡，甚有害及数世，生子生孙，此病不除，多有传染绝嗣，害及亲属，为患甚烈。较杨梅疮之毒，更甚十倍。①

麻风女通过性的方式将麻风病传染给他人，虽然自己得治，但被传染之人不仅自己惨遭不幸，且对后代产生了不良影响。一些麻风病人藏匿于山中，经常出来掳掠来往客商，将其宰杀吃掉以求麻风痊愈，此类做法残忍至极。民众深信迷信说法，做出来各种荒唐之事，不仅害人且害己。

麻风病者与健康人发生性关系，将麻风病传于他人自身获得健康的行为，或是政府强迫麻风病者脱离社会，使其沦为乞讨者的做法，都可看出时人对于麻风病缺乏基本认识。同时，民众对于麻风院的态度较为复杂，不信任感非常强烈，当麻风病患者与自身有关系时，就千方百计帮其隐瞒，以免其被送入麻风院。但当患者与自己毫不相干，就报告给政府，将其送入麻风机构，有的自行处理，将其残忍杀害。因麻风病知识短缺，民众将消灭麻风病人当成铲除麻风病。

3. 早期麻风病人救治情况

中国麻风病历史悠久，麻风院的设立却远落后于欧美国家，直至19世纪末期才零星出现。华南地区，政府设有茅舍小屋，提供给麻风病者一个临时住所，也存在一些私人收容所，由政府补贴，补贴金钱少且往往不发，"考其性质，非所谓今之麻疯病院也"②。广东地区的病人进入麻风院后，政府会提供微薄的钱财以供生活，但往往数月后补助不发，院内病人只得另觅出路，"或有赁一小舟，售卖食物者，其无资本者，则行乞于市"③。因一般民众对于麻风病过度恐惧，麻风病人所受之待遇与囚徒无异，就算痊愈后，"亦无恢复

---

① 《女子过麻疯》，《丽泽随笔》1911年第2卷第4期。
② 邬志坚：《中国麻疯病院之沿革》，《麻疯季刊》1936年第10卷第2期。
③ 《谈麻疯》，《金刚钻》1936年2月24日。

社会上一席地位之希望"①。

麻风病是公众卫生中最为棘手的问题，原因在于它传播迅速，难以医治。民国时期，麻风已成社会重大问题之一，政府对于麻风病不设专门医院救治，缺乏知识宣传，社会上已有医院对于麻风病人一般不予接纳，"政府忽视于上，人民懵懂于下，其不幸之麻疯病人，则流离转徙，呼吁无门"②，麻风院自成为麻风病人唯一栖身之处。1926 年前，麻风院数量较少，全国麻风院总计不到二十处，以下是东南地区主要麻风院的大体情况（表 10-2）。

表 10-2　1926 年前东南地区主要麻风院统计表

创办时间	设立机关	创办者	名称	地点	收容数量
1908 年	天主教	康神父（Rev Father Louis Conrardy）	石龙麻疯院	广东石龙	700 名
1905 年	德国来尼喜教会	柯纳医生（Dr. Kuhne）	东莞麻疯院	广东东莞	300 名
1887 年	中华圣公会	梅滕更（Dr. David Dunean Main）	广济麻疯院	浙江杭州	150 名
1925 年	美国浸信会	力约翰牧师（Rev. John Lake）	大衾麻疯病院	广东赤溪	150 名
1981 年	中华圣公会	傅特	北海麻疯院	广东北海	100 名
1924 年	汕头市	汕头市政府	汕头麻疯院	广东汕头	150 名

资料来源：邬志坚：《二十五年来之救济麻疯运动》，《真光》1927 年第 26 卷第 6 期。

从表 10-2 可见，东南地区只有一处麻风院为国人自己所办，"其余的麻疯救济机关差不多完全操于西国传道士的手里"③。外国教会设立的麻风院并非真正为麻风病人着想，有的仅为收容，没有后续的治疗措施，任病人自生

---

① 《麻疯小史》，《上海医事周刊》1938 年第 4 卷第 28 期。
② 戴兆镛：《邬总干事出国考察之感言》，《麻疯季刊》1934 年第 8 期第 3 卷。
③ 邬志坚：《二十五年来之救济麻疯运动》，《麻疯季刊》1927 年第 1 卷第 4 期。

自灭，"若天主教所办之广东石龙麻疯院，收容最众，竟无任何医药设备"①。有的麻风院目的在于传播教义，救治之事成为吸引病人入教的噱头而已，"或谓教徒之设立麻疯病院，未尽全为治疗之机关，其主要特征，尤倾于赈恤病人，宣传耶教"②，此情形下，麻风院内救治工作的收效可想而知。

麻风院数量和收容量远远不能满足当时所需，"欲求扑减麻疯恶毒，岂不难乎？"③ 政府对于麻风病人的救治和管理没有统一措施，"于救济一端，各地自行处理，办法颇为不一致"④，想要遏制麻风传播，救治麻风患者，很难成功。

（二）中华麻疯救济会的建立

国民政府对于麻风病的漠视态度，使得麻风在中国大地肆意传播，单单依靠外国传教士所建立的麻风院已不足以应对。一些地方精英分子，认识到建立一个本土麻风组织的重要性。

1925 年，美国麻疯救济会会总干事谭纳来华，于上海、福州、南京等地区，作了关于铲除麻风的大规模演讲，引起了社会关注。1926 年 1 月 15 日，基督教全国青年会协会长邝富灼博士邀请了上海各界领袖人物二十多人，讨论中国能否组织一个麻风组织，治疗麻风病人的病痛。会上选举出了 9 个委员，分别为邝富灼、李元信、程联、刁信德、石美玉、牛惠生、王志仁、朱少屏、朱博泉。18 日，召开第一次委员会，会上由李元信提议，将成立的组织定名为中华麻疯救济会，推选唐绍仪为名誉会长，萨镇冰、伍连德、谭纳为名誉副会长，又选举李元信为会长，邝富灼、刁信德为副会长，韩玉麟为会计，聘傅乐仁为名誉医药顾问，邬志坚为总干事。唐绍仪给予该会极大的

---

① 邬志坚：《麻疯病院》，《中国基督教会年鉴》1936 年第 13 期。
② 邬志坚：《麻疯病院》，《中国基督教会年鉴》1936 年第 13 期。
③ 戴永和：《以人道灭绝麻疯》，《麻疯季刊》1927 年第 1 卷第 4 期。
④ 《公牍选录：呈南京内政部卫生署：为请派代表参加组织中央麻疯协会出席指导由》，《麻疯季刊》1931 年第 5 卷第 1 期。

赞许，"称为世界最珍贵的事业"①。固然，当时已有许多医学社团成立，呼吁救治疾病，但未涉足麻风病领域，而中华麻疯救济会的成立吹响了向麻风进攻的号角，树起了铲除麻风这面旗帜，所得的荣誉和褒奖非常之多，"救济疾病中之麻疯，尤为慈善事业中之最为重要者"②。

中华麻疯救济会的成立既有地方精英分子积极努力，也受到了万国麻疯救济会、美国麻疯救济会等国外组织的帮助。中华麻疯救济会承担起了铲除中国麻风的使命，民众也寄予了很高的期待。初期，中华麻疯救济会活动主要为八类：（一）给麻风病人以医药上的帮助。（二）指示病人以最好的疗治地方。（三）作文字上的宣传，使群众明了麻风的危险和铲除的必要。（四）提倡最新式最实验的麻风治疗方法。（五）分发安癞药和其他药品。（六）辅助经费不充裕的麻风院。（七）冀得政府同情和合作，制定法律禁止麻风人和常人杂居。（八）宣传福音以提麻风人的精神生活。③ 1930 年，中华麻疯救济会提出了救治麻风五年运动目标：（一）做一翔实的麻风调查。（二）将麻风的事实编为各校的教材。（三）参与各处城市卫生运动。（四）组织中央麻疯协会。（五）召集全国麻风会议。（六）督促政府颁布麻风法令。（七）凡被沾染各省至少建设一个麻风院。（八）各大城市至少有一麻风诊所。（九）每年举行全国学生之铲除麻风演讲竞赛。（十）设法保护及栽培麻风人之儿童。（十一）安插已经治愈的麻风人。④ 相较之前，这次所定目标更为明确，划分更为细致。对比两次所定目标，能看出中华麻疯救济会在发展中愈加强调政府和社会群体的作用，越倾向于利用各种可用的力量或资源，群策群力，来达到铲除麻风这一目标。

中华麻疯救济会会长多是由上海地区名流兼任的，担任时间都不是太久。

---

① 《唐绍仪赞许麻疯会》，《申报》1926 年 5 月 7 日。
② 季南：《救济麻疯乃重要之慈善事业》，《医事公论》1933 年第 4 期。
③ 柏年：《本会创立的经过》，《麻疯季刊》1927 年第 1 卷第 1 期。
④ 《救济麻疯之五年运动》，《麻疯季刊》1930 年第 4 卷第 3 期。

从建会起，一共有三任会长，分别是李元信（1926—1931）、颜福庆（1932—1938）、刁信德（1939—1943）。1930年，中华麻疯救济会向主管政府机关申请立案，获得了批准，"市党部业已发给组织健全令，而社会局亦经批准立案"①。中华麻疯救济会总会的办公地点，常因外界因素影响而变迁。建立之初，中华麻疯救济会的办事处设于上海博物院路全国青年协会五楼。1935年，由牛惠生提议，迁往池浜路中华医学会三十三号房屋内办公，以便医学机关集中讨论社会公共卫生问题。后因中华医学会建立新会所，需拆掉三十三号房屋，中华麻疯救济会又搬入四十一号屋内，"但是此处原系暂时性质，房间异常狭隘，不敷办公"②，中华麻疯救济会不得不与中华医学会重新商议，后决定将二十五号房屋腾出来一部分，作为办公地点，此后便固定下来。

为保证社团活动顺利展开，救济会成员着手制定了简章和细则，内中规定设会长一人、副会长三人、书记一人、司库一人、副司库一人，具体职责分别为"会长职务在于主持本会一切事务，副会长职务在于襄助本会一切事务，书记记录各种集会议案，司库管理本会进出款项"③。同时，规定一年召开一次年会，对以往所做的工作进行总结，确定来年的工作重心。简章和细则的制定，使社团活动做到了有据可依，也为社团的发展壮大奠定了基础。

二、组织概况

中华麻疯救济会建立后，承担起宣讲麻风知识、救治麻风病人的责任。在李元信、邝富灼、邬志坚等人的带领下，救济会不断发展壮大，各项事业不断迈向正轨。

---

① 《麻疯会立案核准》，《麻疯季刊》1935年第5卷第3期。
② 《中华麻疯救济会上海办事处之迁移》，《麻疯季刊》1938年第12卷第4期。
③ 《中华麻疯救济会细则》，《麻疯季刊》1927年第1卷第1期。

（一）组织结构的沿革

中华麻疯救济会成立后，便确定了组织结构方式，即由董事部领导社团发展，其组成人员包括会长、副会长、书记、司库、副司库和执行委员共9人，详情可见（图10—1）。

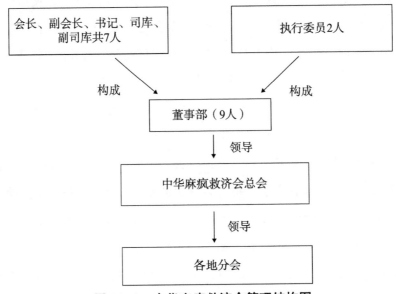

图 10-1　中华麻疯救济会管理结构图

资料来源：《中华麻疯救济会简章》，《麻疯季刊》1927 年第 1 卷第 1 期。

初期，董事部作为中华麻疯救济会的最高领导机构，把握着社团的发展方向和工作重心，而社团具体事务则交由总干事邬志坚来处理。董事部规定每3个月举行一次例会，但因战争影响或人员流动，董事部的例会制度并未按规定执行。董事部会议由会长主持，社团经费收支状况、各地分会来函需求、社团成员的报告是会上讨论的重点内容。

1934 年中华麻疯救济会的董事会上，对原有的组织结构进行了调整，取消了执行委员，将董事部分为名誉董事和董事两种，还设置了委员会，其构成人员如表 10-3 所示。

表 10-3　调整后中华麻疯救济会组织机构及成员

机构		成员
董事部	名誉董事	唐绍仪、萨镇冰、伍连德、谭纳等
	常务董事会	颜福庆、刁信德、陆伯鸿、程联、王志仁等
干事部	医学委员会	李廷安、伍连德、颜福庆、陈鸿康、赖斗岩、麦雅谷、刁信德、罗爱思、应元岳、丁惠康、陈志芳等
	建筑委员会	袁履登、陆伯鸿、徐新六、颜福庆、李耀邦、张嘉甫、程联等
	宣传委员会	陆梅僧、郑希涛、李元信、朱少屏等

资料来源：《麻疯世界：中华麻疯救济会举行本年第一届董事会》，《麻疯季刊》1934年第 8 卷 1、2 期合刊。

通过表 10-3 可见，职位的安排上，主要以成员的学识和社会工作为依据，这能让他们的长处得到最大发挥。通过这次的机构调整，中华麻疯救济会管理结构也发生了变化，见图 10-2。

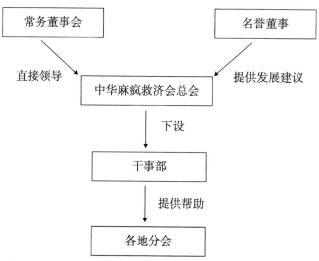

图 10-2　1934 年后中华麻疯救济会管理结构图

通过 1934 年的组织结构调整，中华麻疯救济会内部分工变得明确具体。各类委员会的成立，能更好地处理董事会上通过的决策，给地方分会提供有力的帮助，体现出了社团管理体系的日趋成熟。中华麻疯救济会在以后的发展历程中，也将这套组织结构沿用下去，未再有大的变动。

（二）各地分会的筹建

各地的麻风情况有着差异，中华麻疯救济会成立后，期待在各地建立相应分会。如某地有建立分会的必要，可提交草案给中华麻疯救济会董事部，由董事部开会通过后，发给证书，此后便可称为"某处中华麻疯救济会分会"。考虑到分会以后的发展，中华麻疯救济会提出建立分会需符合"甲、得当地士绅商学各界领袖之赞助；乙、得当地教会机关及各团体之赞助；丙、须有确实之计划及常年经费；丁、须有相当人员负办理会务之责"①，这四项条件才行。分会建立的条件公布后，汕头、福州、香港、厦门等地都有分会次第建立，各地写信来请求设立分会和咨询意见的"大有应接不暇之概"②。中华麻疯救济会对于各地的请求一一答复，还派出会内干事去实地宣传考察，谋划筹建分会。

1927 年 6 月 16 日，邬志坚到香港宣传救治麻风病人的重要性，并于当晚邀请慈善人士及牧师到女青年会讨论成立分会一事，在场不少人表示支持。6 月 20 日召开第一次会议，选出数名任事职员，香港分会宣告成立。构成人员中，基督教徒和金融人士占了较大比例，如会长李佐之在和丰银行任职，副会长卢宝贤及王国璇夫人在中国银行当职。同年 7 月 3 日，邬志坚在广东、香港做了大量麻风宣传工作，后又到福州。福州地区天气炎热，山峦瘴气多，麻风病极为流行，"政府既无相当设施，社会人士亦漠然视之，无发起谋救济

---

① 《组织中华麻疯救济会分会须知》，《麻疯季刊》1927 年第 1 卷第 1 期。
② 柏年：《本会创立的经过》，《麻疯季刊》1927 年第 1 卷第 1 期。

方法者"①。邬志坚来此后，极力主张筹建麻风组织，他先将拟定方针呈递给萨镇冰省长，获得了允许后，遍访该省收容所、医院等，以结识地方慈善人士。8月4日下午，热心于麻风救治的医师、地方名流、政府官员等齐聚一堂，于青年会开会，正式宣布中华麻疯救济会福州分会成立，通过了分会章程。本该于9月将成员所担的职务确定下来，但因成员外出较多，此事便拖延下来，直至10月7日下午才召开会议，互选职员，主要分三种职务：第一种是名誉会长，多由政府人士当担；第二种为顾问，多是地方医院、救济所的负责人担任；第三种是执行部委员，下分会长、干事、会计等职位，负责与分会发展相关事务。福建分会的成立，让邬志坚倍感欣慰，"则以萨省长之硕望宏仁，各界之热诚毅力，麻疯之前途，其有豸乎？"②

　　湖南新化分会的筹建之路较为坎坷。邬志坚到湖南新化考察后，发现此处麻风病人众多，急需设立麻风分会开展救治活动，当地民众却认为新化并无麻风病，拒绝配合，"初时遭当地人士之反对，旷时甚久"③。邬志坚为拿出真凭实据，去往当地各大医院，将院内与麻风病相关的数据统计出来，再劝说当地政府和地方人士，才获得了理解。1934年1月13日，新化分会召开第一次董事会议，会上选举出会长、副会长，并明确了相应的职务，讨论了分会以后预算及所需资金如何筹集等事。

　　1927年至1943年间，中华麻疯救济将筹设分会一事开展下去，各地分会建立情况见表10-4。

---

① 许萦藩：《福州分会状况》，《麻疯季刊》1928年第2卷第1期。
② 沈志中：《福州分会组织之经过情形》，《麻疯季刊》1927年第1卷第1期。
③ 《中华麻疯救济会湖南新化分会第一次董事会议记录》，《麻疯季刊》1934年第8卷第1、2期合刊。

表 10-4 中华麻疯救济会各地分会建立情况

名称	建立时间	负责人
福州分会	1927 年 7 月 8 日	会长：王兆培 副会长：郑作枢　王孝英
香港分会	1927 年 6 月 20 日	会长：李佐之 副会长：卢宝贤　王国璇夫人
厦门分会	1930 年 1 月 7 日	干事：王宗仁
湖南新化分会	1934 年 1 月 16 日	会长：梅尉南 副会长：刘锡庸　袁籽莘
江西分会	1929 年	会长：吴绍青
浙垣分会	1941 年 10 月 25 日	主席：苏达立 副主席：范济民
重庆分会	1943 年 12 月 28 日	
山东分会	1940 年 5 月 11 日	会长：司美礼 副会长：郑仿桥

资料来源：据《麻疯季刊》整理而成。

从表 10-4 可知，中华麻疯救济会分会的建立多处于抗战爆发前，相较于传教士所建立的麻风院，分会的建立地点不再仅限于东南地区，凡是麻风病患严重、有地方人士支持的地方，都有分会建成。各地分会的建立离不开总会的帮扶，分会将地方麻风情形及时汇报给总会，以便总会统筹全局，商议救治之策，而总会所设的救治活动也能在地方上得到认真执行。简言之，两者之间互通声气，避免了各自为政的缺陷。

（三）妇女后援会的建立与职责

中华麻疯救济会成立后，会内成员不断动员上海地区妇女界人士成立相应组织，协同中华麻疯救济会一起开展麻风救治事业。1927 年，邱道生夫人邀集上海女界人士十多人，讨论成立中华麻疯救济会妇女分会，到会有邝富灼夫人、马组星夫人、萧智吉夫人及中西女塾师生数名。邬志坚到场演讲，演讲内容为中国麻风病蔓延情况、铲除麻风的必要性及中华麻疯救济会所制订的计划。到场女士对中华麻疯救济会所做的事业极为赞赏，"闻着皆为之动容，表示极愿合作"①，随即选举萧智吉夫人为会长，邱道生夫人、牛惠贞为副会长，严芳女士为书记。妇女后援会与总会互相帮助，一致朝铲除麻风奋斗。自此，中华麻疯救济会又增添了一有力后援。

中华麻疯救济会妇女后援会的职责与麻疯分会有所不同，它主要负责募捐活动。1931 年，妇女后援会在萧智吉夫人住宅处举行常会，到会者二十余人，邬志坚在会上报告了南昌麻疯院的具体情况，及拟建上海模范麻疯诊所的想法，因经费欠缺，他向妇女后援会求援，"深望贵会予以经济上之援助，以便早日兴工"②。妇女后援会为帮助救济会渡过所遇难关，于 1932 年 12 月16 日晚间 9 点，召开了上海妇女界的慈善茶舞会，地点为礼查饭店。当晚，中外来宾甚多，所排队列宛如长蛇，"惜乎若干宾客，苦无座位，怅然而返"③。舞会上的活动精彩纷呈，除了跳舞外，还有女士合唱、国立音乐专修学校学生合奏名曲。舞会后，设有摸奖环节，奖品属个人物品或大公司所赠，包含有江一平夫人、虞澹涵女士亲笔的山水图三幅、亨达利的金手表、中国精益公司的眼镜等，"该会此举，寓娱乐于慈善，一举两得，具有舞癖之仕女，盍兴乎来"④。舞会中所得的钱财，都用于麻风救治工作。

1937 年，因战争影响，妇女后援会一些成员散落于各地，不得不进行部分人员的更换，推举杨凛知夫人为会长、刁信德夫人为副会长、颜斐雯女士为会计、蔡秉九夫人为书记。鉴于会内人员稀缺，将入会费标准改为五元、十元两种，并规定"凡沪上热心女士均可随时参加"⑤，以广结社会之力。

---

① 《中华麻疯救济会上海妇女分会成立》，《申报》1927 年 1 月 12 日。
② 《妇女界之救癞工作》，《申报》1931 年 9 月 25 日。
③ 华隽超：《中华麻疯救济会妇女后援会慈善茶舞会》，《麻疯季刊》1933 年第 7 卷第 1 期。
④ 《妇女节慈善茶舞会》，《申报》1932 年 12 月 14 日。
⑤ 《妇女后援会新选职员》，《麻疯季刊》1937 年第 11 卷第 1 期。

（四）主要成员分析

中华麻疯救济会及各地分会的建立，为铲除麻风事业打下了基础。在开展铲除麻风事业的过程中，总会与分会也不断招揽所需人才，积极拉拢地方名流，如中华麻疯救济会就曾任命唐绍仪为第一任名誉会长，施肇基为第二任名誉会长。福州分会任命萨镇冰为名誉会长，以壮大自己的声势。中华麻疯救济会虽是本土麻风组织，但构成人员中也有少数外国医师或名人，如任命谭纳为名誉会长，聘请外国医师讲学。会内成员所担任务各有不同，主要是依据职业、经历进行分配，以下是中华麻疯救济会建立之初主要成员情况（表10-5）。

表 10-5　中华麻疯救济会主要成员一览表

姓名	籍贯	生卒时间	从事职业	主要事迹
李元信	广东	1884—不详	商人	1927—1930 年任惠民奶粉公司董事兼总经理；1930—1935 年为永明人寿保险公司华北分行经理；1943 年任环球出版公司总经理
颜福庆	上海	1882—1970	医师	1909 年获美国耶鲁大学医学博士、哈佛大学公共卫生学博士；1910 年发起建立湘雅医学院；1914 年发起成立中华医学会
刁信德	广东	1880—不详	医师	1913 年获得宾夕法尼亚大学卫生学博士；1914 年获热带病学博士；1920 年任中华医学会会长；1921 年任职上海中国红十字会长
邬志坚	浙江	1890—不详	大学教授	1919 年获得哥伦比亚及芝加哥大学硕士学位；1922 年任基督教全国大会执行干事；1923 年任上海沪江大学教授；1924—1925 年任上海复旦大学教授
邝富灼	广东	1869—1938	出版编辑	1905 年获加利福尼亚大学学士学位；1906 年获哥伦比亚大学硕士学位；1907 年任商务印书馆英文部主编；1919—1925 年间曾担任基督教青年会执行委员、主席职务

续表

姓名	籍贯	生卒时间	从事职业	主要事迹
朱少屏	上海	1881—1942	报人	1905 年创办健行公学，任讲师；1916 年推选为寰球中国学生会总干事；1920 年任《申报》驻欧记者
古恩康	广东	1884—不详	医师、教授	1909 年毕业于上海圣约翰大学医学院；1921 年获哈佛大学热带病学及小儿科博士；1922 年后任职于同仁医学院，并在圣约翰大学讲学
陆伯鸿	上海	1975—1937	慈善家、企业家	1912 年开办华商电车公司；1923 年创办上海圣心医院；1934 年创立上海北桥普慈疗养院

资料来源：李元信：《环球中国名人传略之上海部》，环球出版社 1944 年版。邱树森：《中国历代人名词典》，江西教育出版社 1989 年版。池子华等：《〈新闻报〉上的红十字》，合肥工业大学出版社 2014 年版。宁波帮博物馆编：《近代上海甬籍名人实录》，宁波出版社 2014 年版。

　　由表 10-5，从中华麻疯救济会 8 位主要创立者的履历中可看出，他们在地缘、学缘这两方面都有着较为显著的特点。地缘方面，他们都出身于东南地区，以江浙地区为主，这是麻风病高发区域，正如邬志坚所说："本会的产生滥觞于小数志同道合的男女，他们大半是南方人，目击本乡麻疯的繁衍及人所受之痛苦，虽然远客他乡，每欲设法救济。"[①] 学缘方面，他们都属于新式知识分子，颜福庆、刁信德、古恩康都曾就读于上海圣约翰大学，有留学美国的经历，学习的科目以医学为主，这些人成了中华麻疯救济会与美国麻疯救济会保持联系的纽带。值得一提的是，颜福庆、刁信德、古恩康还任职于中华医学会，因而中华麻疯救济会在建立之初，便得到部分医学团体的认可和支持，有一个坚实的后盾。构成人员中，李元信和陆伯鸿无医学上的造诣，但他们都有自己的企业，商界名气颇大，这为后来中华麻疯救济会进行筹款活动提供了便利。信仰上，多数救济会成员信仰基督教或受到过宗教的熏陶，热衷于慈善事业。基督教义中，有关于耶稣吩咐门徒清洁麻风病人的

---

① 柏年：《本会创立的经过》，《麻疯季刊》1927 年第 1 卷第 1 期。

记载，这种信仰使得他们坚信"基督教会对于麻疯人负有一种义不容辞的责任与义务"①。特别是在创办中华麻疯救济会过程中，他们对于基督教的笃信更为显现，"然则个人欲求生活的改变，品格的进步及做事能力的猛进，固然需要宗教，一个社团亦然"②。

（五）经费来源

经费是否充足，来源是否有保证，影响着一个组织的发展。中华麻疯救济会成立伊始，就积极筹集活动经费。中华麻疯救济会经费来源渠道有以下几种。

第一种，饲养"铜猪"。"铜猪"是中华麻疯救济会制作的储蓄罐，按大小分为三种，编号为一、二、三号，铜猪售卖价格分别为一号3元，二号2元，三号1元。前一种铜猪适用于各团体，后两种编号铜猪适用于家庭。铜猪卖出后成了个人物品，但里面所收集的捐款数目，会派定一位管理员，由他定期报告给总会或分会，以便用于麻风病人的救治。通过饲养铜猪这种新颖的捐款方式，使以往漠视麻风病人的民众开始关注这一群体。有人写信给邬志坚："请求先生给我三号铜猪一只，我准备将他好好的饲养，以救济那般很可怜的麻疯人"③。上海四川路青年会的职员对此事非常热心，纷纷慷慨解囊，铜猪在此饲养两年，总计捐款就达250元以上，"平均每月十元，不可谓不多矣"④。当时以领养铜猪的方式来筹集资金属于创举，受到了各界，尤其是学校方面的热烈赞助，领养者日渐踊跃。为扩大这一运动的推行范围，以收到更好的效果，中华麻疯救济会配套印发了一种小册，称为"铜猪银行"，对饲养铜猪方式及意义进行了详细说明。

---

① 《中华基督教会对于麻疯人应负的责任》，《麻疯季刊》1941年第15卷第4期。
② 志：《宗教的能力》，《麻疯季刊》1943年第17卷第1期。
③ 黄立明：《又有一位领养铜猪的朋友来函》，《麻疯季刊》1935年第9卷第3期。
④ 《上海航海青年会成绩最佳》，《麻疯季刊》1929年第3卷第2、3期合刊。

第二种，会费收入。中华麻疯救济会建立初期，所获赞誉不断，但加入者较少，会费收入微乎其微。1927年间，社团收入共为8943.55元，会费共收46元，占总额的0.5%。1928—1929年开始，会费收入逐渐增加，详见表10-6。

表10-6　中华麻疯救济会1928—1929年度预算表

1928年预算表		1929年预算表	
经费来源	数额	经费来源	数额
民国十六年度剩余	1095元	民国十七年度结存	1318.55元
美国麻疯救济会津贴	2000元	自由捐助	1000元
香港分会补助	600元	会费	1000元
各方自由捐助	500元	美国麻疯救济会津贴	2200元
铜猪捐款	300元	香港分会特别捐助	1000元
会员费	500元	铜猪捐款	300元
		麻疯季刊广告费	600元
		特别捐助	1500元
		杂项收入	744.45元
		南洋华侨捐款	1000元

资料来源：《本会民国十七年预算表》，《麻疯季刊》1928年第2卷第1期；《本会民国十八年预算表》，《麻疯季刊》1929年第3卷第1期。

1928年起，中华麻疯救济会通过不断宣传，热诚邀请周边热心人士加入，会费收入得到了提高。值得注意的是，这时会费标准并未统一，是凭着个人意愿捐出，金额从2元到25元不等。1937年2月15日，中华麻疯救济会召开征求会员大会，将会费标准确定下来，分为七个档次：学生2元、普通5元、基本10元、维持25元、赞助50元、特别100元、永久200元。1942年，因战事影响，永久会费降为100元。

第三种，发行刊物，登载广告。1927年起，中华麻疯救济会开始陆续发行发行刊物，出版物及价格如表10-7所示。

表10-7 中华麻疯救济会出版物及价格一览表

刊物名称	价格
麻疯季刊	国内：零售每本三角钱，预定全年四期共一元 国外：四册，一元五角钱
麻疯小册	每本二分钱
麻疯的病象诊断和治疗	每本五分钱
麻疯须知	一百本五角钱
为什么吾们要救济麻疯	一百本三角钱
谁是我们的邻舍	一百本三角钱
麻疯与罪恶	一百本五角钱
马三哀史	一百本六角钱
铲除中国麻疯之计划	每本二分钱
韦尔伯和披达（麻疯小说）	每本二分钱
李美利传	每本五分钱

资料来源：据《麻疯季刊》1930年第4卷第1期整理而成。

中华麻疯救济会发行物中，《麻疯季刊》的销量日渐增长，起初销量1000余份，到1929年增至3300余份，"不但定户日渐增多，而中外图书馆来函索阅者，纷至沓来"①。1937年因战事影响，社团经费短缺，《麻疯季刊》的价格不得不调整，新订价格为国内每本一元五角钱，国外每本美金一元，中国香港、日本每本二元钱。同时，拟定了细致的订阅优待方法。

一、老定户中继续订阅本刊一年者照前价一律九折。

二、新定户直接向本刊订阅一年者照新定价格打八折，由各书

---

① 柏年：《回忆》，《麻疯季刊》1929年第3卷第1期。

局或经售处代定者同。

三、不论新旧读者倘于订阅本刊一分之外再介绍新定户五份得享受七折权利，介绍十份者六折类推。

四、团体机关学校有公众图书馆者一律照新定价格六折计算。

五、凡学生订阅本刊经校方来函证明者得照新定价格享受六折之权利。

六、各书局及经售处凡代定本刊全年者不论定户多寡得照新订价格一律七折，另售以满四册为有效。①

《麻疯季刊》销量日盛，吸引了许多商家投放广告，登载广告的费用，是依据版面的大小而定，具体收费情况如表10-8所示。

表10-8　《麻疯季刊》广告价目表

位置 期数	全面	半面	
一期	30 元	20 元	封面及色纸加二成
二期	50 元	30 元	
三期	70 元	40 元	
四期	80 元	50 元	

资料来源：据《麻疯季刊》1929 年第 3 卷第 1 期整理而成。

发行刊物和登载广告的收入，是中华麻疯救济会长期而稳定的经费来源，能维持社团基本的活动，但这笔费用对于救治各地麻风病人，捐助各地麻疯分会，远远不够。

第四种，国内募捐。中华麻疯救济会所开展的活动很多，资金运转不良，使得很多活动陷于空谈，而麻风病人多是劳苦大众，资金积累较少。想要让麻风救治事业顺利开展下去，向社会筹款成了重要途径之一。1928 年 5 月 27

---

① 戴兆铺：《本刊征求定户之新运动》，《麻疯季刊》1938 年第 12 卷第 3 期。

日，中华麻疯救济会、上海联太平洋会、聊青社举行大规模筹款游艺活动，这次筹款金额超过了一万元。[①] 1929 年中华麻疯救济会成立星洲筹款委员会，用来征集华商侨胞的捐款，同时积极发动妇女后援会筹募款项。

中华麻疯救济会于 1942 年所开展的募捐运动，是历次募捐运动中持续时间最长、参加人数最多的。受战争波及，大部分国外捐款已经断绝，国内各地麻疯院纷纷来函求援，中华麻疯救济会为走出困境，特别举行了从 6 月 15 日至 7 月 15 日，为期一个月的募捐运动。为使募捐活动能顺利开展，达预期效果，推举闻兰亭为募捐总队长，吴蕴齐、许晓初为副总队长，陆梅僧为总参谋，邬志坚为总干事，中华麻疯救济会其余董事为募捐队长，初定目标为 30 万元，因币制改革影响，改为 15 万元。此次募捐活动中，电台播音募捐和慈善音乐大会这两种方式，很具特色（表 10-9）。

表 10-9　电台播音募捐和音乐大会募捐活动内容

募捐类型	地点	内容
电台播音	苏联呼声电台	6 月 20 日，下午 1 点 45 分至 7 点，江一秋介绍上海名票，播送平剧；闻兰亭、袁履登等人致辞 7 月 18 日，下午 2 点至 3 点 30 分，朱瘦竹、杨笑云、高阳山演讲故事。3 点 30 分至 5 点 30 分，白萍、白云女士及梅熹等先生唱歌。5 点 30 分至 7 点，何又呆、沈小亭、笑嘻嘻自由弹唱，并有刁信德、邬志坚致辞，陆海濂、严良、朱美玲担任报告
	法国文化电台	6 月 20 日，下午 2 点至 4 点，由麦华森介绍华联同乐会，播送广东音；胡章钊担任报告
慈善音乐大会	震旦大学	7 月 4 日，下午 5 点开始，先由邬志坚演说麻风救济之重要性，随后舞会开始

资料来源：《募捐运动特辑》，《麻疯季刊》1942 年第 16 卷第 2、3 期合刊。

① 《筹款游艺大会之进行》，《申报》1928 年 5 月 27 日。

　　电台募捐中，各地听者异常踊跃，纷纷点唱认捐。6 月 20 日，筹集 2 万元，7 月 18 日后又募得 6000 元。所办慈善舞会，也得到热心公益人士积极参与，收到一千多元。募捐运动中，除了中华麻疯救济会所做的努力外，一些其他社会团体也发挥了很大作用，拜耳大药厂、中法大药房、华美大药房也纷纷捐款，甚至"有若干公司商号及个人惠捐广告地位，以资宣传"①。从中华麻疯救济会成立到 1942 年，已经发展了 16 个年头，办如此大规模的募捐运动，却属于是第一次，幸而各界同胞的呼吁和赞助，最后筹集了 15 万元，达到既定目标。

　　第五种，国外捐助。国外麻风组织的捐助，特别是美国麻疯救济会的津贴，成为中华麻疯救济会经费的有力支柱。抗日战争爆发后，中华麻疯救济会对外来捐助的依赖进一步加深，详见表 10-10。

表 10-10　中华麻疯救济会收支计算书

时间	收入	金额
1937 年	总收入	37561.28 元
	补助经费收入（美国麻疯救济会）	23514.17 元
1938 年	总收入	57417.01 元
	补助经费收入（由美国麻疯救济会）	29697 元
1939 年	总收入	70966.10 元
	补助经费收入（由美国麻疯救济会）	45000 元

　　资料来源：黄秉章、陈乙明：《审查中华麻疯救济会廿六年度账目报告书》，《麻疯季刊》1938 年第 12 卷第 1 期；黄秉章：《中华麻疯救济会廿七年度经济审查报告》，《麻疯季刊》1939 年第 13 卷第 1 期；刘念仁：《中华麻疯救济会民国二十八年度经济审查报告》，《麻疯季刊》1940 年第 14 卷第 1 期。

　　中华麻疯救济会的经费收入尚属可观，成员也认识到欲将铲除麻风事业

---

　　① 《募捐运动特辑》，《麻疯季刊》1942 年第 16 卷第 2、3 期合刊。

长期开展下去，"非自求自给，不足以图存"①，但经费依赖于国外捐助成为既无奈又不得不面对的现实之一。1937—1939 年间，美国麻疯救济会捐助比例分别高达 62%、51%、63%，每当国外补助不足，中华麻疯救济会各项活动只能有减无增，邬志坚感慨道："以吾们薄弱的力量而欲支撑如此重任，何殊逆海行舟，螳臂当车。"② 抗日战争爆发后，国内政局动荡，物价飞涨，捐款数量大大下滑，好在美国麻疯救济会的巨额捐款及中华麻疯救济会采取紧缩财政措施，才勉强渡过难关。经费对外依赖性太强，国内缺乏相应的替代渠道，成为中华麻疯救济会开展工作时屡碰桎梏的主要原因。

三、麻风知识传播

民国时期，社会上有不少医学社团成立，它们通过发行刊物、召开会议、建立诊所等形式来普及医学知识，宣传健康观念。这些知识宣传中，对于麻风的危害及防治方法却提及较少，中华麻疯救济会成立后，通过发行《麻疯季刊》、印制麻疯宣传品、进行麻疯演讲等方式加大了麻风知识的宣传力度。

（一）编撰麻风宣传物

普及麻风知识，使公众知道麻风病的危害及防治手段，从而扫除以往的畏惧心理，是铲除麻风的基本要务，"于杂志报章，加意宣传，则不特病黎蒙益，即群众亦深受福利也"③。中华麻疯救济会将麻风知识传播列为工作重心，采取多元化的方式来普及麻风常识，收到了良好效果。

1. 创办《麻疯季刊》

中华麻疯救济会发行的刊物达十余种，最具影响力的当属《麻疯季刊》。

---

① 治：《关于此次募捐运动的几句话》，《麻疯季刊》1942 年第 16 卷第 2、3 期合刊。
② 志：《新年乐观》，《麻疯季刊》1941 年第 15 卷第 1 期。
③ 明：《宣传在麻疯病上之价值》，《麻疯季刊》1934 年第 8 卷第 4 期。

"麻疯季刊不但是中华麻疯救济会的喉舌，且为推动吾国铲癞运动的利器。"①
该刊物以宣传中国麻风救治活动、介绍最新麻风诊治方法、登录各种有关麻
风的报告为主要内容。1927年，《麻疯季刊》正式发行，采取了中英合刊的排
版方式，每年发行1卷，1卷分为4期，有时会出现2期合刊。1942年因太平
洋战事影响，印刷费增加，英文版宣布停刊，中文版到1944年上半年停刊，
其间中文版一共出了17卷。

《麻疯季刊》所包含的内容十分丰富，初期刊物内常设有社言、论著、研
究、小说、麻疯世界、来函选录等板块。"社言"栏主要刊登中华麻疯救济会
活动信息，"论著"栏收录名人专家关于麻风演讲或考察的文章。"研究"栏
介绍麻风病病理的相关知识，推荐治疗麻风病的药物。"小说"栏登载了不少
鼓励麻风病人的小说，或者是与基督教有关的故事。"麻疯世界"栏主要登载
国内外麻风院消息，使总会与各地分会在铲除麻风运动上保持步调一致，增
进对国外的了解。"来函选录"栏不仅收录政府、各地麻风院与总会之间的信
函往来，还有各地读者、麻风病人的信件。各具特色的板块结合起来，增加
了刊物每期的层次感，读者的阅读兴趣也随之提升。当然，杂志中的栏目设
定并非一成不变，会根据实际所需不断调整。初期刊物内所注重的材料，多
集中于麻风医药研究和麻风历史探讨，尤其是写实作品的收录，后为增加读
者兴趣，开始新增其他栏目。1930年第4卷第1期为菲律宾专号，对菲律宾
的麻风防治状况和进步作了详细报告。1939年第13卷第1期开辟"病人园
地"专栏，"内容悉系病人著作，文笔亦颇佳畅，于患病读者至有价值"②。

《麻疯季刊》上所载文章具有数量庞大、来源广泛、类型多样的特点。刊
物不仅将伍连德、麦雅谷、赖斗岩、海深德、邬志坚等救济会成员的文章收
录其中，还积极向社会进行征稿，翻译国外学者的研究成果予以刊登。登载
的内容既有专业类文章，又有诗词、歌曲、小说等。《麻疯季刊》除了原创性

---

① 志：《本刊对于吾国铲癞运动的贡献》，《麻疯季刊》1939年第13卷第1期。
② 邬志坚：《一九三八年总干事之报告》，《麻疯季刊》1939年第13卷第1期。

文章外，还将《新闻报》《民国日报》《申报》《时事新报》等报刊中所载的麻风消息进行转录，以充实内容。《麻疯季刊》宣传的内容涵盖了麻风的方方面面，大致可以划分为以下几类。

第一，呈述中国麻风问题的文章。从国家层面对麻风问题进行探讨的文章，有李俊昌《中国的麻疯问题》、邬志坚《铲除中国麻疯之刍议》、海深德《铲除中国麻疯之计划》、麦雅谷《中国麻疯与移民问题》、麦雅谷与伍连德《我国麻疯问题之商榷》、王吉民《中国麻疯之简史》、伍连德《中国当前麻疯问题之概况》、罗四维《用显微镜与望远镜检讨我国麻疯问题》等。《中国的麻疯问题》一文中，李俊昌对比了中外麻风防治的不同之处，对欧美国家防治麻风措施给予高度评价，倡导国内效仿欧美救治麻风病人。麦雅谷、伍连德《我国麻疯问题之商榷》一文，将麻风病的病理知识、预防方法进行了详细介绍，并提出建立全国麻疯协会、调查麻风区域、培养麻风医师等建议。王吉民的《中国麻疯之简史》一文中，对于麻风一词的来源、演变情况做了细致梳理。一些文章为地方政府解决麻风问题给出了意见，如李俊昌《铲除广东的麻疯》、邓真德《解决广东麻疯问题的策略》、施格耐《铲除福建麻疯之新计划》、麦雅谷《铲除东三省麻疯之计划》、施高德《汕头麻疯问题之讨论》、刁信德《上海之麻疯》等文章。邓真德《解决广东麻疯问题的策略》梳理了省内各麻风病人集聚区，认为解决广东麻风问题"并非一手一足所能为力，尤非一县一市所能处置"①，由此，他提议各县市都设立麻风医院，进行救治工作。

第二，介绍麻风病的治疗方法和药物，温子茂《医治麻疯的最新经验》、傅乐仁《麻疯和它的治法》、Mckean. J. W. 《麻疯的三个时期》、洪中道《麻疯的症象》、王昭宪《怎样预防麻疯》、麦雅谷《医治麻疯的药剂》、冯志东《大疯子免痛注射剂之麻疯治疗》、罗四维《发明用大热薰汗术佐疗麻疯之实

---

① 邓真德：《解决广东麻疯问题的策略》，《麻疯季刊》1935年第9卷第4期。

验与理论》、海深德《医治麻疯的新药》等文章。麦雅谷《医治麻疯的药剂》一文中对于大枫子油进行了细致的分类，并认为该药是"现代医治麻疯唯一的圣药了"①。傅乐仁的《麻疯和它的治法》中认为麻风病的治疗并无统一的疗法，隔离法和疗养法虽都可施行，但需要社会人士的赞助及稳定环境才行，他较为推崇药物治疗，"不仅能够使病人肉体上有所稗益，而且也可以使他们的精神生活提高"②。

第三，呼吁社会大众关注麻风病的文章。铲除麻风事业的顺利开展，离不开社会、政府的帮助，《麻疯季刊》注重此类文章的登载，以唤起民众注意。代表性的文章有张国华《中华麻疯救济会之呼吁》、邬志坚《为什么吾们要救济麻疯？》、年《舆论为铲除麻疯的关键》、李俊昌《国难声中所不能忘怀之问题》、盛彤笙《麻疯为公众卫生问题》、麦雅谷《吾人当前之职责》等。邬志坚《为什么吾们要救济麻疯？》一文列举了救济麻风的原因所在，即"麻疯人是世界最苦恼的人""患麻疯的人有治愈之希望""我们为麻疯的最后拯救者""救济麻疯正所以保护我们自己"③。

中华麻疯救济会努力为麻风病人这一群体发声，《麻疯季刊》中登载了不少文章，以鼓励麻风病人。伍连德《使麻疯人快乐》、年《对麻疯人的正当态度》、麦雅谷《为中国麻疯人谋出路》、刘临《麻疯人精神上的修养》等文章，呈现了麻风病人日常生活状态，使民众能够间接了解麻风病人这一群体，提供给麻风病人精神动力。一些麻风病者通过《麻疯季刊》中的"病人园地"这一专栏，讲述自己的经历，吐露心声，给他人提供前车之鉴，如杰司忒《我辜负了志芳》、诸继明《我的一段麻疯史》、周维忠《我的哀史》等文章。同时，不少麻风病者抱着乐观积极的态度，发表了自己对麻风病的看法，如剑雄《向悲观的同病们进一言》、安惕生《病中感言》、余志良《向住院病友

---

① 麦雅谷：《医治麻疯的药剂》，《麻疯季刊》1931 年第 5 卷第 3 期。
② 傅乐仁：《麻疯和它的治法》，《麻疯季刊》1928 年第 2 卷第 1 期。
③ 邬志坚：《为什么吾们要救济麻疯？》，《麻疯季刊》1927 年第 1 卷第 3 期。

进一言》。

随着时间推移，各地订阅《麻疯季刊》的用户不断增加，售卖范围逐步扩大到中国18个省份，分布范围如下（表10-11）。

表10-11 《麻疯季刊》分布范围表

省份	分布范围	省份	分布范围
广东省	约三十六县	云南省	约二十二县
广西省	约二十四县	贵州省	约三县
浙江省	约二十八县	山东省	约十六县
福建省	约二十八县	山西省	约十四县
江苏省	约二十六县	安徽省	约八县
江西省	约二十四县	河南省	约十二县
湖北省	约十二县	河北省	约八县
湖南省	约十六县	陕西省	约五县
四川省	约六县	甘肃省	约二县

资料来源：戴兆镛：《本刊征求定户之新运动》，《麻疯季刊》1938年第12卷第3期。

《麻疯季刊》竭力收集与麻风有关的材料，将中国的麻风情况及中华麻疯救济会所干之事予以介绍，获得了国人理解和国外麻风组织帮助。刊物所载文章，丰富充实，文笔流畅，收到了不少读者的褒奖，"虽未能使读者在需要上获得满意之解决，而最低限度，已竭尽指导与诱掖之能事，则为读者所公认"[1]。美国麻疯救济会会长 Schieffelin 对《麻疯季刊》所作之贡献，大为钦佩，赞誉"该刊物既学邃词雅，栩栩动人，且条理井然，合乎科学"[2]。刊物传播麻风知识，促进医学发展，得到了社会的赞许和支持，"以本刊能为公众

---

① 戴兆镛：《本刊征求定户之新运动》，《麻疯季刊》1938年第12卷第3期。
② Schieffelin：《美国麻疯救济会会长赞誉麻疯季刊》，《麻疯季刊》1935年第9卷第2期。

谋福利，称之为医界救星，社会导师"①。

2. 其他宣传制品

中华麻疯救济会所发行的《麻疯季刊》中，不时会登载一些麻风病人的照片，多为麻风病人治愈时场景，病人初期、晚期各是什么样的面貌很难见到。为做直观展示，中华麻疯救济会特向山东齐鲁大学广智院订购泥制麻风模型90多件，这些模型惟妙惟俏，与真人无异，包含了麻风的传染、医治、预防及病人各阶段特征等信息。麻风模型放于中华麻疯救济会所属虹口皮肤病院中，分作十二组，供人参观。此外，中华麻疯救济会特地邀请了书画名家万籁鸿来绘制麻风挂图，挂图精美和实用，共计15幅。麻风制品和教育挂图，不仅面向社会售卖，还积极借助其他平台，分列展示。每年6月1日至3日，上海市卫生局、教育局联合举办健康教育展览，参加团体众多，中华麻疯救济会派出高明强干事，借此机会搭建麻风展区，将该会所购的麻风物件陈列其中，此做法"用以浅鲜，饶有趣味，为通俗教育之利器"②。

中华麻疯救济救济会印发《麻疯》小册，其为购买《麻疯季刊》的赠送品，各地来函索要者颇多（表10-12）。索要《麻疯》小册者主要来自：（一）本身或其亲友染有麻疯者；（二）慈善家关心民病志在救人者，以教会中人为多；（三）医生。③ 其所受欢迎程度不亚于《麻疯季刊》。江西南昌一场演讲结束后，省主席提出要将几本《麻疯》小册赠送给听众，"言犹未毕，举手者百数十之人"④。

① 《告亲爱的读者》，《麻疯季刊》1935年第9卷第1期。
② 《中华麻疯会之新猷》，《麻疯季刊》1931年第5卷第1期。
③ 《分发麻疯小册总计》，《麻疯季刊》1927年第1卷第2期。
④ 邬志坚：《浙苏赣鲁游记》，《麻疯季刊》1929年第3卷第2—3期。

表 10-12 分发《麻疯》小册总计

省区	来函	省区	来函	省区	来函
广东	96 封	江西	17 封	陕西	3 封
福建	64 封	湖南	8 封	山西	3 封
广西	9 封	湖北	17 封	甘肃	2 封
云南	3 封	四川	6 封	奉天	12 封
江苏（内含上海 92 封）	190 封	山东	39 封	吉林	5 封
浙江	32 封	直隶	7 封	黑龙江	3 封
安徽	17 封	河南	9 封	国外（南洋 6 封）	10 封

资料来源：《分发麻疯小册总计》，《麻疯季刊》1927 年第 1 卷第 2 期。

《麻疯季刊》和《麻疯》小册的发行数量和范围可以印证当时中国麻风患者数量多、分布地域广的特点。两种刊物作为救济会文字宣传方面的有力工具，所载文章饱含激情，打破了麻风为不治之症的落后观念，给麻风病人带来了心理上的慰藉，传递了治愈的希望。读者来函称："近阅贵会出版之麻疯及麻疯季刊，不觉雀跃起来。"[1]《麻疯季刊》和《麻疯》小册互为补充，兼顾科学性和通俗性，"不独增进民众卫生常识，即医师等阅之，亦可作为参考资料"[2]。中华麻疯救济会通过刊物的售卖或赠送，在麻风知之甚少的年代来说，不失为散播常识的绝佳方法。

（二）宣讲麻风知识

1. 年会上的呼吁

中华麻疯救济会发展过程中，曾多次举办年会，会上不仅对社务工作进行汇报和总结，还邀请国内外专家，进行麻风知识传播，呼吁救治麻风病者。会上进

---

[1] 余觉生：《来函选录》，《麻疯季刊》1928 年第 2 卷第 1 期。
[2] 邬志坚：《本会一年来工作之回顾》，《麻疯季刊》1935 年第 9 卷第 1 期。

行的麻风演讲达 11 次（表 10-13），对宣传麻风知识的工作起到了推动作用。

表 10-13　中华麻疯救济会年会演讲统计表

演讲者	时间	会议名称	演讲题目
麦雅谷	1930 年	救济会第四届年会	铲除中国麻疯
李廷安	1933 年	救济会第七届年会	中华麻疯救济会的事业
罗爱思	1933 年	救济会第七届年会	中国铲除麻疯运动的前瞻
赖斗岩	1934 年	救济会第八届年会	中华麻疯疗养院之使命
丁福保	1934 年	上海妇女后援会常会	自然疗法大纲
贝杰	1935 年	救济会第九届年会	麻疯人与麻疯
邬志坚	1934 年	美国麻疯救济会年会	中国扑减麻疯运动
李达	1936 年	救济会第十届年会	麻疯救济会之基本动机
安德生	1936 年	救济会第十届年会	十年来麻疯工作之进展
吴绍青	1939 年	救济会第十二届年会	麻疯人与麻疯

资料来源：据《麻疯季刊》整理所得。

因演讲者的职业存在差异，所演讲的内容和角度呈现多元化。如第七届年会召开时，李廷安任上海卫生局局长，他的《中华麻疯救济会的事业》中主要是表明政府对于铲除麻风的态度，给予中华麻疯救济会所做事业极大的赞誉。[①] 医师罗爱思在演讲中多从麻风救治角度出发，强调麻风病理研究对于救治麻风病人的重要性。[②] 贝杰和吴绍青虽都做过《麻疯人与麻疯》的演讲，但内容颇为不一，贝杰认为麻风医治的次序为宣传、研究、隔离、诊疗[③]，并对这四方面做了交代，属于理论层面的探究，而吴绍青提出麻风救治和科学研究这两者工作应该不偏不倚，不分轻重，与贝杰演讲内容相比，吴绍青"乃注重实际，而抱较平衡之观念耳"[④]。

① 李廷安：《中华麻疯救济会的事业》，《麻疯季刊》1933 年第 7 卷第 1 期。
② 罗爱思：《中国铲除麻疯运动的前瞻》，《麻疯季刊》1933 年第 7 卷第 1 期。
③ 贝杰：《麻疯人与麻疯》，《麻疯季刊》1935 年第 9 卷第 3 期。
④ 吴绍青：《麻疯人与麻疯》，《麻疯季刊》1939 年第 13 卷第 1 期。

2. 麻风演讲

麻风知识传播仅依靠文字宣传远远不够，演讲兼顾语言和体态之长，成为救济会宣传麻风知识的有力手段。中华麻疯救济会所举行的演讲，主要分为两种：一种为广播演讲，一种为受邀演讲。

其一，广播演讲。民国时期，上海地区播音电台数量众多，通过广播获得知识、了解时事的方式得到民众青睐。中华麻疯救济会注意到广播宣讲麻风知识相对于文字宣传更加浅显易懂，决定"由各专家轮流专播关于麻疯之各种消息或重要问题"①。广播演讲情况如表10-14所示。

表10-14　中华麻疯救济会广播演讲一览表

演讲者	演讲电台	演讲题目
梁季长	广州市播音电台	麻疯的流毒
邬志坚	中西大药房播音电台	基督与麻疯
麦雅谷	中国播音电台	中国的麻疯问题
罗爱思	中国播音电台	上海之麻疯问题
丁福保	上海福音电台	建设麻疯疗养院之重要
刁信德	上海福音电台	上海设立麻疯疗养院的需要
朱少屏	上海福音电台	麻疯问题
伊博恩	上海福音电台	麻疯之现代疗法
罗四维	上海新新公司电台	我国谬称麻疯由淫孽而来之起源
罗爱思	上海福音电台	文化—医学—麻疯
伊博恩	上海福音电台	麻疯病职业疗治
潘继甚	上海福音电台	关于麻疯传染几个疑题
王完白	上海福音电台	民间对传染病之错误观念
力宣德	上海福音电台	麻疯人与圣经

资料来源：据《麻疯季刊》整理所得。

① 《中华麻疯救济会广播演讲麻疯问题》，《麻疯季刊》1938年第12卷第3期。

中华麻疯救济会举行广播演讲共 14 次，而单在福音电台上的次数就达 9 次。著名麻风专家伊博恩与学生所制的无痛麻风注射剂"风行全国，有口皆碑"①，演讲中他提出了麻风治愈需要药物治疗、食物治疗、卫生的生活三方面结合的观点。医师罗四维在其《我国谬称麻疯由淫孽而来之起源》为题的演讲中，将广东省所传的麻风邪说起源、初旨、变化等情况进行略述，以期达到"使听众明一而知二，一理通，百理明"② 的效果。除了麻风专家外，演讲者中不乏政府人员的身影，如梁季长时任广州市卫生局局长，他在《麻疯的流毒》中历数了广州地区麻风的来源及防治情况，呼吁地方人士合力扑灭麻风③。

　　其二，受邀演讲。 除了年会上的演讲，中华麻疯救济会的成员在受邀参加活动时，也借机宣讲麻风知识，这些演讲所面向国内外团体成员，受到极大欢迎，具体情形详见表 10-15。

表 10-15　中华麻疯救济会面向团体成员演讲一览表

演讲者	面向团体	题目
麦雅谷	岭南大学学生	中国麻疯的简史现状和疗治
汪企张	上海妇女后援会成员	铲除麻疯的我见
李景贤	吉隆坡青年进德社游艺会成员	三民主义与麻疯
麦雅谷	上海新天安堂成员	中国麻疯问题与基督教运动
邬志坚	上海扶轮社成员	扬子江流域之麻疯
丁福保	上海妇女后援会成员	自然疗法大纲
邬志坚	美国麻疯救济会年会参与人员	中国扑灭麻疯运动
罗四维	香港培道联爱会成员	基督教徒与铲疯责任
邬志坚	西桥青年会成员	铲除麻疯运动
邬志坚	沪江大学学生	沪大之麻疯演讲

　　资料来源：依据《麻疯季刊》整理所得。

① 伊博恩：《麻疯之现代治疗法》，《麻疯季刊》1938 年第 12 卷第 4 期。
② 罗四维：《我国谬称麻疯由淫孽而来之起源》，《麻疯季刊》1938 年第 12 卷第 4 期。
③ 梁季长：《麻疯的流毒》，《麻疯季刊》1932 年第 6 卷第 2 期。

李景贤在吉隆坡的演讲，听众达到 2000 多人，其《三民主义与麻疯》将铲除麻风一事提升到国家保国强种的高度，认为铲除麻风就是雪国耻、行仁爱、挽救民族，这是普通慈善事业不能比的。[①] 邬志坚《中国扑灭麻疯运动》将国内麻风事业进展情况细致论述，呼吁国内外进行合作，形成统一战线，才能将麻风这个国际公敌铲除。[②] 麦雅谷、罗四维将救治麻风病人与基督教相联系，阐明两者之间的内在联系，以唤起基督教徒对于麻风事业的热情，"盖深知欲铲除中国一百万麻疯病人，舍教育民众（尤其学生），不为功也"[③]。1938 年的 11 月至 12 月期间，中华麻疯救济会成员于上海沪江大学、圣约翰大学、上海女子医学院、中西女塾等学校，做了大规模麻风宣传，目在于让学生明了麻风为社会公共卫生问题，了解染病的主要原因、与普通病的区别、分布情况及现代治疗方法。

中华麻疯救济会所采取的演讲方式多种多样，内容涉及与麻风有关的方方面面，这些演讲有的是地方名流、政府官员的呼吁，具有较强号召力；有的是国内外医师的研究成果，兼顾理论性和实践性。通过大量的宣传演讲，帮助国人提高对于麻风的了解和认识，扩大了中华麻疯救济会的声望，促使越来越多的社会人士开始关注或投身于麻风救治事业中。

四、学术活动的拓展

专业领域水平的提升是医学社团发展壮大的动力之一，中华麻疯救济会注重对麻风病的研究和讨论，还借助召开麻风大会、组织麻风征文、派干事出行考察等方式，拓展其生存与发展空间。

---

① 李景贤：《三民主义与麻疯》，《麻疯季刊》1930 年第 4 卷第 2 期。
② 邬志坚：《中国扑灭麻疯运动》，《麻疯季刊》1935 年第 9 卷第 3 期。
③ 《麻疯教育运动》，《麻疯季刊》1938 年第 12 卷第 4 期。

（一）召开麻风大会

1. 第一届全国麻风大会

鉴于国内麻风疾病流行、救治事业缺乏的情形，中华麻疯救济会决定每两年举行一次全国麻风大会，召集国内外麻风专家及社会热心人士，以期能"俾群策群力，集思广益，铲除癫魔，造福灾黎也"①。第一届全国麻风大会本定于1932年4月15、16日，但因战争影响不能如期举行。经董事会商议后，将时间改为10月5、6日两天，10月5日又刚好为全国医学会议闭幕，"故得接席全国医师于一堂，作讨论麻疯之治疗与研究"②，会场设于李斯德研究院。

第一届全国麻风大会召开的消息公布后，参加者甚为踊跃，万国麻疯救济会总干事安德生、美国麻疯救济会驻日代表渥德门及菲律宾海色曼博士、魏德博士都来函加入，上海市长吴铁城担任大会名誉会长。参加第一次全国麻风大会的国内代表共有78人，国外代表13人，会议共分为四场，详见表10-16。

表 10-16　第一次全国麻风大会四次会议详情表

	时间	5 日上午 10—12 点
第一次会议	会议主席	刁信德
	会议记录	徐乃礼
	会议内容	宣讲麻风论文
	宣讲论文（作者、题目）	伍连德《中国当前麻疯问题之状况》 魏德《麻疯之分类》 安德生《教会麻疯院对于现今麻疯问题的贡献》

① 《全国麻疯大会》，《医学周刊集》1932 年第 6 卷第 3 期。
② 《中华麻疯救济会召集全国麻疯大会》，《麻疯季刊》1932 年第 6 卷第 3 期。

续表

第二次会议	时间	5 日下午 2—4 点
	会议主席	麦雅谷
	会议记录	刁信德
	会议内容	先以宣讲论文为主，5 点后参加吴铁城所举办的茶会
	宣讲论文（作者、题目）	罗爱思《麻疯之初期症象》 海贝殖《麻疯之医治及预测其病之结局》 苏达立《麻疯的治疗》 裴义礼《门诊麻疯病人之诊治》 陈鸿康、陈文英《就上海虹口皮肤病医院中对于麻疯病案的研究》
第三次会议	时间	6 日上午 9—12 点
	会议主席	罗爱思　陈鸿康
	会议记录	黄惠玉
	会议内容	宣讲论文，并讨论论文中所提出的问题
	宣讲论文（作者、题目）	安德生《现代世界麻疯之概况》 麦雅谷《中国麻疯的分布》 刁信德《上海之麻疯》 欧铁门《日本之铲除麻疯运动》 海塞门《麻疯者的隔离及医愈者的管理问题》 王吉民《中国旧有麻疯治疗方法》
第四次会议	时间	6 日下午 2—6 点
	会议主席	麦雅谷
	会议记录	苏达立
	会议内容	第一，讨论前面所读的论文。 第二，伍连德提出请求国民政府颁布麻风法令。 第三，以"中国麻疯工作之现状及将来之前瞻"为题，进行讨论，并提出了四点纲要：由邬志坚等人提请政府部门印刷麻风教育图书；由海被殖、罗爱思、陈鸿康组成委员会进行麻风记录；确定麻风治疗药物主要为古岭所生产的大枫子油；以地方经济实力为基础，设立麻风院

资料来源：《第一届中华全国麻疯大会纪要》，《麻疯季刊》1932 年第 6 卷第 4 期；《全国麻疯大会后闻》，《同仁医学》1932 年第 5 卷第 11 期。

第一届中华全国麻疯大会取得巨大成功，远超出会前预料。中外专家齐聚一堂，"实际乃不啻一国际麻疯会议也"①。参加人数众多，"以致定制的徽章不敷分发"②。会中取得实际功效的事有二件：一是厘定麻风法令的请求得到了卫生署的认同，并已在起草过程中；二是学校教科书采用麻风教材，已由教育部通令各省教育厅遵办。会议的召开，使不少国内麻风医师了解到中外麻风救治事业的差距，如国外参会代表大多是二三十年研究麻风专家，国内精英阶层却对于麻风病知之甚少，"能够终身致力于一业者洵不多见"③。欧美、日本等国政府在麻风研究经费上的大力支持，相较于中国政府对于麻风蔓延无所作为，对于麻风救治工作"吾中央政府从未分文津贴"④，使国内政府代表羞愤不已。

2. 第二届全国麻风大会

经董事会议商议，第二届全国麻风大会召开地点设于广州市博济医院，此地麻风分布广泛，大会的举行"定能引地方当局及人们之注意"⑤。时间定为 11 月 8—9 日，以便"与医学年会分组会议合作"⑥。第二届全国麻风会议将主要目标定为"诚以减少中国麻疯人之总数"，次要任务定为"诱励政府，使感觉麻疯工作之兴趣"⑦。会议第一日宣读论文，并交由各专家进行探讨，第二日主要为各省来宾及长官做演讲，宣读论文或演讲见表 10-17。

---

① 华隽超：《对于本届全国麻疯大会之感言》，《麻疯季刊》1932 年第 6 卷第 4 期。
② 志：《全国麻疯大会之结果》，《麻疯季刊》1932 年第 6 卷第 4 期。
③ 华隽超：《对于本届全国麻疯大会之感言》，《麻疯季刊》1932 年第 6 卷第 4 期。
④ 华隽超：《对于本届全国麻疯大会之感言》，《麻疯季刊》1932 年第 6 卷第 4 期。
⑤ 《第二届全国麻疯大会定期举行》，《麻疯季刊》1934 年第 8 卷第 3 期。
⑥ 《二届全国麻疯会议将在本市开会》，《麻疯季刊》1934 年第 9 卷第 4 期。
⑦ 颜福庆：《第二届全国麻疯会议开会词》，《麻疯季刊》1935 年第 9 卷第 4 期。

表 10-17　第二届全国麻风大会所宣读论文

作者	论文名称
麦雅谷	目前医界对疗治麻疯之职责
赖斗岩	麻疯之血清实验
斐拉萨	麻疯诊所
梅黎	麻疯门诊工作
都信德	麻疯工作之心得
包立基	麻疯治疗
林沾	改变公众对于麻疯态度之必要
苏曼德	麻疯疗养院管理问题
吴绍青	麻疯疗养院之行政
海深德	麻疯立法

资料来源：《第二届全国麻疯大会纪要》，《麻疯季刊》1935 年第 9 卷第 4 期；《第二届全国麻疯会议经过》，《麻疯季刊》1935 年第 9 卷第 4 期。

第二届全国麻风大会吸引了政府当局及香港、澳门卫生处长踊跃参加，"华南当局及民众对于麻疯问题因之引起极大之注意及兴奋，已足值得吾人筹备该会所耗之金钱及精神"[1]，且大会所讨论之问题较前一届范围更广，麻风的调查、管理、财政、立法、治疗等问题都有论述。论文内容既包含医界研究成果，也有麻风救治工作的经验总结，"会议精神之良好及兴趣之浓厚，所提论文之琳琅满目，切合使用"[2]。大会论文宣读结束后，便进行提案的讨论，最后通过了八项议案：（一）呈请政府拨给奖学金，派送毕业医学生出国，研究麻风最新医药，以资效法，但该项奖金，以给予准备回国专心致力于麻风工作者为限。（二）呈请中央卫生署，分别咨令，各省地方政府，酌量情形，筹拨麻风医院及诊所辅助金，其限额，以各该麻风院及诊所医治病人所用经费之半数为准则。（三）呈请中央政府通令各省地方政府，转令各医院，各诊

---

① 志：《第二届全国麻疯大会》，《麻疯季刊》1935 年第 9 卷第 4 期。
② 志：《第二届全国麻疯大会》，《麻疯季刊》1935 年第 9 卷第 4 期。

所，及各卫生机关，凡遇麻风病案，当审查病状，宜于诊疗者，应即变通办理，予以疗治，务期共同扑灭而免蔓延。（四）咨请中华医学会从速设立"麻疯研究委员会"，务使统制麻风问题，医学界有深切之了解。（五）呈请中央政府，训令卫生署，设立麻风专科，以便处理关于麻风问题之一切行政事宜，以资专责，而收实效。（六）呈请中央颁布麻风法令，不准歧视麻风病案。（七）呈请教育部，规定"全国防癞日"，每年各地以时举行宣传，以促民众注意。（八）呈请教育部，饬令各医科专校，增设麻风课程，理论与实际并重。[①] 此八条议案，得到了国内外麻风工作者的一致赞同，认为"苟政府能切实施行，其于铲癞运动之方来，裨益诚非浅鲜"[②]。

3. 第三届全国麻风大会

1937 年 4 月 7、8 日，第三届全国麻风会议在上海举办，举办场地为上海医学院及大场麻疯疗养院，参会人员达 200 余人，"又值中华医学会四届年会，亦在该处举行，故相得益彰，倍形热烈"[③]。大会以"唤起政府及人民之深切注意及了解，共同负起铲癞之责任，谋正当之解决"[④] 为目标，并确定了四个讨论主题：（一）报告各地医疗麻风情状。（二）研究最新治疗麻风医术及药品。（三）讨论促进政府及各地刊物和实况。（四）宣讲专家对于麻风之论文。[⑤] 会议第一项是报告各地分会情形，宣讲大会提案；第二项为中华麻疯救济会借此召开年会，选举新职员、修改章程；第三项是带领参会者参观中华麻疯疗养院，并由李廷安、李尔登等人进行登台演讲。

第三届全国麻风大会的重心是对广东省军队残杀麻风病人一事的讨论。广东省四会县附近常有麻风病人对异性进行骚扰，驻防军队 151 师 901 团团长张淑民，以此等恶习有伤风化为由，派了大队人马四处搜寻麻风病人，后将

① 《第二届全国麻疯大会纪要》，《麻疯季刊》1935 年第 9 卷第 4 期。
② 邬志坚：《一年来工作之检讨》，《麻疯季刊》1936 年第 10 卷第 1 期。
③ 《第三届中华全国麻疯大会之盛况》，《麻疯季刊》1937 年第 11 卷第 2 期。
④ 陈椿葆：《第三届全国麻疯大会闭幕后之观感》，《麻疯季刊》1937 年第 11 卷第 2 期。
⑤ 《第三届中华全国麻疯大会通告》，《麻疯季刊》1937 年第 11 卷第 1 期。

抓捕的麻风病人 25 名枪决。参会者对于此事都抱有莫大的遗憾，后经商议，决定建议广东省政府采纳三项举措，削减事件所造成的恶劣影响：（一）呈请中央卫生署转咨广东绥靖主任，查明肇祸军队，严厉惩办，并采取有效方法，禁止同样事件之发生。（二）呈请广东省政府严切注意该省麻疯问题，加以适当之处置，及采取整个积极方案。（三）建议广东省政府，在可能情形下，增设麻疯疗养院，及乡村诊疗所，并鼓励初期治疗，以较少晚期病人之收容。[①]

（二）组织麻风征文

中华麻疯救济会为进一步普及麻风常识，推动铲除麻风事业的进步，"故规定每间二年举行全国铲除麻疯论文竞赛一次"[②]。第一届麻风征文始于 1930 年 10 月，截止日期为 1931 年 2 月底，由潘光旦、王志仁、朱少屏担任评判员，目的是唤起学生对于麻风问题的关注，规定应征群体为全国中等以上学生，题目确定为"铲除中国麻疯之方案"，文体不限，并有相关奖励，"第一名国币五十元，第二名三十五元，第三名十五元并各赠奖状一纸，第四名至第十名各五元"[③]，第一届麻风征文获奖情况见表 10-18。

表 10-18　第一届麻风征文获奖情况

作者	所属学校	名次
尹毓藩	金陵大学	第一名
杨璇熙	中央大学医学院	第二名
周增苞	沭阳乡村教师	第三名
段运疆	大夏大学	第四名
邱少陵	约翰医科	第五名

---

① 《第三届全国麻疯大会纪要》，《麻疯季刊》1937 年第 11 卷第 2 期。
② 《中华麻疯救济会征文》，《申报》1933 年 11 月 21 日。
③ 《学生铲除麻疯论文竞赛》，《麻疯季刊》1930 年第 4 卷第 4 期。

续表

作者	所属学校	名次
蒋振群	南通医学院	第六名
杨自勉	扬州中学	第七名
曾宪琳	沪江大学	第八名
马仁波	复旦大学	第九名
刘甫岑	大夏大学	第十名

资料来源：《麻疯论文竞赛揭晓》，《麻疯季刊》1931 年第 5 卷第 3 期。

　　第一届麻风征文获奖名单揭晓后，虽"结果颇为圆满"[1]，但存在一些不足。一方面，应征的文章太少。第一届麻风征文活动，中华麻疯救济会共向学校发出了 987 件邀请函，最后只收到了 21 篇文章。交稿的学生多来自广东、福建等麻风多发的区域。另一方面，写作材料单一。获奖者的文章材料多出自《麻疯季刊》登载的内容和信息，没有新材料出现，文章显得平平无奇。邬志坚认为问题出现的原因，不外乎两点："一则，一般人们对于麻疯问题缺少兴趣，素无相当的认识；二则，关于麻疯问题的书籍太感缺，虽欲应征，无从着手"[2]。

　　1933 年秋，中华麻疯救济会进行第二届全国麻风征文，并邀请了李廷安、朱恒璧、潘光旦为评判人。消息公布后，"各地应征者颇为踊跃，即边远之省如云南贵州等处，亦有来函应征"[3]。公布结果日期本定于 1934 年 6 月 1 日，因稿件较多，审核费时，不得不延至 7 月 20 日。第二届征文比赛获奖情况见表 10-19。

---

① 《中华麻疯救济会征文》，《申报》1933 年 11 月 21 日。
② 志：《征文感言》，《麻疯季刊》1931 年第 5 卷第 3 期。
③ 邬志坚：《本会一年来工作之回顾》，《麻疯季刊》1931 年第 9 卷第 1 期。

表 10-19　第二届麻风征文获奖情况

作者	所属单位	题目	名次
盛彤笙	上海医学院	麻疯为公众卫生问题	第一名
黄杏标	不详	不详	第二名
黄广生	北京大学	吾乡之麻疯状况及应救济之方法	第三名
方于幄	上海无线电总台	文化与麻疯	第四名
文郁章	不详	吾乡之麻疯状况及应救济之方法	第五名

资料来源：据《麻疯季刊》1934 年第 8 卷第 3 期至 1935 年第 9 卷第 2 期整理而成。

此次征文较前一届有了一些改变，体现在四方面：第一，题目选择多样。较第一次征文题目死板的规定，第二届麻风征文提供了四个题目选择，分别为"麻疯为公共卫生问题""文化与麻疯""我国救济麻疯运动与各国之比较""吾乡之麻疯状况及应救济之方法"。这些题目涉及范围较以前缩小，更加具有针对性。第二，应征群体变大。为了扩大投稿数量和保证文章质量，第二次征文决定中国国籍的男女学生及其他各界人士都能应征。第三，奖励制度调整。新奖赏办法为第一名奖励国币五十元，第二名三十元，第三名十五元，第四名十元，第五名五元，五名以下者若来稿得到揭载赠送一年的《麻疯季刊》。第四，提供了 15 本参考书。参考书中多为医师专著，对于已经登载《麻疯季刊》上的文章，进行了明确标注。[1]

第二次获奖文章水平较前一次有较大提升，盛彤笙《麻疯为公众卫生问题》一文从麻风世界分布情况和中国已往救济工作为着眼点，提出了今后麻风工作的努力方向，文中既有翔实的数据归纳和统计，又有具体的看法和建议。[2] 黄广生《吾乡之麻疯状况及应救济之方法》以家乡河北省安新县麻风情况为例，通过调查发现周边村庄内的麻风病人多达 30 人，驳斥以往认为中部地区麻风病例少的观点，同时列举了该地区一些治疗麻风病的偏方及对

---

① 《本会举行第二届铲除麻疯悬奖征文》，《麻疯季刊》1933 年第 7 卷第 4 期。
② 盛彤笙：《麻疯为公众卫生问题》，《麻疯季刊》1933 年第 8 卷第 3 期。

待麻风病人的态度，认为当前麻风工作应是加大宣传力度。[①] 方于嶝《文化与麻疯》中提到中国虽然早以文化自居，但近年来民族体魄和精神却日益颓废，衰落较快，而麻风病就是影响因素之一。他请求麻风救济除了做病理上的宣传外，也应将麻风治疗与中国的文化联系起来，以扩大中国国际影响。[②]

相比以前的宣传，全国麻风征文的方式可谓"尚属首创"[③]，后因战事影响，麻风征文活动不再开展。二届征文活动中所获奖的文章，陆续在《麻疯季刊》上刊登，不仅使该刊物能贴近社会实际，也为下一步麻风工作的开展做了铺垫。

（三）干事旅行考察

各地麻风事业的进展情况需要派人考察，地方分会的创立发展也需要总会派人来给予指导，派干事旅行考察便可以妥善解决以上两个难题。干事旅行"乃实际之提倡"，"其肩负使命，除宣传麻疯知识，鼓吹救济事业外，更有调查各地癞病状况与促进科学方法之救济等"[④]。邬志坚、李景贤、赖斗岩等人是中华麻疯救济会中进行麻风考察的骨干分子，考察足迹涉及国内外各地。他们在考察地方麻风传播情况同时，也积极为解决麻风难题出谋划策，对国外麻风医治情况的详细记录，给中华麻疯救济会的工作提供了参考和借鉴。全面抗战爆发前，救济会成员共进行过8次考察（表10-20）。全面抗战爆发后，考察活动被迫终止。

---

① 黄广生：《吾乡之麻疯状况及应救济之方法》，《麻疯季刊》1933年第8卷第4期。
② 方于嶝：《文化与麻疯》，《麻疯季刊》1935年第9卷第2期。
③ 马鸾：《中华麻疯救济会悬奖征文》，《上海报》1933年12月18日。
④ 邬志坚：《最近二年内之救济麻疯工作》，《麻疯季刊》1931年第5卷第1期。

表 10-20 中华麻疯救济会成员考察一览表

作者	题目	考察时间	考察地点
邬志坚	闽粤游记	1927 年 5 月 14 日—7 月 16 日	汕头、广州、厦门、福州、香港
邬志坚	浙苏赣鲁游记	1929 年 5 月—6 月 17 日	杭州、南京、南昌、滕县、青岛
邬志坚	华南及菲列宾游记	1929 年 12 月 2 日—3 月 3 日	福州、延平、兴化、厦门、香港、广州、澳门、岷尼剌（菲律宾首都）
李景贤	南洋枢城麻疯院参观记	1929 年	南洋枢城麻疯院
李景贤	西贡一瞥记	1930 年 2 月 23 日—不详	西贡地区
李景贤	南洋吉隆坡联邦麻疯院参观记	1930 年 4 月 9 日	联邦麻疯院
赖斗岩	参观美国国立麻疯医院记	1931 年	美国麻疯医院
邬志坚	日美游记	1934 年 8 月 1 日—1935 年 1 月 5 日	在日参观大岛疗养所、外岛保养院、全生病院等。在美国考察麻疯救济总会

资料来源：根据《麻疯季刊》整理而成。

考察所面向的区域，国内以东南地区为主，国外以日本、菲列宾、美国为主。考察出发前，都有明确的目标，如邬志坚在考察闽粤地区临行前，便抱着"（一）研究南方麻风病概况，考察政府与教会对麻风病人已有之工作；（二）在中国麻风病蔓延最盛之广东福建两省各大城市中组织麻疯救济会；（三）倘有机会，当为麻疯会劝募款项"[1] 三个目的。参观日本麻风院时，他对日本麻疯院数量多、经费足大为感叹，赞赏其政府"扩充现有之救济范围不遗余力"[2]。日本麻风院内合理的设计，麻风病人的人性化管理，给他留下了深刻影响。难得的是，邬志坚日美之行是受美国麻疯救济总会之邀，也是

---

① 邬志坚：《闽粤游记》，《麻疯季刊》1927 年第 1 卷第 1 期。
② 邬志坚：《日美游记》，《麻疯季刊》1935 年第 9 卷第 2 期。

奉国民政府卫生署之令，背后蕴藏着深刻含义。一是因为美国麻疯救济会邀请邬志坚赴美考察，反映出美国麻疯救济会对于中国麻风问题的关注，侧面传达了对于中华麻疯救济会所做事业的认可和支持，而政府决定派遣邬志坚赴日美考察，也体现出政府对中华麻疯救济会的支持。

五、救治活动的实施

民国时期，麻风病人的管理和救治成为社会亟待解决的问题之一，中华麻疯救济会仿行西欧各国所采用的方法，即广设麻疯病院、施行隔离。此法将麻风病人收容治疗，保护公共卫生，有着较好的效果。

（一）创立中华麻疯疗养院

麻风病患者大都因身体之间的接触而得病，其传染极强，治疗过程需要较长的时间，受医学技术限制，当时没有药物能够避免染病，因此"非广设医院，实施诊治，隔离患者，以杜绝传染，不为功也"①。麻风疗养院与普通医院不同：其一，选址较为讲究。建筑一个麻风院，无论是在乡间或城市都会有人起来反对，所以在建立前必须到选址周边进行多次宣传，使得民众知道麻风病的传染性及建立麻风院的重要性。麻风院选址如果离市区太远，则购买院内所需物品较难，离市区太近，又怕麻风病人外出散播疾病。其二，占地面积较大。麻风病人进入疗养院后需较长时间才能治愈，除了麻风晚期患者瘫卧在床外，多数患者都有一定体力，麻风院内基础设备必须能供日常所需。

建立麻风疗养院收容病人，不仅关乎公众卫生，更影响着一个地区的安定性。1929 年时，全国麻风院共有 12 所，医院能兼治麻风病的仅有 7 所，

---

① 《中华麻疯疗养院募捐缘起》，《麻疯季刊》1933 年第 7 卷第 4 期。

"除三数处为国人所经营外，泰半均为外人传教士所设"①。这些麻风院或医院虽能对麻风病人进行收留、诊治，但因经费、地域等条件的限制，规模较小，收容人数有限，相关设施也不齐全，"事实上无非将疯人禁锢于一处，使之不能自由，医院的设备及治疗方法，直视为无足轻重之事"②。中华麻疯救济会成立后，发现"上海约有麻疯病人二千余人，若不设法预防，其害不知贻于胡底"③，便将在上海地区建立一所新型麻风疗养院提上议事日程，期望既能救治上海及周边地区麻风病者，又能成为全国麻风疗养院的范例。

1928 年，李元信、邬志坚两人向上海市政府申请批地以建疗养院，但在选址过程中屡遭挫折，直至 1933 年才在上海市区内寻得基地 100 亩。1934 年，董事会将建立麻风疗养院一事正式确定下来，定名为"中华麻疯疗养院"，隶属于中华麻疯救济会。中华麻疯疗养院预计所需经费 10 万元，中华麻疯救济会出 2 万元，余下空缺以召开筹款大会的方式筹集。中华麻疯疗养院筹款活动中，除了国内热心人士、企业捐助外，国外企业也纷纷慷慨解囊，最终筹款钱数与预定目标仅差国币 747.79 元，后由杜月笙补足。筹款运动中，华侨商人胡文虎捐助房屋数幢，他看到石龙、东莞等地缺乏麻风医师，拨款设立奖金，"凡确有疗治麻疯经验之医师，能往上述各地麻疯院医治病人，而得一名疾愈，证据确实者，可往虎标永安堂领取每名一百元之奖金"④。

中华麻疯疗养院由范文照设计，"该院位于大场镇，占地八十余亩，有疗养院、大礼堂、工厂各一所，医师及住宅职员二所，病房八幢，采用平房式"⑤，"使十人或二十人居住一室，无异庭家，藉以联络感情免除寂寞"⑥。1935 年，中华麻疯疗养院工程完工，12 月 14 日举行开幕典礼，当日到场著名

---

① 黄朝仪：《中华麻疯疗养院的设立》，《时代》1935 年第 8 卷第 11 期。
② 志：《农村与麻疯统制》，《麻疯季刊》1939 年第 13 卷第 3 期。
③ 赖斗岩、王昌来：《上海中华麻疯疗养院一年来之回顾》，《中华医学杂志》1937 年第 23 卷第 5 期。
④ 《胡文虎征求麻疯疾名医》，《麻疯季刊》1935 年第 9 卷第 3 期。
⑤ 范文照：《中华麻疯疗养院建筑说明》，《中国建筑》1936 年第 24 期。
⑥ 《筹建中华麻疯疗养院》，《麻疯季刊》1935 年第 9 卷第 1 期。

牧师及政府代表、社会人士达数百人。该院的建成，既为中华麻疯救济会巨大之贡献，也开创了中国当时麻风治疗的新纪元。中华麻疯疗养院所处位置离市中区不远，交通便利，院内设备完善，医药物资充足，这些都为国内其他麻风病院所不具备，"在吾国麻疯院中堪称规模最大而办理最善"①。初期，院内医务工作由赖斗岩、罗爱思共同负责。1936 年，聘请黄昌来医师为医务主任兼副院长，1938 年赖斗岩受国际联盟之聘到广东梅县平民医院工作，院长一席由朱恒璧担任。该院一方面治疗上海地区麻风病人，另外可作为培训医师及研究麻风病的场所，它的建立"乃积年宣传而殷殷期待之成果，亦为民众拥护铲癞运动之象征"②。

中华麻疯疗养院与旧式麻风院最大不同之处在于它采用工艺治疗法，"凡手足强健之病人，均须工作，并按其工作之价值，及技艺之高下，支付相当工价，以资鼓励"③。病人服药后麻风病症有所削减，长期医治后才能真正做到恢复健康。采取工艺治疗法，病人日常活动量得到增加，身体抵抗能力得以增进，能弥补药物之不足，同时病人在院内所做的物件得以售卖，可贴补生活所需，此方法有一举两得之效。一些地区所办的麻风院，或为政府属下机构，或与政府合作，这些地区政府常采用驱赶政策，要么将病人逐出统辖范围，要么宣布严令强迫病人入住。与之相比，中华麻疯疗养院政策要宽松很多，注重科学化治疗、人性化管理，病人只要遵守卫生条例及依时间定期到诊所复查者都可在家居住，只是将不愿或不能遵照各种卫生规则的病人送入麻风院治疗，以免危害他人。

中华麻疯疗养院给麻风病人带来了治愈的新希望，得到了社会大众的热烈反响。吴澹吾以"创办中华麻疯疗养院有感"为题，作诗两首，表达了对建立疗养院的欢喜和感激之情：

---

① 《中华麻疯疗养院之第三次迁移》，《麻疯季刊》1938 年第 12 卷第 2 期。
② 炯：《中华麻疯疗养院开幕之前夕》，《麻疯季刊》1935 年第 9 卷第 3 期。
③ 《麻疯疗养院近讯》，《医药评论》1935 年第 126 期。

（一）

仁施起废德堪崇，宏宇巍峨盖世功，

百万风胞同感戴，再生恩溥仰英风。

（二）

博爱行仁举世稀，心怀基督众归依。

从前癞病医无法，科学今兹孰敢非。①

建设中华麻疯疗养院，乃是未雨绸缪之举，得到了社会各界的鼎力支持，时人对于筹建疗养院的态度反映出社会观念的微妙变化，即"大有逐渐由社会化而进于国家化之趋势"②。

1. 病人人性化管理

管理麻风疗养院内的病人，并非易事。时人对于麻风院多持怀疑态度，对麻风院的功能和内部管理了解很少，认为这就是一处"待毙所"，如武汉地区的麻风病人，当地医生劝他进入孝感麻疯院时，他委婉地回答道："孝感虽好，但我不愿前往去死。"③ 关于入住中华麻疯疗养院治疗一事，持观望态度者居多，此种奇怪现象发生的原因，在中华麻疯救济会派员到菲律宾古良麻疯院参观后得到了释疑。考察人员发现古良麻疯院从以前病人眼中的"绝命岛"变为现在的"好望角"，是科学知识运用的成果。中国旧式麻风院中常注意病人身体上的治疗，忘记心灵上的救赎，这样的麻风院不合现代科学要求，算不上一座新型麻风院，"然医治工作，应居为先"④。

旧式麻风院对于院内病人管理没有成文规定，麻风病人除了睡觉外，终日浑浑噩噩，生活散漫无纪，常造成周边地区的混乱，因此以往社会民众对于麻风院的建立常常多加阻拦。一些麻风病人好赌、好色、好斗殴，并非完

---

① 吴潞吾：《创办中华麻疯疗养院有感》，《麻疯季刊》1934 年第 8 卷第 1、2 期合刊。
② 《名方说论》，《麻疯季刊》，1934 年第 8 卷第 1、2 期合刊。
③ 志：《麻疯是一所待毙所吗?》，《麻疯季刊》1933 年第 7 卷第 2 期。
④ 志：《麻疯是一所待毙所吗?》，《麻疯季刊》1933 年第 7 卷第 2 期。

全是天性使然，与沉闷、单调、过剩的时光不无关系。中华麻疯疗养院负责人员在借鉴了外国麻风院的管理方法后，认识到让病人心理或身体上得以活动的重要性，为此他们想出了不少有意义的活动，如宗教训导、种植花草、自办刊物等，以供院内病人参与。这些活动不仅为麻风病人消磨时光提供了选择，同时维持了院内良好的生活习惯，"活动可以说是管理麻疯院的关键"①。麻风病人入院后，其子女平日衣食住行缺乏管理，社会上所建的孤儿院、救济所，以麻风子女双亲都在人世为由，对他们不予收留。如将麻风病人与未患病的子女安排在同一住所，则接触较多，身体抵抗力弱的儿童不久也会患上麻风病。妥善处理病人子女，也成为麻风院所办之要务。

中华麻疯疗养院由基督教徒所创办，属于慈善机构。病人治疗过程中会宣讲教义，区别于外国麻风院的是，中华麻疯疗养院内的宣教是为让病人精神层面得到鼓舞，"为欲使病人获得希望与慰藉，宗教确是一不可缺少的工具"②，对于病人是否入教没有硬性规定。院内的宣教工作长期稳定，即使处于战争环境中，宣教方面的工作也未尝放弃，"每星期有宗教集会及道德演讲，由牧师或职员前往主领，故全院病人之精神异常振奋"③。中华麻疯救济会成员邀请中华基督教会定期来疗养院做祈祷、唱诗、讲经等活动，以使病人"无论在于智识上和灵性上，均能得到极大裨益"④。

院内病人为消磨时间，消减心中苦闷，自办刊物。一种为《凄风旬刊》，每十日一期，内容设有评论、新闻、小品文字、病人意见等，"虽不能谓为洋洋大观，要亦清丽可诵，洵为病人苦闷中之绝好消遣"⑤。另一种为《晨光季刊》，1940年4月15日正式发行，刊物创办者为中华麻疯疗养院院内病人庄剑雄、韩松涛、王珏等，同时得到了邬志坚、海深德等人于财力、物力上极

---

① 志：《麻疯院的管理问题》，《麻疯季刊》1939年第13卷第4期。
② 伊博恩：《麻风病职业治疗》，《麻疯季刊》1941年第15卷第4期。
③ 《上海临时麻疯疗养院之近况》，《麻疯季刊》1939年第13卷第1期。
④ 志：《中华基督教会对于麻疯人应负的责任》，《麻疯季刊》1941年第15卷第4期。
⑤ 《上海麻疯疗养院病人之近事二则》，《麻疯季刊》1939年第13卷第2期。

大援助, 刊物以讨论病人学术、广播各地麻风院新闻、提倡自立技术、发泄麻风病人苦闷等为主要内容,"我们绝对是为服务而创办晨光, 不是效一般失业无聊的文人以刊物为牟利的工具"①。《晨光季刊》自发行以来, 不断向社会征求改进意见, 受到了各地读者一致好评, 褒奖信函不下二百余封, 囿于"该项刊物一切费用均仰给于捐款"②, 经济上的不独立, 印刷费用巨大, 导致办刊时间较短, 1941 年便停止发行。

2. 中华麻疯疗养院所遇困境

中华麻疯疗养院的发展并非一帆风顺, 建立后便遇沪战爆发, 所处大场地区成为战场之一, 原疗养院"内部所有物件及重要器械等, 则全数搬空, 无一存在, 甚至有数处地板门窗, 亦被拆去损失奇重"③, 院内病人也迁至徐家汇附近的中山医院休养。同年 12 月 7 日, 国民党部队撤退, 日军占领中山医院, 外加此地给病人运送给养十分困难, 不得不考虑第二次迁移, 好在海深德竭力帮助, 于小沙渡路寻得救世军所办的国际第四难民收容所, 以此为病人暂时安身之所。1938 年 5 月 14 日, 日本当局限令疗养院于 6 月 15 日前搬出此地, 院内领导走访全市, 在驻英美大使施肇基的帮助下, 将其私人空地借用, 中华麻疯疗养院乃作第三次迁移。

中华麻疯疗养院经费方面一直存在困境, 难以彻底改变。院内按照入住病人缴费的多少分为三个等级, 头等每月缴费 30 元, 二等每月缴费 20 元, 三等每月缴费 10 元, 且规定"如确系贫苦无依者, 并得豁免各费"④。院内经费加病人给养等费, 预算一年需要 18000 元, 院内正常收入绝不足以应付开销所需, 外来的经济援助十分重要, 详情可见表 10-21。

---

① 庄剑雄:《创办〈晨光〉对病友三点希望并向社会热心公益的仕女呼吁》,《麻疯季刊》1941年第 15 卷第 1 期。
② 《晨光季刊出版》,《上海医事周刊》1940 年第 6 卷第 32 期。
③ 《大场中华麻疯疗养院房屋未毁损失奇重》,《麻疯季刊》1938 年第 12 卷第 1 期。
④ 邬志坚:《一年来工作之检讨》,《麻疯季刊》1936 年第 10 卷第 1 期。

表 10-21　中华麻疯疗养院收支决算表（1936 年 1 月 1 日—12 月 31 日）

支出项目	金额	收入项目	金额
薪金	5639.73 元	捐款	8093.30 元
病人膳费	2100.10 元	补助费	13437.36 元
印刷费	236.20 元	住院费	2757.64 元
旅费	79.00 元		
电灯费	602.05 元		
电话费	170.55 元		
医药费	876.60 元		
坟墓迁移费	600.00 元		
维费	1925.06 元		
利息	10.71 元		
本年度收支余金	11745.39 元	合计	24285.39 元

资料来源：《中华麻疯疗养院民国二十五年经济报告：中华麻疯疗养院收支决算表》，《麻疯季刊》1937 年第 11 卷第 2 期。

从表 10-21 来看，中华麻疯疗养院的经费能够维持日常开支，但前提是收容人数有限，一旦病人增多，经费就显得捉襟见肘，"惟因限于地位及经费，事实上不能不予相当限制，故前后收容，出院入院，常保持在七十至八十之间"[1]。院内事务的开展并非一朝一夕能完成，后续费用十分浩繁，"非本会独立所能支撑，所冀政府当局，各界著硕，源源赞助"[2]，原本计划上海市政府出 2000 元，英法工部局各出 2000 元，美国麻疯救济会及中华麻疯救济会共出 7000 元，病人收款 1000 元，余下所缺以捐款的方式补足，但自中华麻疯疗养院开幕以来，仅收到政府一次捐款 2000 元，英法工部局变更捐助方法，按病人人数补助。各方在捐助一事上的消极态度，对中华麻风疗养院来说无疑是雪上加霜。

---

① 侃如：《中华麻疯疗养院成立以来之总报告》，《麻疯季刊》1937 年第 11 卷第 3—4 期。
② 戴兆镛：《对于本会过去十年之回顾》，《麻疯季刊》1936 年第 10 卷第 1 期。

（二）举行圣诞节馈赠

圣诞节对于疗养院内的病人都有着重要意义。一是因为麻风院乃基督教义宣讲场所，必定会庆祝耶稣诞生，作精神上的告慰。二是圣诞节到来，院内病人能得到大批物质层面上的馈赠，"既享朵颐之福，又获暖著以御寒"①。

中华麻疯救济会与国内 30 多处麻风疗养院和医院保持着密切联系，每逢圣诞会赠送全国麻风院钱物以慰藉各处贫苦麻疯病人，此举"嘉惠病人，良非浅鲜"②，慢慢成为一种惯例。1931 年，为照顾各地麻风院实际所需，中华麻疯救济会还拟成一张表格，寄往全国各地麻风院征求意见。1937 年，战火弥漫，病人流离失所，中华麻疯救济会为筹募本年度圣诞慰问金，特向社会各界发函，"更望海内贤达，各界善士，以及全国学校教会，多多赞助，踊跃输将，则嘉惠病黎，功德无量"③。1938 年，上海地区沦陷，捐款一落千丈，中华麻疯救济会依然想方设法从各项收入或捐款内挤出一部分，给各地麻风病人送去圣诞慰问金，详见表 10-22。

表 10-22　1938 年分赠全国麻疯院圣诞慰问金名单

地区	麻疯机构	数额	地区	麻疯机构	数额
浙江杭州	广济麻疯院	60 元	江苏清江浦	麻疯诊疗所，仁慈医院	20 元
福建涵江	涵江麻疯教堂	50 元	广东潮阳	麻疯诊疗所，潮阳医院	30 元
福建兴化	丽琳·盖蒲女麻疯院	30 元	海南岛琼崖	琼崖麻疯疗养院	100 元
福建兴化	美以美会麻疯教堂	30 元	广东揭阳	麻疯诊疗所真理医院	30 元
福建古田	古田麻疯院	40 元	广东罗定	罗定麻疯疗养院博爱医院	30 元

① 邬志坚：《圣诞对于麻疯人的意义》，《晨光季刊》1940 年第 1 卷第 4 期。
② 《麻疯会之馈赠》，《麻疯季刊》1932 年第 6 卷第 1 期。
③ 中华麻疯救济会董事会：《本董事会为本年圣诞节征募病人慰藉金启事》，《麻风季刊》1937年第 11 卷第 3、4 期合刊。

续表

地区	麻疯机构	数额	地区	麻疯机构	数额
福建延平	惠斯明司德麻疯疗养院	50元	广东北海	北海麻疯居留地	60元
湖南新化	新化麻疯疗养院	50元	广东石龙	圣乔才甫麻疯院	80元
湖北孝感	孝感麻疯医院	60元	广东汕头	麻疯诊疗所 大英长老会医院	50元
甘肃兰州	兰州麻疯院	30元	广东汕头	汕头市市立麻疯院	30元
江西南昌	南昌麻疯疗养院	100元	广东大衾岛	大衾岛麻疯居留地	50元
上海	上海麻疯诊疗所	100元	广东清远	惠华麻疯院	50元
上海	中华麻疯疗养院	100元	广东东莞	东莞麻疯院	80元
贵州毕节	毕节麻疯院	50元	山东滕县	滕县麻疯院	60元
山东	天主教会克州府麻疯院	100元	山东青州	青州麻疯院	50元
山东潍县	麻疯诊疗所， 基督教医院	30元	云南昭通	昭通麻疯院	50元
云南九龙江	麻疯院	40元	云南昆明	昆明麻疯院	50元

资料来源：《一九三八年分赠全国麻疯院圣诞慰问金名单》，《麻疯季刊》1939年第13卷第1期。

　　每逢圣诞节，除了国内捐助外，国外麻风院和组织也纷纷捐赠物品。1932年，中华麻疯救济会就收到来自泰国景迈麻疯院13元8角的捐款。1941年中日战事如火如荼，12月8日太平洋战争爆发，救济会筹募资金倍感困难，各项收入与往日所定标准相差较大，"兹就圣诞捐而言，吾们虽发出了五千份的征募信，但所得的效果几等于零"①。鉴于该年钱款筹集较少，救济会决定购买广学会及全国青年协会出版的书籍分发给各地麻风院，以作"精神食粮"。因受战争影响，多地交通阻碍，只有挨近铁路的麻风院能够邮寄到，大批书籍被搁置于总会储物室中。面对中华麻疯救济会的种种慈善之举，各地受助的麻风院无不感谢至深，"敝院承诸友热心赞助，故虽于此物价飞腾，费

---

① 邬志坚：《一九四一年度干事事工报告书》，《麻疯季刊》1942年第16卷第1期。

用浩大而又值寒风凛冽之严冬尤能安然度过"①。应当说,中华麻疯救济会对病人进行圣诞节馈赠时,可谓竭尽全力。

(三) 接办虹口公社,诊治麻风病人

上海地区早建有虹口公社,又称虹口皮肤病院,由美国女医生谢博理所创,以诊断各种皮肤病为主。1930 年 3 月,谢博理去世,该社工作就停顿下来。中华麻疯救济会成员商议后,决定继续接办虹口公社,任命刁信德、古恩康、吴景尧等人为诊所委员会委员,聘请潘福荫为住院医生,并将该院工作重心调整,"本院之主要任务,厥为诊治及研究麻疯病"②,规定"门诊时刻为每日下午一时至四时,星期日下午暂定专治麻疯病"③。1932 年,又特聘陈鸿康为该院院长,每逢星期一、三、五上午 9—11 点来此办公。鉴于当时国内麻风专家和医师缺乏,陈鸿康带领妇孺医院的医学生来此实习,同时发出邀请,鼓励上海市内其他医学生和医师来此进行研习。院里对于麻风病人心灵方面的安慰极为重视,聘请专职教师对患者加以心理训导,不时派遣院内医生到病人家中走访。

虹口皮肤病院除了诊治麻风病人外,还对麻风病理进行研究。院内设备简陋,所以"本院之医师则从事于麻疯之临床观察、病理组织学、治疗及其他问题之有关者"④,关于麻风病的细菌学、血清学知识分别交由李斯德研究院细菌部、西门妇孺医学校来分析。医院陈文英、陈鸿康两位医师,选取门诊中的 29 位麻风病人作为研究对象,对于他们的性别、年龄、麻疯种类、最初病象、家族病史、治疗过程进行研究,将医治中的注意事项及经验记录下来,给其他医院或诊所医治麻风病人提供了可贵的参考意见。

---

① 《兰州麻疯院有快乐的圣诞》,《麻疯季刊》1940 年第 14 卷第 1 期。
② 陈文英:《本会附设虹口皮肤病医院去年度工作概况》,《麻疯季刊》1935 年第 9 卷第 1 期。
③ 《虹口公社委员记》,《麻疯季刊》1930 年第 4 卷第 2 期。
④ 陈鸿康、陈文英:《上海虹口皮肤病院一年之回顾》,《麻疯季刊》1933 年第 7 卷第 1 期。

　　中华麻疯救济会为虹口皮肤病院做了许多宣传，加之该院在诊治麻风病上医术精湛，收费便宜，各地都有病者前来问诊，每月前来问诊者达900余名。1932年因沪战影响，虹口皮肤病院停诊两个月，全年院内各科共接纳6503个病人，麻风病一科受检验及治疗者有189人，有不少病人来自湖北、广东、江西等地。1933年来院诊治麻风病者达125人，1934年麻风病人数量有所上升，共计205人。诊所门诊人数不断增加，使得虹口皮肤病院声名享誉国内外，"诊务之发达，始料所不及"①。与此同时，院内基础设备、药品已不能满足诊治所需，陈文英向中华麻疯救济会提议开展募捐活动，以扩大该院规模，作为全国麻风诊所之模范，由于当时中华麻疯疗养院的建立更受重视，虹口公社扩建之事被逐渐淡忘。

　　麻风诊所与新型麻风疗养院相比，规模、设备上存在着一定的差距，但麻风诊所有着特殊的作用，能弥补麻风院的不足。1937年一·二八淞沪抗战爆发，上海近郊的难民纷纷涌入租界，麻风病传播随之加快。有鉴于此，中华麻疯救济会携手中华医学会卫生委员会，在池浜路合办麻疯诊疗所，聘请医师海深德莅临指导，规定每周星期二、星期六上午10—12点为门诊时间，且"对于怀疑之麻疯病案，不费分文予以检查……病重者可由该所送麻疯救济会所办之临时麻疯疗养院内医治"②。麦雅谷自战争发生后去往汉口主持红十字会工作，该地扶轮社对于麻风问题"弥感兴趣"③，麦雅谷便带领他们设立了一处麻风诊所，就诊者达30余人。1938年日本发动向武汉的进攻，社会上动荡不安，麻风诊疗所的设立显得更为要紧，"事实上本所已为汉口麻疯事业之中心"④。麻风诊所开办相对简单，灵活性、快捷性是疗养院不能比拟的。在战争环境中，这种优势变得更加明显。

---

①　《中华麻疯救济会近讯》，《麻疯季刊》1932年第6卷第1期。
②　《上海中区设立麻疯诊所之经过》，《麻疯季刊》1938年第12卷第3期。
③　《汉口扶轮社设立麻疯诊所》，《麻疯季刊》1939年第13卷第3期。
④　《汉口之扶轮社麻疯诊疗所》，《麻疯季刊》1940年第14卷第1期。

（四）资助各地麻风院

中华麻疯救济会所建分会，除帮助总会宣传麻风知识外，还将翻新旧式麻风院、建立新型麻风院作为主要工作来开展。此项活动中，受益最多的当属南昌麻疯院。

江西地区与广东交界，麻风患者为避免把病传播给家人或畏惧广东省地方政府的高压政策，逃离到江西地区生活。江西省政府最初设有养济院于省城外，以供麻风男女居住，收容量为 40 人，每月由省政府津贴三元，关于麻风病人的治疗一事从不过问，"病人生活太惨，故实际上，殆无结果可言"①。中华麻疯救济会对此地麻风惨况极为重视，1928 年 4 月派出郄志坚实地调查。郄志坚到南昌后，一方面设法联系南昌医院院长吴绍青，请求将麻风病人送入医院治疗，并承诺医治费用由中华麻疯救济会承担；另一方面向省政府建言献策，筹建一所新型麻风疗养院，"使患者有所归宿，不致殆毒社会"②。1929 年，中华麻疯救济会江西分会成立，分会会员对于建立麻风院一事颇为努力，南昌市长允诺可免费赠地一块，并捐建筑费 5000 元。南昌分会成员在青云谱购置山地十余亩，准备建疗养院，设计建立房屋四栋。1931 年 2 月 14 日，南昌麻疯院在各界努力下终于建成，并举行了盛大的开幕典礼，院内各种设备齐全，医务工作交由医学博士刘南山和白莱登医生主持，"采用最新科学方法，注重治疗，盖一新式麻疯医院也"③。

前期南昌麻疯院因缺乏医生，病人治疗一事毫无成绩可言，后聘请王太江、张启云来医院后，院内工作有序开展起来，患者络绎不绝，江西省主席熊式辉对此更是赞不绝口，"虽仅两载，成绩斐然，该院治愈之麻疯颇不乏

---

① 吴绍青：《江西麻疯的现状及其实施工作》，《麻疯季刊》1935 年第 9 卷第 4 期。
② 邓述堃：《南昌麻疯病院沿革及概况》，《麻疯季刊》1937 年第 11 卷第 2 期。
③ 《南昌麻疯院落成》，《麻疯季刊》1931 年第 5 卷第 2 期。

人"①。院内收容病人多为乡农和工人，不遵守团体纪律，中华麻疯救济会派人专程前来指导，经过协商后，决定于每星期进行一次到二次训话，严厉执行院内所制定的规范条例，以养成院内病人团体意识。病人住院医药及其伙食费，由中华麻疯救济会或地方政府供给，病人分文不交。长此以往，不但麻风院不堪重负，病人也变得游手好闲，成天无所事事。该院事务部听从总会建议，采用职业疗法，并向省政府建议增添礼堂及工厂一座，此法不单"以便住院之人，可实习一种有用之手艺，不致为社会之赘瘤"②，且可贴补院内经费，得到了省政府的支持，熊式辉更是带头捐款600元，以鼓励社会慈善人士解囊相助。工厂建成后，院内病人都给了一定工作，按工作类型划分为菜园组、花园组、烹饪组、清洁组、洗涤组、畜牧组、工业组，通过售卖病人所种的农副产品，能为院内增加福利，还有消遣时光、强身健体、促进药物的功效。建筑的新礼堂，除由本市各教会牧师轮流来院主领礼拜外，还可作为各地慈善家来院演讲的场所，于病人而言，"兼有培德修身之所，而得精神之安慰"③。

　　住院的病人中，文盲所占比例较大。院务主任张启云提议，将该处一平民学校加以修补，用作教育麻风病人。1938年3月14日，举行开学典礼，为纪念邓述堃在救治南昌麻风病人所做的功绩，将学校改名为"述堃小学校"，共招收男女学生37人，分为甲、乙、丙三个年级，科目包含国文、常识、圣经、珠算、音乐等，学校设有校长、训育长、教务主任等职位，"规模虽不甚大，然亦不逊普通之小学校"④。江西南昌麻疯院从建立到完备，受到了中华麻疯救济会多方面的恩惠，"故有时名之曰'中华麻疯救济会之出生婴儿'"⑤。该麻风院成绩卓越，多赖地方政府的大力支持，是中华麻疯救济会

①　《江西熊主席捐廉扩充南昌麻疯院》，《麻疯季刊》1933年第7卷第1期。
②　《南昌麻疯病人建筑礼堂及工厂》，《麻疯季刊》1932年第6卷第2期。
③　邓述堃：《南昌麻疯病院沿革及概况》，《麻疯季刊》1937年第11卷第2期。
④　《南昌麻疯院附设述堃小学》，《麻疯季刊》1938年第12卷第3期。
⑤　郁志坚：《中日战事中国内麻风之概况》，《麻疯季刊》1939年第13卷第4期。

与地方政府合作应对麻风病的典范。

经费支绌是各地麻风院所遇最大问题。地方政府津贴钱数太少，或而停止，使得麻风院常常无法维持下去，"不惟病人将失疗治之所，而惨淡经营，赖以救济之麻疯院，亦将功亏一篑"①。中华麻疯救济会以麻风院的停办对于国家民族影响至深且巨为由，呈文给中央卫生署和行政院，请求中央能给地方政府下达法令，督促地方政府设法补助。各地麻风院次第建立，除遇经济困难外，入院医师缺少也是难题。广西省政府主席黄旭初写信给中华麻疯救济会，告知龙州麻疯院急需麻风病理方面的人才，请求代为寻找麻风人才，"敝会接函后，遵即竭力物色，一方面在医事会刊，及麻疯季刊上广事征求，以期迅速"②，中华麻疯救济会对于所请欣然答应，不久便将所选人才之标准，刊登于所印发的各类刊物上。广东北海麻疯院从外国进口一种麻疯良药，名为荼慕格油（Chaul Moogra Oil），请求广东政府能否免征进口关税，后得到回复，该事不由广东省政府管理，应呈文给财政部关务署核办。中华麻疯救济会听闻此事后，将北海麻疯院的请求转呈给财政部，并得到了当局的同意。1939 年，全国有四分之三的麻风疗养院及诊疗所所在地区沦为战区，救治工作备受阻碍。四川地区虽幸免于战火，但天气湿热，民众生活简陋，麻风病人数量众多，经华西协和大学公共卫生科教授高文明努力，一所新型麻风院在成都建立。对于中华麻疯救济会所提供的帮助，他感激不已，"际此非常时期，筹款维艰，而竟有此成就，皆负责诸士之功也"③。此外，山东、湖北、湖南、广东、江苏、浙江、福建、江西地区的麻风救治事业中，也都能看到中华麻疯救济会的影子。即使全面抗战爆发，多地沦陷，中华麻疯救济会成员都还本着社团初创时的宗旨，尽力推动麻风救治工作的开展。

民国时期，各类医学社团如雨后春笋般陆续成立，疾病防治和医学发展

---

① 《为呈请政府补助各麻疯院及诊所经费文》，《麻疯季刊》1936 年第 10 卷第 1 期。
② 《广西省政府催促应征麻疯工作人员》，《麻疯季刊》1937 年第 11 卷第 1 期。
③ 《华西新麻疯院成立》，《麻疯季刊》1939 年第 13 卷第 4 期。

成为当时讨论的重点。因社会环境影响，麻风病的防治迟迟未能进入公众视野，中国的麻风病治疗和麻风院的修建也落后于西方各国。随着麻风病的四处肆虐，铲除麻风的任务显得最为迫切，幸而有一批有志之士开始关注这一问题，并为之四处奔走。在各方努力下，作为第一个本土麻风组织，中华麻疯救济会于 1926 年呱呱坠地。该组织为铲除麻风做了多方面的努力和尝试，产生了积极的社会影响。表现在以下几方面。

第一，促进民众对于麻风认识的逐步改变。麻风病的防治过程中，民众有着两个错误观念，即对麻风病的恐惧和对麻风院的无知。中华麻疯救济会通过演讲、出版刊物、印制宣传品等手段，将大量麻风知识传播给大众，一定程度上改变了人们对于麻风病的固有观念，由以前的恐惧、逃避到科学面对、积极治疗。新型麻风疗养院的建立是中华麻疯救济会于实践层面的尝试，特别在中华麻疯疗养院建成后，各地旧有或新建的麻风院纷纷效仿其管理模式，提倡对病人身体和心灵的双重关照，这不仅使得麻风病人敢于入院治疗，也让健康民众了解到建立麻风院的重要意义所在，"中华麻疯救济会致力于启发民众工作，收效极大，缘目下已鲜有仇视麻疯病人者，且类皆表示共同肩荷铲疯责任矣"[1]。

第二，唤起各方对铲除麻风事业的重视和支持。麻风分布太广，单凭中华麻疯救济会之力，难以改变这种状态，与政府、国内外医学社团合作成为了铲除麻风的必要之选。一方面，中华麻疯救济会在分会的建立过程中，主动加强与地方名流、政府人员的沟通，形成一张社会关系网，使各地分会在建立之初就有一定的发展根基，为开展后续活动扫清了障碍；另一方面，积极与国外麻风组织建立联系，从而获得资金、医学药品的馈赠，学习国外麻风治疗的最新技术，并运用到国内麻风防治工作上来。

第三，推动国内麻风学术研究和探讨。要彻底铲除中国麻风，必须了解

---

[1]　《北海麻疯院对于本会的颂扬》，《麻疯季刊》1939 年第 13 卷第 4 期。

和掌握麻风的产生原因、传播途径、治疗措施等。中华麻疯救济会通过征文比赛、召开学术会议、派干事考察等方式，搭建起了学术交流平台，创造了良好的学术探讨氛围。各类参与人员，以亲身经历或研究为基础，针对麻风病的预防或治疗，纷纷献计献策，形成了不少科学、实用的建议，为下一步活动的开展指明了方向。

当然，中华麻疯救济会开展活动中多次遇到瓶颈，彻底铲除麻风的目标未能实现，这既有时代条件的制约，也有自身方面的不足，体现在：第一，国家政府支持力度相对较小。当时英、美、日本等国对麻风的预防与救治工作，政府力量占据主导地位，民间医学组织为沟通政府与社会大众之间的桥梁。反观中国，中央政府对于铲除麻风病的报道和实例非常少见，地方政府虽也有救治之举，但力度不大。与一些国家麻风组织所扮演的"中间桥梁"这一角色相比，中华麻疯救济会与政府部门关系并不密切，所提之建议大多或被阻拦于门外，或得不到贯彻落实。加之，受国内外环境影响，政府经常自顾不暇，铲除麻风事业时而高亢，时而悲观。第二，经费拮据。中华麻疯救济会的经费并不充足。国外麻风救济组织的大批捐款和赠物，对于中华麻疯救济会来说无异于雪中送炭，但也就无形中加大了对外国麻风组织的依赖。一旦外援断绝，中华麻疯救济会的各项事业必然陷入困境中，苦苦挣扎，许多既定事业未能充分展开，或最终化为幻影。

参考文献

（一）档案

1. 中华医学会资料。中国第二历史档案馆藏，档案号：5（2）-00111-024；5（2）-00116-002-011；5（2）-00119-006；5（2）-00179-018；5（2）-00442-027；5（2）-00443-007；5（2）-00443-008；5（2）-00443-030。天津市档案馆藏，档案号：401206800-J0116-1-000557-017；401206800-J0116-1-000557-057；401206800-J0116-1-000558-035；401206800-J0116-1-000558-033；401206800-J0116-1-000558-034。

2. 中华护理学会资料。上海市档案馆馆藏，档案号：Q579-5-2；Q579-5-3；Y4-1-635；Q579-5-1；Q400-1-1918；Q400-1-2614；Q400-1-2657；Q580-20-6。天津市档案馆藏，档案号：401206800-J0116-1-000118-014；401206800-J0116-1-000635-030；401206800-J0025-2-000037-001；401206800-J0110-1-000055-011。

3. 中国防痨协会资料。上海市档案馆藏，档案号：Q249-1-34；U1-4-241；U1-16-2659；U1-16-2660；Y4-1-638；Q201-1-648-70；Q400-1-3203；Q124-1-160；Q6-9-194；Q400-1-4053；U38-5-1091；B242-1-131-47；B242-1-131-48；Q400-1-2638；Q400-1-4053；U38-1-191。

4. 中国药学会资料。中国第二历史档案馆藏，档案号：5（2）-00111-

025；5（2）-00116-002-012；5（2）-00119-012；5（2）-00449-050；5（2）-01415-058；5（2）-01415-059；5（2）-01415-187。

5. 教育部医学教育委员会资料。中国第二历史档案馆藏，档案号：5（2）-00086-010；5（2）-00093-005；5（2）-00093-022；5（2）-00369-048；5（2）-00668-117；5（2）-00762-049；5（2）-00946-003；5（2）-00946-004。

（二）近代报刊

《中西医学报》《医学卫生报》《防痨》《防痨月刊》《防痨通讯》《麻疯季刊》《晨光季刊》《博医会报》《中华医学杂志》《中华健康杂志》《上海医事周刊》《通俗医事月刊》《新北辰》《兴华》《国医旬刊》《医药评论》《医界春秋》《世界医报》《国医公报》《医事公论》《医学与药学》《医钟》《医学周刊集》《医学杂志》《三三医报》《药报》《神州医药学报》《神州国医学报》《光华医药杂志》《中国药学杂志》《药学季刊》《药友》《新中医》《护士季报》《中华护士报》《护士通讯》《中国护士季刊》《卫生月刊》《卫生公报》《复兴中医》《医学导报》《针灸杂志》《牙医学报》《西南医学杂志》《江苏全省中医联合会月刊》《东方杂志》《教育周刊》《科学画报》《申报》《大公报》《益世报》《时事新报》《新闻报》《晨报》《民国日报》《新中华报》《解放日报》《中央日报》《大众日报》

（三）著作

1. 北京图书馆编：《民国时期总书目·自然科学·医药卫生》，书目文献出版社1995年版。

2. 陈邦贤：《中国医学史》，商务印书馆1937年版。

3. 陈邦贤：《中国医学史》，团结出版社2006年版。

4. 陈明光主编：《中国卫生法规史料选编（1912—1949.9）》，上海医科大学出版社1996年版。

5. 程之范主编：《中外医学史》，北京医科大学、中国协和医科大学联合出版社 1997 年版。

6. 邓铁涛、程之范主编：《中国医学通史》（近代卷），人民卫生出版社 2000 年版。

7. 邓铁涛主编：《中国防疫史》，广西科学技术出版社 2006 年版。

8. 邓铁涛主编：《中医近代史》，广东高等教育出版社 1999 年版。

9. 丁福保：《畴隐居士学术史》，诂林精舍出版社 1949 年版。

10. 丁福保：《畴隐居士自传》，诂林精舍出版部 1948 年版。

11. 丁福保：《医学指南》，上海文明书局 1908 年版。

12. 丁福保：《医学指南续编》，上海文明书局 1910 年版。

13. 段逸山主编：《中国近代中医药期刊汇编》（第 1—5 辑），上海辞书出版社 2011 年版。

14. 范铁权：《近代科学社团与中国的公共卫生事业》，人民出版社 2013 年版。

15. 范铁权：《近代中国科学社团研究》，人民出版社 2011 年版。

16. 傅维康主编：《中国医学史》，上海中医学院出版社 1990 年版。

17. 龚纯：《中国历代卫生组织及医学教育》，世界图书出版公司 1998 年版。

18. 何小莲：《近代上海医生生活》，上海辞书出版社 2017 年版。

19. 何小莲：《西医东渐与文化调适》，上海古籍出版社 2006 年版。

20. 何志平等主编：《中国科学技术团体》，上海科学普及出版社 1990 年版。

21. 胡成：《医疗、卫生与世界之中国（1820—1937）》，科学出版社 2013 年版。

22. 胡鸿基：《公共卫生概论》，商务印书馆 1929 年版。

23. 李成文主编：《中医发展史》，人民军医出版社 2004 年版。

24. 李建民主编：《从医疗看中国史》，中华书局 2012 年版。

25. 李建民主编：《生命与医疗》，中国大百科全书出版社 2005 年版。

26. 李经纬、程之范主编：《中国医学百科全书·医学史》，上海科学技术出版社 1987 年版。

27. 李涛编著：《医学史纲》，中华医学会出版委员会 1940 年版。

28. 李廷安：《中外医学史概论》，商务印书馆 1947 年版。

29. 梁其姿：《麻风：一种疾病的医疗社会史》，商务印书馆 2013 年版。

30. 林品石、郑曼青：《中华医药学史》，广西师范大学出版社 2007 年版。

31. 廖育群等：《中国科学技术史·医学卷》，科学出版社 1998 年版。

32. 马伯英、高晞、洪中立：《中外医学文化交流史——中外医学跨文化传通》，文汇出版社 1993 年版。

33. 慕景强：《西医往事：民国西医教育的本土化之路》，中国协和医科大学出版社 2010 年版。

34. 皮国立：《近代中医的身体观与思想转型：唐宗海与中西医汇通时代》，生活·读书·新知三联书店 2008 年版。

35. 上海通志馆编：《上海防疫史鉴》，上海科学普及出版社 2003 年版。

36. 神州医药总会编：《神州医药总会会员录》，神州医药总会 1929 年版。

37. 王吉民、伍连德：《中国医史》（英文），上海辞书出版社 2009 年版。

38. 王翘楚主编：《医林春秋——上海中医中西医结合发展史》，文汇出版社 1998 年版。

39. 王哲：《国士无双伍连德》，福建教育出版社 2007 年版。

40. 文庠：《移植与超越——民国中医医政》，中国中医药出版社 2007 年版。

41. 信宝珠：《护士会总干事环游中国记》，上海广学书局 1929 年版。

42. 熊月之：《西学东渐与晚清社会》，上海人民出版社 1994 年版。

43. 杨念群：《再造"病人"：中西医冲突下的空间政治（1832—1985）》，中国人民大学出版社 2006 年版。

44. 余凤高：《飘零的秋叶：肺结核文化史》，山东画报出版社 2004 年版。

45. 余新忠、杜丽红主编：《医疗、社会与文化读本》，北京大学出版社2013年版。

46. 余新忠：《清代江南的瘟疫与社会——一项医疗社会史的研究》，中国人民大学出版社2003年版。

47. 余新忠等：《瘟疫下的社会拯救——中国近世重大疫情与社会反应研究》，中国书店出版社2004年版。

48. 余新忠主编：《清以来的疾病、医疗和卫生：以社会文化史为视角的探索》，生活·读书·新知三联书店2009年版。

49. 余新忠选编：《中国近代医疗卫生资料汇编》（全30册），国家图书馆出版社2018年版。

50. 张大庆：《中国近代疾病社会史（1912—1937）》，山东教育出版社2006年版。

51. 张剑光：《三千年疫情》，江西高校出版社1998年版。

52. 张泰山：《民国时期的传染病与社会——以传染病防治与公共卫生建设为中心》，社会科学文献出版社2008年版。

53. 张效霞：《无知与偏见——中医存废百年之争》，山东科学技术出版社2007年版。

54. 张雪丹编撰：《医政医事》，上海科学技术出版社2019年版。

55. 张在同、咸日金编：《民国医药卫生法规选编（1912—1948）》，山东大学出版社1990年版。

56. 赵洪钧：《近代中西医论争史》，学苑出版社2019年版。

57. 中国防痨协会编：《中国防痨史料》（第一辑），中国防痨协会（内部发行）1983年版。

58. 中国麻风防治协会主编：《中国麻风学学科史》，中国科学技术出版社2018年版。

59. 中华护理学会编：《中华护理学会90年》，中华护理学会1999年版。

60. 余翔编著：《中华护理学会八十年会史》，中华护理学会 1989 年版。

61. 中华医学会会史编纂组编：《中华医学会会史资料汇编（1915—1995）》，中华医学会（内部发行）1995 年版。

62. 朱宝钿：《中华民国护理学会发展史》，中国台湾地区护理学会 1988 年。

63. 朱潮主编：《中外医学教育史》，上海医科大学出版社 1988 年版。

64. 朱建平主编：《近代中医界重大创新之研究》，中医古籍出版社 2009 年版。

65. ［美］罗芙芸著：《卫生的现代性：中国通商口岸卫生与疾病的含义》，向磊译，江苏人民出版社 2007 年版。

66. ［美］罗伊·波特著：《剑桥医学史》，张大庆等译，吉林人民出版社 2000 年版。

67. ［美］威廉·H. 麦克尼尔著：《瘟疫与人》，余新忠、毕会成译，中国环境科学出版社 2010 年版。

68. ［日］饭岛涉著：《鼠疫与近代中国——卫生的制度化和社会变迁》，朴彦、余新忠、姜滨译，社会科学文献出版社 2019 年版。

69. ［日］小浜正子著：《近代上海的公共性与国家》，葛涛译，上海古籍出版社 2003 年版。

（四）论文

1. 艾明江：《中华医学会与近代西医群体研究（1915—1945）——以〈中华医学杂志〉为中心的考察》，上海大学 2007 年硕士学位论文。

2. 陈清森：《中华医学会 80 年发展历程》，《中华医史杂志》1995 年第 1 期。

3. 陈星：《体制建构与理念传播：中华护理学会研究（1909—1949）》，河北大学 2014 年硕士学位论文。

4. 杜敦科：《〈麻疯季刊〉的办刊宗旨与编辑特色》，《中国科技期刊研究》2013 年第 3 期。

5. 杜敦科：《民国期刊的科普实践及社会影响——以〈麻疯季刊〉为例》，《东南传播》2018 年第 8 期。

6. 杜丽红：《近代北京疫病防治机制的演变》，《史学月刊》2014 年第 3 期。

7. 杜丽红：《近代中国国家与民间组织的互动——以北京公共卫生制度建构过程为中心的讨论》，《清华大学学报》（哲学社会科学版）2015 年第 1 期。

8. 范铁权、叶丹丹：《中华民国医药学会述论》，《医学与哲学（A）》2015 年第 8 期。

9. 高毓秋：《丁福保年表》，《中华医史杂志》2003 年第 3 期。

10. 高云：《中国防痨协会研究（1933—1950）》，河北大学 2013 年硕士学位论文。

11. 龚莲英：《民国时期疫灾影响下的公共卫生意识变迁研究》，华中师范大学 2012 年硕士学位论文。

12. 郝先中：《20 世纪初中西医学术地位的演变》，《自然辩证法通讯》2008 年第 5 期。

13. 郝先中：《30 年代上海中医界团体精神之建立》，《中医文献杂志》2007 年第 3 期。

14. 郝先中：《近代中医废存之争研究》，华东师范大学 2005 年博士学位论文。

15. 郝先中：《民国时期围绕中医存废问题的论战》，《中华医史杂志》2007 年第 1 期。

16. 郝先中：《晚清中国对西洋医学的社会认同》，《学术月刊》2005 年第 5 期。

17. 何任：《解放前的中医学术团体》，《浙江中医学院学报》1999 年第 2 期。

18. 何小莲：《冲突与合作：1927—1930 年上海公共卫生》，《史林》2007 年第 3 期。

19. 何小莲：《西医东传：晚清医疗制度变革的人文意义》，《史林》2002 年第 4 期。

20. 胡勇：《传染病与近代上海社会（1910—1949）——以和平时期的鼠疫、霍乱和麻风病为例》，浙江大学 2005 年博士学位论文。

21. 黄伞：《中国防痨协会简史》，《中国科技史料》1985 年第 4 期。

22. 江澄：《战前和抗战期间我国的麻风救济事业》，《中国麻风杂志》1996 年第 3 期。

23. 焦润明：《1910—1911 年的东北大鼠疫及朝野应对措施》，《近代史研究》2006 年第 3 期。

24. 雷祥麟：《负责人的医生与有信仰的病人——中西医论争与医病关系在民国时期的转变》，《新史学》2003 年第 1 期。

25. 雷祥麟：《卫生为何不是保卫生命？民国时期另类的卫生、自我、与疾病》，《台湾社会研究季刊》2004 年第 54 期。

26. 雷祥麟：《习惯成四维：新生活运动与肺结核防治中的伦理、家庭与身体》，《"中研院"近代史研究所集刊》2011 年第 74 期。

27. 李传斌：《基督教在华医疗事业与近代中国社会（1835—1937）》，苏州大学 2001 年博士学位论文。

28. 李剑：《中央国医馆的成立及其历史作用》，《广州中医学院学报》1992 年第 2 期。

29. 李晓云等：《20 世纪中华医学会对外交往概况》，《中华医史杂志》2007 年第 2 期。

30. 梁其姿：《麻风隔离与近代中国》，《历史研究》2003 年第 5 期。

31. 梁其姿：《医疗史与中国"现代性"问题》，《中国社会历史评论》2007 年第 8 卷。

32. 刘岸冰：《民国时期上海传染病的流行与防治》，东华大学 2006 年硕士学位论文。

33. 刘家峰：《福音、医学与政治：近代中国的麻风救治》，《中山大学学报》（社会科学版）2008 年第 4 期。

34. 刘利民：《论南京国民政府时期的中医自救运动》，华中师范大学 2007 年硕士学位论文。

35. 刘明月：《民国时期的中西医权势之争：中央国医馆研究》，河北大学 2017 年硕士学位论文。

36. 刘燕萍、霍杰：《中国第一份护理刊物——〈中国护士四季报〉创办始末》，《当代护士》1998 年第 1 期。

37. 刘燕萍、霍杰：《中华护理学会发展沿革》，《当代护士》1997 年第 10 期。

38. 刘燕萍、霍杰：《中华护理学会会所的变迁》，《当代护士》1997 年第 12 期。

39. 刘燕萍：《中华护士会的发展与贡献》，《当代护士》2001 年第 6 期。

40. 刘洋：《近代中医体制化历程（1919—1937）——以中医改进研究会为中心》，山西大学 2017 年博士学位论文。

41. 刘影：《福建：公共卫生与麻风病防治（1912—2010）》，福建师范大学 2012 年博士学位论文。

42. 刘远明：《西医东渐与中国近代医疗体制化》，华南师范大学 2007 年博士学位论文。

43. 刘远明：《中华医学会与民国时期的医疗卫生体制化》，《贵州社会科学》2007 年第 6 期。

44. 罗婕、戴铭：《广西近代中医团体略考》，《广西中医药》2006 年第 4 期。

45. 罗文：《中华麻疯救济会研究（1926—1943）》，河北大学 2020 年硕士学位论文。

46. 马学博：《万国鼠疫研究会与东三省防疫事务总管理处的建立》，《医学与哲学》（人文社会医学版）2006 年第 7 期。

47. 茆巍：《医疗、法律与文化——关于传统中国疯癫问题的学术史研究》，《史学理论研究》2018 年第 2 期。

48. 牛亚华、冯立昇：《丁福保与近代中日医学交流》，《中国科技史料》2004 年第 4 期。

49. 潘荣华：《中国近代报刊传播西医研究》，安徽大学 2010 年博士学位论文。

50. 齐丹：《神州医药总会研究（1912—1951）》，河北大学 2013 年硕士学位论文。

51. 秦国攀：《中华医学会研究（1915—1937）》，河北大学 2010 年硕士学位论文。

52. 谭春雨、李洁：《近代上海中医社团的产生根源及其特点》，《中医教育》2009 年第 4 期。

53. 李倩倩：《民国时期的中华卫生教育会研究（1916—1930）》，河北大学 2014 年硕士学位论文。

54. 谭晓燕：《民国时期的防疫政策（1911—1937）》，山东大学 2006 年硕士学位论文。

55. 孙凤英：《中西医药研究社研究》，河北大学 2017 年硕士学位论文。

56. 王琇瑛：《在艰辛历程中发展壮大的中华护理学会》，《当代护士》（综合版）2006 年第 8 期。

57. 王学堂：《中西医学研究会研究》，河北大学 2012 年硕士学位论文。

58. 王志彬：《中医改进研究会研究》，河北大学 2011 年硕士学位论文。

59. 王中越：《中西医碰撞与结合的哲学思考》，南京农业大学 2002 年硕士学位论文。

60. 王祖承：《我国早年精神医学的开拓者之一——丁福保》，《上海精神医学》2001 年第 3 期。

61. 魏焕：《中华医学会与民国时期的西医职业化》，温州大学 2015 年硕士学位论文。

62. 奚霞：《上海民国时期的中西医论争》，《中医文献杂志》2005 年第 1 期。

63. 项长生：《我国最早的医学团体——一体堂宅仁医会》，《中国科技史料》1991 年第 3 期。

64. 熊同检：《近代的中医学会和团体》，《北京中医学院学报》1984 年第 2 期。

65. 徐扬、杨东方：《民国时期中医社团与医籍出版》，《中医文献杂志》2017 年第 5 期。

66. 杨念群：《如何从"医疗史"的视角理解现代政治?》，《中国社会历史评论》2007 年第 8 卷。

67. 杨杏林、陆明：《上海近代中医教育概述》，《中华医史杂志》1994 年第 4 期。

68. 杨杏林、陆明：《民国时期上海主要中医药团体简介》，《中医文献杂志》2009 年第 5 期。

69. 姚莉莎：《1909—1937 年中华护士会在华事业初探》，首都师范大学 2013 年硕士学位论文。

70. 叶小青、许立言：《清末中西医学研究会》，《中国科技史料》1981 年第 2 期。

71. 伊广谦：《丁福保生平著作述略》，《江西中医学院学报》2003 年第 1 期。

72. 于玲玲：《从"无告"到"患病者"——近代中国的麻疯收养与防治》，北京大学 2011 年博士学位论文。

73. 于玲玲：《作为社会行动者的中华麻疯救济会》，《历史教学》（下半月刊）2010 年第 2 期。

74. 余新忠：《当今中国医疗史研究的问题与前景》，《历史研究》2015 年第 2 期。

75. 余新忠：《卫生何为——中国近世的卫生史研究》，《史学理论研究》2011 年第 3 期。

76. 余新忠：《中国疾病、医疗史探索的过去、现实与可能》，《历史研究》2003 年第 4 期。

77. 张大庆：《国际联盟卫生组织与中国公共卫生事业》，《医学与哲学》1994 年第 11 期。

78. 张大庆：《早期医学名词统一工作——博医会的努力和影响》，《中华医史杂志》1994 年第 1 期。

79. 张大有、王尚柏：《安徽人最早创建中国的医学会——"一体堂宅仁医会"》（二），《安徽医学》2010 年第 8 期。

80. 张鸣：《旧医，还是中医？——70 年前的废止中医风波》，《读书》2002 年第 6 期。

81. 张瑞：《疾病、治疗与疾痛叙事——晚清日记中的医疗文化史》，南开大学 2014 年博士学位论文。

82. 张圣芬：《颜福庆与中华医学会》（一），《中华医学信息导报》2010 年第 11 期。

83. 张文光：《上海医界春秋社研究（1926—1937）》，河北大学 2011 年硕士学位论文。

84. 张赞臣：《上海医界春秋社创办的概况》，《中华医史杂志》1986 年第 2 期。

85. 赵璞珊：《西洋医学在中国的传播》，《历史研究》1980 年第 3 期。

86. 郑昌雄、张剑华：《张赞臣》，《中国医药学报》1987 年第 3 期。

87. 郑心闲：《在中国重塑南丁格尔精神：职业护理的传入与中国护士形象的确立（1884—1945）》，北京大学 2010 年硕士学位论文。

88. 周东华：《公共领域中的慈善、福音与民族主义——以近代杭州麻风病救治为例》，《社会学研究》2010 年第 3 期。

89. 朱建平：《近五年来中国的医学史研究》，《中华医史杂志》2004 年第 1 期。

90. 朱建平：《中华医学会医史学会 60 年大事记》，《中国科技史料》1995 年第 2 期。

91. 朱晓光：《国民党中央内部围绕"中医条例"的中医废存之争》，《南京中医药大学学报》1995 年第 6 期。

92. 朱英：《20 世纪中国民间社团发展演变的历史轨迹》，《华中理工大学学报》（社会科学版）1999 年第 4 期。

93. 庄辉：《从排斥到救济——基督教信仰与中华麻风救济会的创建》，《基督教学术》2017 年第 1 期。

94. 庄辉：《美国何以影响中国——以 20 世纪 20 年代中华麻风救济会创建与前期活动为例的讨论》，《宗教与美国社会》2016 年第 1 期。

95. 左玉河：《学理讨论，还是生存抗争——1929 年中医存废之争评析》，《南京大学学报》（哲学·人文科学·社会科学版）2004 年第 5 期。

附录：中国近代主要医学社团一览表

名称	地点	成立年份	创办人
中国医务传道会	广州	1838年	郭雷枢、伯驾、裨治文等
中国博医会	上海	1886年	文恒理、嘉约翰等
医学善会	上海	1897年	龙泽厚、吴仲弢
上海医学会	上海	1897年	孙直斋、王仁俊、沈敬学
医学会	苏州	1898年	缪禹臣
上海医会	上海	1902年	俞伯陶、陈莲舫等
福州中医公会	福州	1902年	方澎桐等
医学会	上海	1903年	李平书、陈莲舫等
医学研究会	上海	1904年	周雪樵
医学研究所	江阴	1904年	冯箴若
中国医学会	上海	1905年	蔡钟骏、丁福保等
上海医务总会	上海	1906年	李平书、蔡小香等
中国医药学会	日本千叶	1906年	千叶医专的留日学生
广东医学求益社	广州	1906年	黎棣初等
医药研究会（西路）	北京	1906年	丁子良、刘毓琛
医学研究会	北京	1906年	常相臣
医学研究会	北京	1906年	梁志地
医学研究会	北京	1906年	章文翰

名称	地点	成立年份	创办人
医学（科）研究会	北京	1906 年	恽毓鼎、朱益藩等
天津医药研究会	天津	1906 年	安少韩、程子篯、丁子良等
医药研究会	北京	1907 年	陈锡五
太医院医学研究会	北京	1907 年	陈兰舫、庄守和
医学研究会	北京	1907 年	左翼第六学堂
医药研究所	北京	1907 年	内城右五区自治会
中国国民卫生会	日本金泽	1907 年	金泽医专的留日学生
中国精神研究会	日本神户	1907 年	留日学生
中国药学会	日本东京	1907 年	留日学生王焕文等
绍兴医药学研究社	绍兴	1908 年	何廉臣、裘吉生等
医药研究所	北京	1908 年	民政部、绅商
世界医学社	上海	1908 年	丁福保
东路医学会	天津	1908 年	邢涌澜
宁波医学会	浙江鄞县	1909 年	王在扬、周肖彭
宝应县医学研究会	江苏宝应	1909 年	
中华护理学会	江西牯岭	1909 年	美籍护士信宝珠等
同人（仁）医社	天津	1910 年	高思敬
南浔医学会	浙江南浔	1910 年	
扬州中西医学研究会	扬州	1910 年	袁桂生、陈振瑞等
中西医学研究会	上海	1910 年	丁福保
浦东医会	上海	1910 年	刘镜蓉等
严陵医学研究会	上海	1910 年	蔡振之等
全国卫生研究会	南京	1910 年	朱师晦
杭州卫生研究社	杭州	1910 年	余小铁
湖州医学会	浙江吴兴	1910 年	吴莘田等
嘉善医学研究会	浙江嘉善	1911 年	吴以镕
金山中西医学研究会	江苏金山	1911 年	何锡琛、居斯盛等

续表

名称	地点	成立年份	创办人
施医中西医学研究会	北京	1911 年	李国成、徐厚祥、刘德泉
万国医药研究会	天津	1911 年	冯筱仙
神州医药总会 （1931 年改为 上海神州国医学会）	上海	1912 年	颜伯卿、葛古卿等
重庆医学研究会	四川重庆	1912 年	朱叔痴
山东医药研究会	山东济南	1912 年	
江北医药研究会	江苏泰兴	1912 年	戴慰侬、程可均等
中华医药联合会 （1931 年改为中华国医学会）	上海	1912 年	李平书
医史研究会	上海	1914 年	陈邦贤等
嵊县医药研究会 （1922 年改为 嵊县医药改进研究会）	浙江嵊县	1914 年	王石苃
江阴医药研究社 （1922 年改为 全国中医联合总会江阴支会， 1927 年改为江阴县中医协会， 1931 年改为江阴县国医公会）	浙江江阴	1914 年	钱性方
中华医学会	上海	1915 年	颜福庆、伍连德等
中外医学研究会	上海	1915 年	许超然
中华民国医药学会	北平	1915 年	汤尔和、侯希民等
射洪医学研究会	四川射洪	1915 年	胡瀛峤
中华德医学会	上海	1915 年	江逢治
中华卫生教育会	上海	1916 年	毕德辉等
杭州医药公会	浙江杭州	1916 年	李天球、沈靖尘
全国医学会	上海	1917 年	伍连德
震泽中医学会 （原名震区医学联合研究会）	江苏吴江	1917 年	程丽炳

名称	地点	成立年份	创办人
建瓯医学研究会 （1927年改为建瓯中医公会）	福建建瓯	1918年	黄南岩、谢秉壁等
山西中医改进研究会	山西太原	1919年	阎锡山等
安阳县医药研究会	河南安阳	1919年	
艾西学会	北平	1919年	洪式闾、林几等
中华全国齿科医学会	上海	1919年	徐景明
中国解剖学会及人类学会	北平	1920年	中华医学会、中国博医会
上海医学联合会	上海	1921年	上海各国籍医务人员
上海医学会	上海	1921年	弗来松（法国人）
中国医史研究社	安徽和县	1921年	高思潜、来天民、高惟祺
上海中医学会 （1931年改为上海市国医学会）	上海	1921年	丁甘仁、夏应堂
无锡中医学会	江苏无锡	1921年	沈葆三
江苏吴县医学会	江苏吴县	1921年	王庚云
上海市国医学会	上海	1922年	王一仁、戴达补等
武进医药研究所 （1929年改为武进中医学会）	江苏武进	1922年	
广德医药学会	安徽广德	1922年	戴雪舫、张复生等
新滕医药学会	浙江嘉兴		陈梦非、沈季良
江苏（全省）中医联合会	上海	1922年	李平书、丁甘仁等
青浦县医药学会	江苏青浦	1922年	
上海俄国医学会	上海	1922年	冯贝格曼、奥克斯
中华节育研究社	苏州	1922年	陈镜清
上海医学会	上海	1923年	蔡雨门、夏慎初、顾南群等
三三医社	杭州	1923年	裘吉生
诸暨枫桥医学研究会	浙江诸暨	1923年	杨又生等
嘉善医药学会	浙江嘉善	1923年	汪嘉燕、叶劲秋等
南通县中医研究社	江苏南通	1923年	季省耕、张泽民等

续表

名称	地点	成立年份	创办人
力县中西医学研究会	四川力县	1925 年	
上海市医师公会	上海	1925 年	余云岫、汪企张等
中华大年医社	四川巴县	1925 年	邹趾痕
华夏医学会	北平	1925 年	梅光羲、释静应
中华麻风救济会	上海	1926 年	邝富灼、刁信德等
中国生理学会	北平	1926 年	林可胜、吴宪等
上海医界春秋社	上海	1926 年	张赞臣、陈无咎等
河南医药研究会	河南郑州	1926 年	周伟垦、王合三
中国医药联合改进会	上海	1926 年	朱松、张梅庵
丙寅医学社	北平	1926 年	杨济时等
沪东中医学会	上海	1926 年	
常州中医学会	江苏常州		
鄞县中医公会 (1927 年改名为宁波中医公会)	浙江鄞县	1926 年	董廷瑶、吴涵秋等
淞沪医士公会 (后改为上海市医士公会)	上海	1927 年	神州医药总会发起
石湾中医协会	浙江桐乡	1927 年	
上海齿科医学会	上海	1927 年	黄炳基、徐少朋等
浦南中医协会 (1929 年改为奉贤县中医学会, 1931 年改为奉贤县国医公会)	江苏奉贤	1927 年	徐作民
上海市药剂师公会	上海	1927 年	张辅忠、刘步青等
上海市中医公会	上海	1927 年	丁济万
江津医学研究社	四川江津	1927 年	任应秋
常德中西医学协会	湖南常德	1927 年	
绥远医药研究会	绥远归绥	1928 年	安兆琪
九江中医公会	江西九江	1928 年	陈雨辰、骆济寰
上海新药调剂师公会	上海	1928 年	潘瑞堂、黄裕生
时疫医院联合会	上海	1928 年	王培元、陈邦典、庞京周

续表

名称	地点	成立年份	创办人
上海市中医协会	上海	1928年	夏应堂、丁仲英等
黄渡中医学会	江苏嘉定	1928年	陈启人
东坎中医学会	江苏阜宁		
莘庄中医学会	江苏松江		
天津中医学会	天津	1928年	陈泽东等
武汉市中医公会 （1930年改为汉口中医公会）	湖北汉口	1928年	范小村、杨秉三等
合肥国医公会	安徽合肥	1928年	金容甫、袁绍珊
南京特别市中医公会	江苏南京	1928年	徐近仁、杨博雅、隋翰英等
广州新中医学会	广东广州	1928年	余凤智
松江中医协会	江苏松江	1929年	杨云泉、周纯锻等
北平国医公会	北平	1929年	王恩普、杨叔澄
全国医药总会 （全国医药团体总联合会）	上海	1929年	阎百川、蔡济平等
北平医药协会	北平	1929年	萧龙友
长沙市国医公会	湖南长沙	1929年	余华龛
长沙中医公会	湖南长沙		
广西医药会	广西桂林		
武汉中医学会	湖北汉口		
闽南医学协进会	福建厦门	1929年	林振南
平湖中医学会	浙江平湖	1929年	奚可阶、钟守诚、程雨时
中华西医公会	上海	1929年	钱龙章
全国医师联合会	上海	1929年	褚民谊、俞凤宾等
东台县中医协会	江苏东台	1929年	杨渚秋、姜寿彭
广东中国医药学社	广东广州	1929年	
台山中医公会	广东台山	1929年	
梧州中医学会	广西苍梧	1929年	谭次仲

续表

名称	地点	成立年份	创办人
广德国医公会	安徽广德	1929 年	钱存济
广东中医公会	广东广州	1930 年	钟宰旋、罗伯尧
中华卫生学会	上海	1930 年	褚民谊等
中医指导社	上海	1930 年	秦伯未等
少年中医社	上海	1930 年	叶劲秋、季爱人等
漳浦县医学协进会	福建漳浦	1930 年	林振南
香港中华国医学会	香港	1930 年	何佩瑜等
中国药学会	江苏苏州	1930 年	
汕头市中医（士）公会	广东汕头	1930 年	马树典、赵镜澄等
福州中医协会	福建福州	1931 年	陈永庚
合川县医学研究社	四川合川	1931 年	
中国针灸学研究社	江苏无锡	1931 年	承淡安
思明中医公会	福建厦门	1931 年	
当涂县中医公会	安徽当涂	1931 年	
歙县中医公会	安徽歙县	1931 年	黄育庭等
永嘉中医公会	浙江永嘉	1931 年	南宗景
杭州国医公会	浙江杭州	1931 年	裘吉生、汤士彦等
常德国医公会	湖南常德		杨新甫等
湘潭国医公会	湖南湘潭	1931 年	
闽侯县中医师公会	福建闽侯	1931 年	全闽医学会、福州医药会福州分会、福州中医协会联合发起
绍兴县国医公会	浙江绍兴	1931 年	曹炳章
江山中医公会	浙江江山	1931 年	
天津国医研究会	天津	1931 年	陈泽东等
吴县国医学会	江苏吴县	1932 年	
壬申医学社	河北保定	1932 年	河北省立医学院学生
梅县医师公会	广东梅县	1932 年	

名称	地点	成立年份	创办人
镇江医学公会	江苏镇江	1932 年	吴子周
南宁市中医学会	广西南宁	1932 年	
北平结核病学社	北平	1932 年	C. M. Van Allen、谢志光等
如皋县中医公会	江苏如皋	1932 年	邹云溥
太仓中医公会	江苏太仓	1932 年	孙秉公
北平中医学术研究社	北平	1932 年	王春园、王寿如等
思明县国医研究会	福建厦门	1933 年	林冠玉、陈讷意等
中华苏维埃共和国卫生研究会	江西瑞金	1933 年	中央内务部卫生管理局、军委总卫生部、红军卫生学校及附属医院共同发起
上海药剂师会	上海	1933 年	贾德尔
福清县国医学研究会	福建福清	1933 年	俞介庵、郭少云
益林国医公会	江苏阜宁	1933 年	杨奉天、卞育东等
江西余干国医国药研究会	江西余干	1933 年	张锡期、黄玉堂等
晋江却疾医学研究社	福建晋江	1933 年	郑却疾
上海市牙医师公会	上海	1933 年	毛志祥、黄仁德等
中华新药学会	上海	1933 年	潘瑞堂、黄裕生等
中国肺病学会	上海	1933 年	吴稚辉等
宜兴县国医公会	江苏宜兴	1933 年	
中国预防痨病协会	上海	1933 年	吴铁城、牛惠生等
中国医事改进社	江苏南京	1933 年	胡定安、夏禹鼎等
国药科学改造学会	上海	1933 年	
民众医药社	上海	1933 年	范守渊
东南医学会	上海	1933 年	东南医学院师生
武进国医学会	江苏武进	1933 年	沈润岸、万仲衡
兰溪中医公会	浙江兰溪	1933 年	蔡济川
中国针灸医社	湖南长沙	1933 年	李秉黄

续表

名称	地点	成立年份	创办人
南通医学协会	江苏南通	1933 年	冯薇馨
甘肃国医研究会	甘肃兰州	1933 年	
兴化县国医公会	江苏兴化	1933 年	方静山、江蓉轩
中国公共卫生学会	上海	1933 年	黄子方等
天津医药研究会	天津	1934 年	龚麟阁等
上海节育指导所 （1936 年改为上海节育研究社）	上海	1934 年	颜福庆、刘湛恩
南昌国医公会	江西南昌	1934 年	
江都国医学会	江苏江都	1934 年	林芝亭等
滁县医药公会	安徽滁县	1934 年	
休宁国医公会	安徽休宁	1934 年	唐石英、李惠民
广西国医国药研究会	广西南宁	1934 年	刘惠宁
上海市药师公会	上海	1934 年	周梦白、裘少白等
中国病理学微生物学会	上海	1934 年	劳勃生等
庐江国医公会	安徽庐江	1934 年	章宗平、张旭华等
东鹿县医师公会	河北东鹿	1934 年	
杭州医学研究社	浙江杭州	1934 年	许行彬、陈绍裘等
吴江县中医公会	江苏吴江	1934 年	简伯龙、叶寿山
威海卫国医学术研究会	山东威海卫	1934 年	温冰岸、于瑞亭
赣县中医公会	江西赣县	1934 年	张逸凡、陈坤生
镇江中医学术研究会	江苏镇江	1934 年	王彦彬、章寿芝
南浦中医公会	江苏南浦	1934 年	潘守廉
青浦中医公会	江苏青浦	1934 年	
中华护肺健康协会	上海	1934 年	黄鼎珊
福清县国医公会	福建福清	1934 年	林子衡等
淮阴国医学社 （原名淮阴国医速成学社）	江苏淮阴	1935 年	王慕阳、骆秀峰等

名称	地点	成立年份	创办人
中西医药研究社	上海	1935 年	宋大仁、褚民谊等
济南市国医公会	山东历城	1935 年	刘子瞻、徐卿云等
晋江县中医公会	福建晋江	1935 年	黄润堂、郑燕汀
杞县国医研究会	河南杞县	1935 年	李稳青
昆山中医学会	江苏昆山	1935 年	沈文麟、沈慎修
梧州国医公会	广西梧州	1935 年	廖仲时等
芜湖中医公会	安徽芜湖	1935 年	李寿芝、汪济牛
云南国医学术改进研究社	云南昆明	1935 年	段慕韩等
甲戌医学社	江苏南京	1935 年	林理明、陈继文等
铜山县中医公会	江苏铜山	1935 年	刘仰文等
新中医研究社	上海	1935 年	包天白、蒋文芳等
中国兽医学会	上海	1935 年	蔡无忌、王兆麒等
中国卫生教育社	江苏南京	1935 年	陈果夫、周佛海等
中国预防花柳病协会	上海	1935 年	褚民谊、朱恒璧等
莆田国医公会	福建莆田	1935 年	刘宝森
福建医药改进会	福建厦门	1935 年	
湖北医药改进会	湖北汉口	1935 年	邓文卿、王曙东等
叙永护国镇国医学会	四川叙永	1935 年	陈镜淮
中央国医研究院	江苏南京	1935 年	
开封国药改进社	河南开封	1935 年	王合三等
西京国医公会	陕西西安	1935 年	王智辉
上海市镶牙公会	上海	1935 年	陈润生等
湖南麓园医学研究社	湖南长沙	1935 年	王健鹤
无锡中医研究社	江苏无锡	1935 年	侯静舆、张嘉炳
平潭国医公会	福建平潭	1935 年	林觉民、李健颐
国药单方实验研究社	浙江吴兴	1935 年	叶橘泉、丁仲英等
余姚中医公会	浙江余姚	1935 年	胡之山等

名称	地点	成立年份	创办人
镇江中国医事改进社	江苏镇江	1935 年	
宿迁国医公会	江苏宿迁	1935 年	徐健飞、郝霞飞
泰县中医公会 （原泰县国医公会）	江苏泰县	1936 年	张桂森等
常熟县中医公会	江苏常熟		张幼良、邹良材
萧山中医公会	浙江萧山		
淳安中医公会	浙江淳安		
怀宁国医公会	安徽怀宁		
昆明市中医公会	云南昆明		
溧水中医公会	江苏溧水		陈国梁等
惠安县中医公会	福建惠安	1936 年	刘雪本、王琢堂
全国中医公会总联合会	南京	1936 年	中央国医馆
中华牙科医学会	上海	1936 年	徐少明
上海公共卫生学会	上海	1936 年	颜福庆
长沙新中医药研究社	湖南长沙	1936 年	王震辉
中央国医馆国医研究会	江苏南京	1936 年	
中国心理卫生协会	江苏南京	1936 年	吴南轩等
中国畜牧兽医学会	江苏南京	1936 年	刘行骥、蔡无忌等
江都县推拿学术研究会	江苏江都	1936 年	丁海珊、陆耀堂
新昌国医公会	浙江新昌	1936 年	吕成丹、陈涌三等
中医科学研究社	上海	1936 年	徐恺、谢利恒等
临海县中医师公会	浙江临海	1936 年	王作孚等
泸县国医公会	四川泸县	1936 年	严锡五
晋江中医研究社	福建晋江	1936 年	吴金陵、郭国昌
烟台特区国医公会	山东烟台	1936 年	王甲斌、张国屏等
重庆国医学术研究会	四川重庆	1936 年	谢全安、聂克勤等
中华医史学会	上海	1937 年	王吉民、李涛等

续表

名称	地点	成立年份	创办人
周家口中医公会	河南周家口	1937 年	周志甫、王鸿渐等
临川县温圳镇国医研究社	江西临川	1937 年	易九如、章和生
无为县国医公会	安徽无为	1937 年	沈叔东
景德镇中医公会	江西景德镇	1937 年	刘芝轩、吴篆丹等
浦城中医公会	福建浦城	1937 年	祝贺三等
东山县中医公会	福建东山	1937 年	林德卿、卢植五
中国医药教育社	四川重庆	1938 年	陈郁等
中华天主教医师协会		1938 年	
卫生人员俱乐部	延安	1938 年	魏一斋、马海德
医药界抗日救国联合会	山东临沂、胶东	1938—1939 年	山东省内各抗日根据地医药界爱国人士
陕甘宁边区保健药社	安塞冯家沟	1939 年	李常春
医药讨论会	延安	1939 年	魏一斋
保健药社总社	延安南关街	1940 年	边区政府民政厅
陕甘宁边区国医研究会	延安	1940 年	边区政府民政厅与卫生处，马鸿章为会长
延安防疫委员会	延安	1940 年	军委卫生部、中共中央组织部、边区政府等
中西医药协会			太岳军区
陕甘宁边区医药学会	延安	1941 年	林伯渠、金茂岳
医药研究会	河北易县	1941 年	
县区医药合作社	河北阜平	1942 年	
医生抗日救国会	河北平山	1942 年	平山县医界人士
温岭县中医师公会（原名温岭县中医公会）	浙江温岭	1942 年	赵立民、何玉田等
抗日医学会	江苏泗洪	1943 年	淮南行署卫生处

名称	地点	成立年份	创办人
中西医药同仁抗日协会（简称医抗会）	苏北革命根据地淮宝县		
医救会	淮海抗日根据地淮四县		
定边医药研究会	定边	1944 年	阎桂枝等
三边分区中西医药研究会	三边分区	1944 年	高丹如、王照新等
西区中西医研究会	延安西区	1944 年	周毅胜等
医学研究会	延安	1944 年	曹扶等
大众卫生合作社	延安	1944 年	延安市抗联和延安市南区公署
重庆市中医师公会	四川重庆	1944 年	张简斋等
瑞安县中医师公会	浙江瑞安	1944 年	赵铸夫
兴县中西医药研究会	兴县	1945 年	张仲武、寇斌等
陕甘宁边区中西医药研究会（总）会	延安	1945 年	李鼎铭、刘景范等
武胜县中医师公会	四川武胜	1945 年	冉通珠等
湖南省中医师公会	湖南沅陵	1945 年	杨子烈等
全国中医师公会联合会	四川重庆	1945 年	郑曼青、胡光慈等
中国医药改进会	四川重庆	1946 年	章宗海等
新中华医药学会	四川重庆	1946 年	李复光、胡光慈等
杭州市中医师公会	杭州	1946 年	毛凤翔
德清县中医师公会	浙江德清	1946 年	王震斋、王旭东
海宁县中医师公会	浙江海宁	1946 年	邵觉微
中华营养促进会（原名中国儿童营养促进会，成立于1940年）	上海	1946 年	侯祥川
德语医生协会		1946 年	
诸暨县中医师公会	浙江诸暨	1946 年	王治华、楼正阳

名称	地点	成立年份	创办人
嘉善县中医师公会	浙江嘉善	1946 年	陈昌年、张吉旋、徐石年
东海县中医师公会	江苏新浦新化镇	1946 年	董熙农、曹种苓、沈峻丰、章铁安等
南京市中医师公会	南京	1946 年	张简斋、周柳亭
海宁县中医师公会	浙江海宁	1946 年	邵觉微
定海县中医师公会	浙江定海	1947 年	李永年、孙天华
金山县中医师公会	江苏金山	1947 年	
中国解剖学会	上海	1947 年	卢于道等
中国牙科医学研究会	广州	1947 年	池清华、池方等
江苏省中医师公会	江苏国江	1947 年	褚润庭等
浦江县中医师公会	浙江浦江	1947 年	戴唯周
浦江县国药同业公会	浙江浦江	1947 年	洪寿田
浦江县西医师公会	浙江浦江	1947 年	黄朝熙
孝丰中医公会	浙江孝丰	1947 年	程怀民等
遂安县中医师公会	浙江遂安		宋养吾
杭县中医师公会	浙江余杭		祝松柏
金华县中医师公会	浙江金华		邢志林
衢县中医师公会	浙江衢县		江仲灵
云和县中医师公会	浙江云和		林则崧
桐庐县中医师公会	浙江桐庐		孙翊周
长兴县中医公会	浙江长兴		曹仁箕
东阳县中医师公会	浙江东阳		韦声律、王用周
象山县中医师公会	浙江象山		刘雪航、王福卿
松阳县中医师公会	浙江松阳		叶耐寒
镇海县中医师公会	浙江镇海		包吉耕、程尚宇
永康县中医师公会	浙江永康		
上虞县中医师公会	浙江上虞	1948 年	胡知行

续表

名称	地点	成立年份	创办人
济南市中医学会	济南	1949 年	怡然、石继先等
济南市护士学会	济南	1949 年	冯凯英、曹竹平等

资料来源：据赵洪钧《近代中西医论争史》，邓铁涛、程之范主编《中国医学通史·近代卷》，何志平等主编《中国科学技术团体》，路彩霞《清末京津公共卫生机制演进研究（1900—1911）》等制成。

后　记

本书系河北省社科基金项目"近代医学社团与中国社会变迁"（HB18LS005）的最终研究成果。

博士毕业后，我一直从事中国近代科学社团研究，尤其关注中国科学社、中华学艺社等社团的发展历程。2008年前后公共卫生问题成为国家关注的一个热点，我也尝试将科学社团与公共卫生结合在一起，后以此为题申报成功了教育部社科规划项目。自此，我开始介入医疗社会史的领域，个人的学术研究也有了些许转向。在搜集资料的过程中发现，医学社团无论从数量、规模上看，还是从地位、影响上看，都是科学社团不可或缺的重要组成部分。于是，我开始有意识地鼓励我的研究生以一些典型医学社团作为学位论文选题，陆续就有了对中西医学研究会、医界春秋社、中华医学会、中华护理学会等的个案研究。我一直有个想法，就是把这些研究集合在一起，让读者们多角度了解近代中国医学社团。课题的成功立项，让我的这个想法得以实现。

课题立项后，课题组成员分工协作，按部就班开展研究计划。新冠肺炎疫情的暴发，给外出搜集资料和学术交流增加了难度。课题组成员克服重重困难，开辟线上路径搜集、研读史料，确定写作提纲。原本计划将十余个社团全部纳入，但受篇幅限制，只从中选取了七个社团。书稿的具体分工是：范铁权、陈星负责全书宏观部分（包括绪论、第一章至第三章）的撰写，个案部分（第四章至第十章）则依次由王学堂、齐丹、张文光、秦国攀、陈星、高云、罗文在其硕士学位论文基础上进行修订。最后，由范铁权、陈星对全书进行统稿，统一体例，并核对引文、注释。

书稿能够得以出版，要感谢河北省社科规划办将本项研究列为省社科基金项目，感谢河北大学发展规划处、社会科学处、党委研究生工作部/研究生院、历史学院等部门的领导和同仁对我本人和课题组的大力支持。人民出版社邵永忠编审为审读书稿付出了大量的辛勤汗水，在此一并表示感谢！

范铁权

2023 年 2 月 20 日

责任编辑:邵永忠
封面设计:胡欣欣

图书在版编目(CIP)数据

中国近代医学社团研究/范铁权等 著. —北京:人民出版社,2023.6
ISBN 978-7-01-025674-0

Ⅰ.①中… Ⅱ.①范… Ⅲ.①医学-社会团体-历史-研究-中国-近代
Ⅳ.①R-092

中国国家版本馆 CIP 数据核字(2023)第 080830 号

中国近代医学社团研究
ZHONGGUO JINDAI YIXUE SHETUAN YANJIU

范铁权 陈星 等 著

人民出版社 出版发行
(100706 北京市东城区隆福寺街 99 号)

北京九州迅驰传媒文化有限公司印刷 新华书店经销

2023 年 6 月第 1 版 2023 年 6 月北京第 1 次印刷
开本:710 毫米×1000 毫米 1/16 印张 24 字数:385 千字

ISBN 978-7-01-025674-0 定价:80.00 元

邮购地址 100706 北京市东城区隆福寺街 99 号
人民东方图书销售中心 电话 (010)65250042 65289539